疾病營養諮商技巧

Nutrition Counseling Skills

for Medical Nutrition Therapy

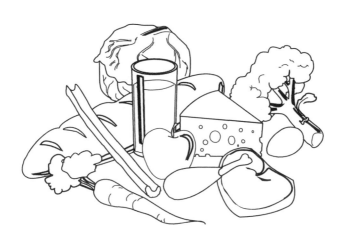

Linda G. Snetselaar　著

馬長齡、陳文麗　譯

序

　　本書第三版特別增加篇幅在探討營養諮商師扮演個案行為改變之催化者的效果。本版更新了舊有的文獻，並更新了對營養諮商師評估個案行為改變準備的程度之相關資料。「營養諮商師」指的是藉由諮商過程協助個案或病人，提供飲食相關資訊或促進其維持飲食控制之所有保健與醫療專業工作者。「營養諮商師」可以是有執照的營養師或其他（包括醫生、護理工作人員、臨床心理師、行為治療師）與營養師共同合作的保健與醫療專業工作者。

　　閱讀本書你將可獲得或增強下列有關專業能力：

1. 示範有效使用營養治療的營養諮商與溝通技巧。
2. 面臨營養問題時能選擇與應用適當的策略。
3. 評估個案與營養諮商師自己的進步、成果與失敗之處。
4. 根據營養諮商師自我評量與個案評估的結果，選取適當的諮商策略。

　　寫作《疾病營養諮商技巧》這本書，是用來補充營養教育中的一個重要課題。本書內容對基礎營養學並不多做著墨，但它對在大專院校中修習過營養課程而深諳營養學的讀者會有非常大的助益。

　　期望讀者閱讀本書後能夠：(1)在疾病營養治療中應用溝通及諮商的技巧與策略，並能(2)提供不同情境中所需修正的特殊膳食之練習。理想上，讀者若能加修諮商心理學課程，將更能增強你對本書中討論的有關諮商知識與技巧之瞭解與應用。

　　本書的編排設計在每章開始時先列出該章目標，並於每章最末列出參考資料以方便讀者做爲進一步研讀相關知識之索引。第一篇涵蓋有關溝通與諮商技巧相關的基本理論，並強調探討個案改變準備程度的辨識。第二篇示範在各種特殊營養需求狀態下的飲食行爲可能造成問題時，如何應用諮商技巧與營養諮商之輔助工具。第三篇提供評估接案與結案的建議。

　　本書中之所以常常使用「飲食型態」（Eating Patterns）這個專有名詞來取代「飲食控制」（diet）的理由是「飲食控制」常用來指短時間的食物攝取而最終又逐漸回復舊有的進食習慣。在慢性疾病的預防與治療上，飲食行爲的改變是長期的。營養諮商師的目標是協助個案或病人能長時間維持行爲的改變。

Linda G. Snetselaar

目錄

第6章 治療糖尿病患者的營養諮商 229

營養與糖尿病 230

營養與非胰島素依賴型糖尿病之理論與因素 231

營養與胰島素依賴型糖尿病之理論與因素 232

特殊營養素、甜味劑、酒精及運動對血糖濃度之影響 235

糖尿病之管理 250

飲食介入 254

堅守飲食型態之研究，控制碳水化合物、蛋白質及脂肪之
研究 264

不當的飲食行為 266

飲食行為評估 267

各種治療策略 269

第一篇

疾病營養溝通與
諮商技巧基本概念

本篇包括各種有關疾病營養諮商與溝通技巧的基本理論。第一章提供了有關醫療營養諮商的歷史沿革。第二章討論各種與個案互動的基本溝通技巧之策略。第三章著重在探討飲食行為改變的重要因素──個案準備改變的程度，這章討論接案面談時，不以責備個案過去的固著行為來增強改變動機，而強調以建設性的方式引導個案願意做正向的膳食改變。

第 **1** 章

營養諮商導論

本章目標

1. 討論諮商理論對個案的影響。
2. 描述三種影響營養諮商師的理論。
3. 探討兩種對營養諮商師很重要的諮商方法。
4. 辨識諮商技巧的要素。
5. 圖示諮商模式。

✽ 疾病營養諮商的定義

營養不僅是一種科學，也是一種藝術。營養諮商師將理論轉為實務，將科學化為藝術。[1,2]

營養諮商是一種經由一位懂得如何在現行醫療機構運作的專業營養諮商師，提供結合營養專業與心理學技巧的服務。它同時著重在食物與其中所含的營養素，更強調我們進食的感覺。

營養諮商從只是對提著行李箱即將離院的病患做短暫的接觸，發展到目前的深度面談。時至今日，營養諮商面談包括分析如食品營養、心理學、物理學等等因素和營養評估後的訂定治療計畫之協商。研究結果顯示，這種深度的探討，依據生物性的檢驗指標，顯示即使是在現實環境中相當複雜難行的團體膳食裡面，個案也能有極佳的膳食遵從性。[3,4]

✽ 營養諮商的歷史沿革

這些年來，營養的建議幾乎成為每一個文化中的一部分。早期希臘的醫生瞭解食物在疾病治療中所扮演的角色。[5] 十九世紀初的美國總統——湯瑪斯·傑佛遜（Tomas Jefferson）在給他的醫生的一封信中描述了他的飲食習慣，這可能是最早的正式膳食記錄之一（展示圖表1-1）。[6] 二次世界大戰後，進步的化學知識使得營養學專家能分析並定義出新陳代謝的必須步驟與過程。[7] 這是有關所有人在各種年齡、性別與活動中所需營養成份研究的新里程碑。這些相關知識

展示圖表1-1 殖民地時代的膳食報告

「……我暫時過著一種只吃一點點肉食的生活，而……我每天的主食為蔬菜，少量的肉類成為我蔬菜上的調味料。我把醫師建議我飲用的酒杯加大一倍而只喝半杯的酒。」

摘錄自美國華盛頓特區國會圖書館傑佛遜總統文件手稿

對於諮商的評估也非常重要。

Selling和Ferraro二人於1945年發表了在當時是非常具有創見的膳食與營養心理學理念，他們建議：

1. 瞭解個案的人格特質。
2. 瞭解影響個案心理狀態的周遭事物。
3. 消除情緒的緊張。
4. 協助個案瞭解他自己的限制。
5. 調整膳食以增強個案改變的效果。
6. 容許（膳食上）偶爾的欺騙。[8]

在當時，從營養到疾病方面的相關科學研究主流卻未致力於將上述建議加以進一步的探討與研究。營養諮商師也未能致力於將Selling和Ferraro二人發表的這些實用的概念應用到臨床工作上。

這些年來，諮商師的角色已開始改變。過去，諮商師扮演一個極權威的角色；今天的諮商師必須依實際需求扮演所有適合的角色（詳如圖1-1）。 Ivey等氏描述，諮商師的角色策略乃依據個案個別的情境狀況而定。[9]

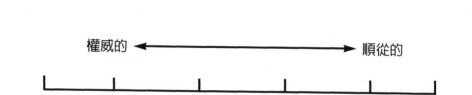

圖1-1　今日營養諮商師的角色

營養諮商領域的開創者

在二十世紀初期，Frances Stearn在新英格蘭醫學中心（New England Medical Center）創辦了一間飲食診所（food clinic）。她的工作直到今日依然被重視營養諮商的營養師（dietitians）沿用。

到了1973年，Margaret Ohlson強調要創造一個讓個案能自由發表的面談情境。她對當時一般營養師有關膳食諮商面談時常缺乏的一些重要因素提出警告。[10]

Selling和Ferraro表示，任何有關個案飲食行為的調整與改變，無不需要瞭解其心理方面的影響因素。他們建議使用一種診斷式的研究方法，以確定該使用何種營養諮商的方法進行治療。[11] 事實上，今日心理諮商的迅速發展，已能夠對任何一位個案進行治療。[12]

✿ 營養諮商理論

營養諮商師依據理論為基礎，而發展出協助飲食行為改變的諮商技巧。個案與營養諮商師同時利用理論與個人信念，以決定面談時將會如何進展。

影響個案的理論

　　個案來接受營養諮商面談之前，即對他們自己與外在世界有著根深蒂固的想法。他們呈現出「曾被他人治癒或傷害、被他人接受或拒絕，或是被他人所支配操縱」的想法。[13] 他們來面談的時候，即帶著一個正向或負面的自我影像以及過去以來改變飲食行為成功或失敗的經驗。他們依據個人的經驗與背景，架構出他們自己對諮商的理論與應該如何進行的看法。

　　許多營養諮商師可能碰到過這樣的個案，他一屁股坐下來立刻將每日膳食建議的單子往桌上用力一放，然後要求說：「喔！你將如何讓我照著這張單子吃飯？」這位個案將營養諮商師視為專家──一個知道所有解決方法的人──和一個對手。第二位個案可能走進營養諮詢室，坐下來，然後只是問一句答一句地回答問題。而第三位個案可能來了以後，會以一種總結式的口吻說：「那我們可以如何一起來解決我長久以來的膳食問題？」

　　這三位個案以不同的眼光看這個世界。第一位個案自己不想要負任何責任。第二個可能害怕權威的形象。最後一個把諮商師視為一個他所依賴的人、一個能協助個案針對膳食問題自我指導，找出解決方法的人。Lorr列出下列五種個案對諮商師的看法：(1)接納的、(2)善體人意的、(3)鼓勵個案獨立成長的、(4)權威的、(5)充滿敵意及批評的。[14]

　　在初次面談尚未談話之前，個案可能會視營養諮商師為拒絕的、支配的或充滿敵意的。也因為如此，他們依據舊有的經驗去面對這位素未謀面的人。其他的個案，或許也從他們過去的經驗中認為諮商師是友善的、支持的和正向的。這兩種狀況都能產生個案自我執行改變的可能性。諮商師也會受個案對外在世界的看法而影響其行爲模式。因此，開放地與個案討論任何會影響個案與諮商師彼此關係的人際因素是很重要的。Gerber建議，坦承而開放地與個案討論諮商中任何影響飲食習慣改變的負面人際因素。[15]

有些個案也會帶著他們自己的想法來接受營養諮商面談。有些人可能希望成功改變，但同時又會盡其所能地抗拒改變，以維持他們舊有的行爲模式。[16] 個案可能會說：「新的飲食行爲可能較健康，但是這又會對我的家庭生活造成什麼改變？」「體重過重」（overweight）對過度肥胖的人（obese person）來說，是一種他們的自我認同與安全感，這些自我的看法會因爲體重減輕而失去。個案會說：「爲何我得拋棄我的安全感，並認爲我必須塑造出別人所期待我的身材？」個案可能會因爲這些告知他們健康受威脅的新知識，而感覺困惑不安、情緒受干擾地來見諮商師。[17]

總而言之，個案來諮商時懷著：

- 對人的態度與信念。
- 對諮商師與諮商的概念與感覺。
- 自我影像。
- 對期待結果的不一致：
  1.期望繼續熟悉的行爲模式。
  2.期望改變以增進個人健康。[18]

諮商是一種能改變或澄清個案預設想法的技巧。諮商技巧能增強諮商師表現出眞誠有教養且同理的行爲，而不至於被個案激怒而表現出失常，或受其誘惑之影響而表現得過頭了。[19]

影響諮商師的理論

　　許多的理論影響營養諮商師進行面談的方式。六種主要的諮商理論是：

1. 個人中心治療法（person-centered therapy）
2. 理情治療法（rational-emotive therapy）^{譯者註1}
3. 行為治療法（behavioral therapy）
4. 完形治療法（Gestalt therapy）
5. 家庭治療（family therapy）與自我管理技術（self-management approach）

　　以下將討論上述理論特徵在營養諮商的應用分析。許多理論概念有重疊之處。

個人中心治療法

　　Carl Rogers是個人中心治療法（曾被稱為個案中心治療法，client-centered therapy）的創始人。[20] 三個主要基本概念構成本理論。

1. 所有的人都是由他們的生理構造、感覺與行為所構成。
2. 個人功能以整體的組織系統運作，所以部分的調整將造成其他部分的改變。

譯者註1：本治療法已於1993年由創始者Albert Allis更名為理性情緒行為治療法（rational emotional behavior therapy, REBT）（Corey, 1996）。本書中凡提及理情治療法（rational-emotive therapy, RET）時，譯者均將其改寫為理性情緒行為治療法。

3.個人對所有事物以他所感受到的去反應，這就是他所覺知的
事實（reality）。

當諮商師嘗試去改變個案的飲食行為時，也應關切他的想法。
行為的調整可能不僅會導致個案生理的改變，也會造成認知（想法）
的改變。諮商師也必須徹底地評量個案的認知，因為他們所覺知的
事實影響他們遵從進食型態的能力。「傾聽」在本治療法中是很重
要的技巧。

個案中心治療法（client-centered therapy）的主要目標包括：

• 促進個人的自信與自我指導能力。
• 促進更實際的自我覺察。
• 促進自我正向的態度。[21]

個人中心治療法著重每個人的價值與尊嚴。強調生活的自我指
導能力與邁向自我實現、成長與健康。[22]

營養諮商師藉著評估個案目前飲食行為與建立實際可行的改變
目標來協助個案解決他們自己的問題。臨床工作者也可以評估個案
有關自我影像與進食行為的想法。由負向想法改變為正向想法是諮
商師協助個案更能產生正向自我增強技巧的第一步。

理性情緒行為治療法

理性情緒行為治療法（REBT）是由Albert Allis所發展出來的。
他認為人們的困擾常常是由非理性的想法所造成。[23] 自我對話（self-
talk，一種人們與自己對話的獨白）是造成情緒困擾的主因。REBT
的主要目的是試圖證明個案的自我對話（造成他們問題的原因），應
該藉由再評估找出其中不合邏輯的概念並設法消除之。[24] 理性情緒

行為治療法的主要治療目標為：個案能以正向增強的方式改變他們自己的行為。

　　舉例來說，在營養諮商時，一個高血脂症（hyperlipidemia）患者可能會說：「我知道我不應該吃掉那一整片鮮奶油派，但是我卻吃了。吃完了以後，我很確定地跟自己說：『喔！有什麼用呢！你是這麼糟糕的一個人，你居然吃掉了那片派。你只是讓你自己變得又肥又醜。你無法控制自己的食慾。再怎麼做也沒什麼用了！』所以我就把整個鮮奶油派都吃了。」

　　理性情緒行為治療法的諮商師面對這樣的個案時，會試圖去幫助個案，改變他的自我對話為更正向的想法：「我吃了一片派。即使那片派有很高的油脂，我也不會感覺有罪惡感。很棒的是，我不會再吃第二片派了。我真的做得很好，我覺得自己更好了。」

行為治療法

　　Pavlov, Skinner, Wolpe, Krumboltz和Thoreson這些行為學派的重要貢獻者認為，人是生而處於中立的狀態。環境、生活中重要的他人與經驗，造就了他們的行為。

　　三種基本行為諮商的學習模式是[25]：

1. 操作制約（operant condition）認為如果一個隨意發生的行為能滿足一種需求，那麼這個行為再發生的機會就會更頻繁。例如，一個人改吃高纖維的食物後，發現他的便秘問題減輕了。那麼他就可能會增加每一餐中纖維素的攝取。

2. 模仿（imitation）不是要教導一種新的行為，而是強調模擬別人的行為。例如，一個高血脂症（hyperlipidemic）的患者會因為他的配偶或是朋友在餐廳中點了低膽固醇、低脂的甜點後，也照樣點了一份相同的甜點。

3. 示範（modeling）係模仿的一種延伸。示範常常是一種不經意的行為。它提供一種詳細計畫的實例教導。示範指的是針對某一特定行為的直接教導。[26] 例如，一個體重過重（overweight）的個案，觀看了一捲介紹一個減輕了很多體重的人的錄影帶。這個模式描述或示範了一個成功的減重行為，促使個案開始進行減重計畫。

行為學派諮商模式明顯的因個案而有所不同，因為每一個人均負有調整環境以適應行為改變的責任。問題行為因錯誤的學習而形成，行為治療法的目標是減少錯誤行為的學習，並以更合適的行為模式取代之。[27]

完形治療法

完形諮商強調面質問題。藉由此時此刻（現在的經驗而非過去或未來）的經驗，逐步去解決問題。完形治療的主要目標是使個案覺察他們經驗中所不願承認的，並進而瞭解個體是可以自動調整的。覺察隱藏問題的有關因素，是找出最終解決方法的主要關鍵。[28]

完形治療是藉由「詢問」技巧協助個案的膳食改變，使個案瞭解有哪些是他們「否認」（disowned）導致他們膳食問題的因素。藉由指出個案該如何承擔他們自己行為的責任，是完形治療在諮商時一種很實際的技巧運用。目標是要個案能承擔他們自己膳食改變的責任。[29] 例如，個案持續抱怨他的血糖控制不好是因為父母未能協助他控制飲食而造成，或是因為老師造成他的壓力……；上述這些情形均是個案否認但實際上卻是可以自我控制的行為。協助個案設定合理的行為目標，能幫助個案解決他們不能面對的問題。

家庭治療

在家庭治療中，行為是以系統觀念來認定。家庭被視為一個彼此互為關聯的系統，個人的行為受到家庭系統之影響。家庭治療強調對整個系統的瞭解來看不適當行為，透過彼此間的關係來看每一位個案的問題。治療目標是藉由協助個案及其家人，以改變他們自己與其所處的系統。[30]

家庭治療最主要的治療技術之一是藉由詢問開放與封閉式的問題將個案整個家庭帶進來以解決問題。利用角色扮演來表現出負面的「責備」（blaming）與正面的行為，其中讚賞與鼓勵行為的改變特別被強調。

自我管理技術

研究者發現行為學派技術對短期行為改變有效[31]，但是往往不能維持長期的改變。[32,33] Leventhal認為造成失敗的幾個原因是：行為技術常常因為當個案最初的症狀減輕後，以及當回復到原來的行為模式而並未引發任何不適的症狀時，個案與健康照護專業人員的面談減少或根本未再出現而失敗。[34] Leventhal的自我管理（self-management）理論，是依據行為學派與健康信念模式（health belief model）[35]、自我效能（self-efficacy）[36,37] 以及自我管理（self-management）[38] 等概念而發展出的。自我管理的前題是允許個案依據他們對自己的疾病及伴隨而來之挑戰的覺知去選擇他們自己的目標。個案尋找、發現與挑選他們的因應行為（coping behaviors），並以情緒性或認知的名詞來評估結果。營養諮商師扮演一個引導的專家。在個案挑選、評估與調整行為改變的目標與策略時，營養諮商師增強、支持與鼓勵個案。[39-42]

現今的自我管理理論[43,44]，將營養諮商師與個案視爲工作夥伴（partners）。個案不僅依靠營養治療師來解決他們的問題與找出可利用的資源，他們更經由引導的控制經驗（guided mastery experiences）、社會行爲示範（social modeling）、社交說服能力（social persuasion）與減少負面生理反應（the reduction of adverse physiological reactions）等，發展出技巧與自信（相信個人自我的效能）。健康照護專業人員與個案之個人社交網絡能彼此鼓舞與共同合作，以促進個案自我管理的實行。

上述的諮商理論，僅是當前超過兩百多種協助個案改變其行爲之諮商模式中的六種。接下來的兩章所討論有關溝通與諮商技巧的部分提供了一個模式，諮商師可依據這六種理論思考與使用這些概念。所有的理論都重視改變——一種小說式的邏輯思考、存在、決定與行爲的產物。當一位個案嘗試一點點飲食行爲的改變時，營養諮商師可據此做爲開始協助個案進一步改變的基礎。主要的目標是統合各種理論，進而發展出解決個案膳食問題治療之方法。在個案的治療過程中，某一種理論可能對促進某一階段的個案行爲改變最爲有效；另一種理論可能在不同的情境下更爲有效。第三章討論個案改變意願的程度，並提供有關如何將理論實際應用的方法。

✿ 疾病營養諮商的重要性

爲何諮商很重要？營養諮商依據各種諮商理論訂出策略，爲所有膳食面談提供了一個邏輯的架構。營養諮商引導個案達到最佳的膳食遵從行爲。

膳食遵從行爲（Dietary Adherence，或是個案遵從營養師的建

議行為的程度）應是所有營養諮商面談的最終目標。許多研究者發
現下列的狀況會阻礙營養遵從行為：

- 飲食型態的限制。
- 生活模式與行為上需要的改變。
- 事實上症狀的消除可能是不被注意或短時間的。
- 家庭或個人習慣造成膳食的干擾。
- 其他障礙：
  1.費用。
  2.適合食物取得的難易度。
  3.食物準備的難易度。[45]

　　Glanz發現兩種正向的諮商技術能增強個案膳食遵從行為：(1)使
用更多會影響個案行為的策略；(2)讓個案在面談過程中有更多的參
與。[46] 她更進一步地指出，一些維持膳食改變的策略：(1)調整飲食
控制，從中找出適合個案的膳食，並提供飲食控制的相關資訊以增
進個案的瞭解；(2)在醫療機構內與個案生活中提供社會支持；(3)除
了飲食知識以外，更提供其他相關的技巧與訓練。例如自我肯定訓
練（assertiveness training）、食物稱重及熱量計算的技巧；(4)保證個
案與營養諮商師的有效溝通；(5)重視追蹤輔導、監控與增強個案的
飲食控制。[47]

　　Hosking列出了一些如何增強高血壓患者限制鹽分攝取的膳食遵
從行為之情況：

- 擬訂個別化、充分解說、並依據個案之個人偏好與生活模式
  所設計出來的飲食行為計畫（diet programs）。
- 定期與同一位營養諮商師會談。

- 家庭的參與。
- 治療計畫工作團隊中的每一位成員均對個案飲食型態給予增強
  與鼓勵。[48]

一些研究報告結果顯示，當諮商師表現出「溫暖」與「同理」，
且對個案充滿「興趣」而非只是公事公辦（「如果有問題時，請打電
話給我。」）並能真正表現出「真誠的關切」（「我會在一星期中打電
話給你。」）時，更能協助個案達成目標。[49-59]

諮商技巧能幫助消除「遇事再做打算」（hit-or-miss）的心態，
且能增加個案成功改變的保證。這種「遇事再做打算」的想法是於
事無補的，因為當治療策略失敗時，營養諮商師必須追溯失敗的原
因。

下面討論的「系統化諮商模式」（systems approach）如同許多
類似的諮商模式一般，提供了諮商的架構與組織。[60,61]

營養諮商的系統化諮商模式

該模式提供了諮商師一個諮商時遵從的路徑，並列出了過程中
每一步驟的主要內容。圖1-2列出了一個諮商模式，營養諮商師依據
此模式就能避免面談過程中重要部分的誤失。在這個模式中，諮商
師帶了許多頂「帽子」。第一頂是「面談前的評估準備」。藉由調閱
所有可能獲得的個案相關病歷、每日飲食行為記錄、個案飲食行為
的回憶記錄（diet recalls）、飲食史、與個案家屬面談的記錄及其他
相關的資料。

初次面談開始時，先詳細地解釋諮商師與個案的治療關係，使
個案清楚知道面談時將會發生些什麼以及如何進行。在這個階段，
營養諮商師扮演教師的角色，告知個案彼此的諮商關係。

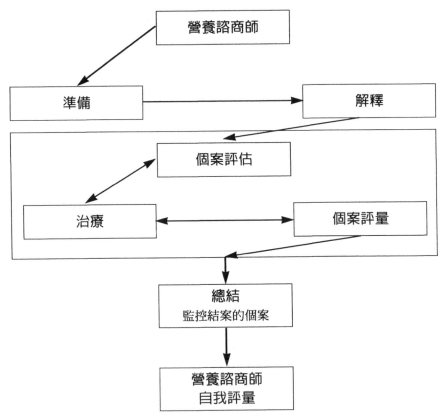

圖1-2　營養諮商模式

　　在「個案評估」的階段，營養諮商師扮演評估者的角色。營養諮商師評估個案的營養狀況與飲食攝取的相關數據以做為瞭解個案飲食行為的指引。營養諮商師也必須扮演一個催化者的角色，建立一個安全、可信賴與關懷的情境。Mason等人特別指出評估個案營養狀況的有關項目如下：

- 當地農業資料（agricultural data）。
- 當地社經資料（socioeconomic data）。

- 食物攝取型態（food consumption patterns）。
- 飲食行為調查（dietary surveys）。
- 有關食物的特別研究（special studies of foods）。
- 人口動態與健康統計調查報告（vital and health statistics）。
- 人體測量研究（anthropometric studies）。
- 臨床營養調查（clinical nutrition survey）。
- 生化研究（biochemical studies）。
- 其他相關的醫學資料（additional medical information）。[62]

為了找出評估行為所需的相關資料，Mason與其同事們設計了一些用來分析與決定基礎行為的項目如下：

- 一般健康行為實踐（general health practices）。
- 健康、態度、信念與知識（health, attitudes, beliefs, and information）。
- 體能活動（physical activities）。
- 教育成就與語言技巧（educational achievements and language skills）。
- 經濟的考量（economic considerations）。
- 環境的考量（environmental considerations）。
- 社會的考量（social considerations）。[63]

在「治療」階段中，營養諮商師扮演專家（expert）與協同問題處理者（mutual problem solver），這兩個角色必須經由努力的研究與練習才能將它們有效地結合。許多諮商新手試圖只扮演「專家」（expert）或者「同理者」（empathizer）其中之一的角色。當這兩種角色結合使用時，能促進個案的膳食遵從行為，但是若只扮演其中一個角色將使諮商的效果打折扣。

　　許多臨床工作者都曾見識過一種「無所不知」的諮商師，他以權威的角色與個案談話，個案被諮商師這種權威的自信與智慧的外表所懾服。但是當個案回到家時，卻發現他們自己很難照著指示的膳食方式用餐。他們會傾向忘記大部分在營養諮商面談時所被告知的遵行方向與行為，而且也無法依照新的飲食療法自我指導攝食。此類個案唯一的解決方法便是回復到他以前的飲食習慣。

　　在另一方面，扮演「同理者」角色的諮商師則常常過度涉入個案的問題中，因而無法看到他們該扮演的「知識傳遞者」的角色。這類諮商師看到個案犯錯時，本該介入以處理個案之衝突，但他們覺得將個案的錯誤呈現出來將有損個案的自尊與妨礙個案遵行膳食指示的能力。這類營養諮商師會說：「偶爾在外面吃吃乳酪蛋糕沒什麼關係。」對一個須吃低膽固醇食物的個案來說，它所透露出的訊息是告訴他說沒關係，他可以繼續他的不良飲食習慣。回到家後，個案可能告訴他的家人說：「營養師告訴我說，偶爾在餐廳中吃乳酪蛋糕沒什麼妨害，一星期吃個三次並不算多。」

　　在「個案評量」時，營養諮商師又成為問題評估者。如果問題的解決方法未達成，諮商必須回到「個案評估」或「治療」階段。某些情況下，營養諮商師可能決定將個案轉介給另外一位對這類問題較有經驗的營養諮商師處理。

　　在「總結」諮商面談時，諮商師應該分享一些有智慧的話語，這樣做的話，諮商師將又成為「專家」的角色。結束營養諮商計畫不僅僅是將個案結案，監控個案在實際生活中的表現，對協助個案持續膳食遵從行為是很重要的技術。「監控」的意思是打電話給個案，瞭解他的進步情形；或在個案同意下，從「個案的重要他人」那裡得知他們對個案進步的看法。

最後一個步驟是「營養諮商師自我評量」本身的諮商表現。在這個階段，諮商師成爲一個「學習者」，從過去的經驗中學習改進他現在的技巧。

諮商技巧

上面所談的基本步驟只是諮商的一部分，諮商中的複雜情境遠超過圖1-2所顯示出的。第二章與第三章會再討論這些技巧以及如何使用它們的方法。

溝通技巧

諮商的基礎在於溝通技巧，沒有這些溝通技巧，治療根本不會產生效果。

諮商

當營養諮商師有了溝通技巧的基礎後，他們便容易再學習其他諮商技巧，以協助個案達到改變膳食的目標。這些技巧包括諮商過程中的「個案評估」、「治療」（包括計畫及執行）與「個案評量」。諮商技巧統合了各種理論，並將溝通技巧使用在個案評估、治療與評量個案膳食的問題上。

個案評估

營養諮商是指從個案飲食習慣中找出有問題的部分，企圖做改變與修正行爲的過程。開始諮商時，對目前飲食習慣仔細評估是很重要的步驟。在做改變之前先瞭解個案都吃些什麼,能讓個案集中焦點在特定的食物上而找出膳食的替代物。

個案評估不只是問個案說:「你有問題嗎?」評估過程是經過仔細考慮的計畫,以便找出問題發生的原因。營養諮商的個案評估包括確定個案的飲食內容與為何挑選特定食物的原因。[64] 下面的例子描述一個體重控制個案的某些可能反應。

個案經過上次膳食建議後又再來面談,他提出了一個問題:「我照著你建議的方式吃了,可是沒有減掉任何體重。」這時,諮商師可能會有下列幾種回應:

1.「你完全照著我給你的建議做嗎?」
2.「喔!你吃了什麼?」
3.「你通常一天都是如何吃的?」

這三種問話顯示出不同層次的溝通技巧。第一種問法,個案會立即開始防衛。個案會覺得諮商師認為他好像沒交代清楚,而被強行要求去仔細說明,或是找出很多藉口。第二種問法只著重在個案的飲食行為,而沒有注意到整個狀況中可能唆使行為改變的外在環境因素。從諮商師的音調中,可能使個案覺得被強迫去回答諮商師想聽的解釋。第三種問法表現出一種「個人中心學派」式的諮商風格,敏感而關懷地陳述問題。這種方式不會讓個案覺得被譴責,也能容許個案有足夠時間去思考真實發生的狀況;同時更能提供諮商師足夠的資訊,以評估實際的情況。它被設定為個人中心學派風格的學習。

營養諮商師在面談時,常常發生的問題就是在面談中急於提供意見。重要的是要先放慢腳步,先從容地評估實際的狀況再說。只要稍後再提供指導,這樣才可以讓個案經由諮商師的建議,與個案描述他們真正期望如何在真實生活中去應用而獲得協助。

治療

　　瞭解個案開始諮商之前的飲食習慣後，諮商師才能接著與個案討論如何進行改變。他們一起決定哪些食物需要調整或使用替代物以達到攝取某種特定營養物的目的。此時，自我監控非常重要。[65,66]

　　給予個案改善營養問題或提供治療的策略時，諮商師更要小心放慢腳步，並邀請個案一起規劃與設定可達成的目標。諮商師往往在面談前即已決定問題該如何解決，而且試圖強迫個案進入先設定好的模式中去處理問題。他們不讓個案有機會參與。在這個階段，共同決定可達成的目標，最能成功解決個案問題。**諮商師應依照下列步驟，依序去設定目標：**

　　1.辨識營養目標。
　　　• 界定期望的營養行為（如何去做）。
　　　• 決定條件與情境（在何處與何時去做）。
　　　• 建立範圍或標準（做多少與多久做一次）。
　　2.辨識營養的次目標（長期目標是不吃零食。它的一項次目標是早上不吃零食與決定一項不吃零食時可從事的替代行為）。
　　3.建立個案改變的承諾。其中包括辨識阻擾目標達成的障礙與列出可協助達成目標的資源。[67]

　　找出策略去達成這些目標也需要傾聽（active listening）的技術，傾聽使個案能參與其中以找出解決方法。這無數種的策略訂定，需要具備諮商心理學的知識與經驗。諮商師應該詢問下列的問題，以協助制定出適合個案個別狀況的策略：

- 個案爲什麼來到這裡？
- 個案所描述的困難是所有的或是部分的問題？（許多營養諮商師攤攤手，無助地說：「他就是沒有動機照著這個膳食計畫去做。」像這樣的個案，可能眞正的問題關鍵是個案情感的壓力所造成。這個壓力必須先消除，才能進行營養諮商。可以將個案轉介給心理治療師或其他專業人士，在營養諮商之前進行治療或與營養諮商同時進行。）
- 有哪些營養的問題行爲及其有關的因素？
- 我能否描述出各種造成「膳食遵從性」差的情境？
- 我是否能覺察呈現出來的營養問題之嚴重性與強度？[68]

對某些個案來說，問題是因爲沒有足夠的營養知識，以致於未能遵從期待的食物療法。例如，一個非常遵從醫囑的腎臟疾病患者規律地執行低蛋白飲食，但是卻出現與膳食記錄極不符合的高「尿液尿素氮」（urine urea nitrogen）指數。當她要求她最喜歡光顧的餐廳的廚師從實際供應的一份奧斯卡雞肉（Chicken Oscar，她最愛吃的前菜）上切下一片1盎司（1盎司＝28.3公克）的雞肉時，她很驚訝地說：「一盎司比她所想像中的小多了」。過去幾週來，她每餐吃的一盎司的肉類，比實際正確的量多太多了。提供足夠的知識，是讓個案遵從新的飲食型態的第一步。

第二步是如何解決另一個本能性的難題——遺忘。例如，在宴會中的某個客人，發現他根本不知道主菜中的成份。如果他在參加宴會之前，在他家的冰箱上貼上一張提醒的字條：「打電話給女主人，問她明天宴會將會吃些什麼？」那麼，個案就能夠避免可能發生的困窘情境。

治療膳食問題的第三步更困難了。它牽涉到評估個案缺乏遵從食物療法之膳食計畫的承諾。「缺乏承諾」並非反映出個案很糟糕，而是正確地評估出個案膳食遵從行為很差。例如，一個糖尿病患者可能決定：「我只想暫時解放一下，不用擔心每餐裡吃了些什麼中。生活是那麼的複雜。我希望能輕鬆一下，暫時忘掉我的飲食問題。」營養諮商師不能說：「好吧！放假一週，這一星期裡別擔心你的問題。」但是營養諮商師可以說：「我們可以一起來想想，如何做才能讓你能正確地吃東西而又不那麼費事？」確認可能需要個案記住餐前與進餐時所有與食物有關的想法。例如，「雖然我知道蛋糕中碳水化合物的含量極高，但是我在吃完了一份大餐後，又吃下了一份巧克力蛋糕。」如果負面思考的模式常常出現在晚餐時，個案需要一些策略，讓他的晚餐能有更正向的經驗。[69-71] 藉著辨識出主要的問題時間，個案可以事先預定出一份菜單，請家人在某些特定的晚上幫忙準備晚餐。每餐依照預先計算好的食物換算量進食，每餐前預留足夠的時間讓自己放鬆一下，建立更正向的自我思考。藉由個案的建議與綜合兩人的想法，營養諮商師與個案能共同找到缺乏承諾的解決方法。

評量

最後一個階段 —— 評估 —— 提供個案與諮商師對進步情形再一次的評估。許多在個案評估（Assessment）階段使用的策略，可以在這個階段再用一次。焦點集中在期望的目標上及其目標是否達成。諮商師應該在真實生活中監督個案一段時間，徵求個案同意後，詢問個案的重要他人，以檢核他們是否覺得個案做得很好。

諮商師自評常常因為時間緊湊而未做。檢視面談時發生了什麼是很重要的。據此可確認是什麼使得諮商成功的，是什麼提升了諮商的效能或品質。

✿ 諮商焦點譜圖

　　營養諮商師扮演許多角色。諮商面談中，有些角色會自動產生改變；其他的可能需要許多的練習與努力。諮商師的角色落在圖1-3的譜圖中，包括在兩端上的位置。當諮商完全被個案的要求與毫無關連的主題所支配時，很少行為改變會發生。一次完全被諮商師支配的面談只能提供知識訊息而不去聽個案所關切的問題，也是同樣沒有建設性。理想的模式是個案與諮商師互動後的融合。

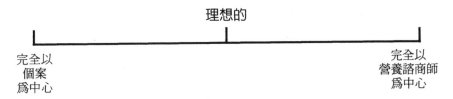

圖1-3　營養諮商焦點譜圖

註釋

1. M. Mason et al., *The Dynamics of Clinical Dietetics*, 2nd ed. (New York: John Wiley & Sons, 1982), 49.

2. Mason, *The Dynamics*, 45.

3. L. Snetselaar et al., "Reduction of Dietary Protein and Phosphorus in the Modification of Diet in Renal Disease Feasibility Study," *Journal of the American Dietetic Association* 94 (1994): 986–990.

4. S. Klahr et al., "The Effects of Dietary Protein Restriction and Blood Pressure Control on the Progression of Chronic Renal Disease," *New England Journal of Medicine* 330 (1994): 877–884.

5. J. Trager, *Food Book* (New York: Grossman Publishers, 1970), 262–263.

6. T. Jefferson to Dr. Vine Utley, 21 March 1819, The Thomas Jefferson Memorial Foundation, Monticello, Charlottesville, VA.

7. M.A. Ohlson, "The Philosophy of Dietary Counseling," *Journal of the American Dietetic Association* 63 (1973): 13.

8. L.S. Selling and M.S.S. Ferraro, *The Psychology of Diet and Nutrition* (New York: W.W. Norton & Co., 1945), 164–166.

9. A.E. Ivey et al., *Counseling and Psychotherapy, Integrating Skills Theory and Practice*, 2nd ed. (Englewood Cliffs, NJ: Prentice-Hall, 1987), xiv.

10. Ohlson, "Philosophy of Dietary Counseling," 13.

11. Selling and Ferraro, *Psychology of Diet and Nutrition*, 164–166.

12. Ivey et al., *Counseling and Psychotherapy*, xiv.

13. B. Stefflre and K.B. Matheny, *The Function of Counseling Theory* (Boston: Houghton Mifflin, 1968), 11.

14. M. Lorr, "Client Perception of Therapeutic Relation," *Journal of Counseling and Clinical Psychology* 29 (1965): 148.

15. S.K. Gerber, *Responsive Therapy: A Systematic Approach to Counseling Skills* (New York: Human Science Press, Inc., 1986), 30.

16. Stefflre and Matheny, *The Function of Counseling Theory*, 11.

17. Gerber, *Responsive Therapy*, 30–31.

18. Stefflre and Matheny, *The Function of Counseling Theory*, 11.

19. Stefflre and Matheny, *The Function of Counseling Theory*, 11.

20. C.R. Rogers, *Client-Centered Therapy* (Boston: Houghton Mifflin, 1951), 487.

21. J.J. Pietrofesa et al., *Counseling: Therapy Research and Practice* (Chicago: Rand McNally College Publishing Co., 1978), 71–72.

22. Ivey et al., *Counseling and Psychotherapy*, 429.

23. A. Ellis, *Reason and Emotion in Psychotherapy* (New York: Lyle Stuart, 1962), 49.

24. Ellis, *Reason and Emotion in Psychotherapy*, 28.

25. Pietrofesa et al., *Counseling: Therapy Research and Practice*, 77.

26. J.T. Spence et al., *Behavioral Approaches to Therapy* (Morristown, NJ: General Learning Press, 1976), 5.

27. Ivey et al., *Counseling and Psychotherapy,* 427.

28. Pietrofesa et al., *Counseling: Therapy Research and Practice,* 80–84.

29. Ivey et al., *Counseling and Psychotherapy,* 430.

30. M. Bowen, *Family Therapy in Clinical Practice* (New York: Aronson, 1978), 102–104.

31. J.M. Dunbar et al., "Behavioral Strategies for Improving Compliance," in *Compliance in Health Care,* ed. R.S. Haynes et al. (Baltimore, MD: The Johns Hopkins University Press, 1979), 174–190.

32. H. Leventhal and L. Cameron, "Behavioral Theories and the Problem of Compliance," *Patient Education and Counseling* 10 (1987): 117–138.

33. R.R. Wing, "Behavioral Treatment of Severe Obesity," *American Journal of Clinical Nutrition* 55 (1992):545S–551S.

34. H. Leventhal et al., "A Self-Regulation Perspective," in *Handbook of Behavioral Medicine,* ed. W.D. Gentry (New York: Guilford Press, 1984), 369–436.

35. N.K. Janz and M.H. Becker, "The Health Belief Model: A Decade Later," *Health Education Quarterly* 11 (1984): 1–47.

36. A. Bandura, "Self-Efficacy: Toward a Unifying Theory of Behavioral Change," *Psychological Review* 84 (1977): 191–215.

37. A. Bandura, "Self-Efficacy Mechanism in Physiological Activation and Health-Promoting Behavior," in *Neurobiology of Learning, Emotion and Affect,* ed. J. Madden (New York: Raven Press, 1991), 229–270.

38. D.L. Tobin et al., "Self-Management and Social Learning Theory," in *Self-Management of Chronic Disease: Handbook of Clinical Interventions and Research,* ed. K.A. Holroyd and T.L. Greer (Orlando, FL: Academic Press, 1986), 29–55.

39. J.A. Trostle, "Medical Compliance as an Ideology," *Social Science and Medicine* 27 (1988): 1299–1308.

40. D.J. Steele et al., "The Activated Patient; Dogma, Dream, or Desideratum? Beyond Advocacy: A Review of the Active Patient Concept," *Patient Education and Counseling* 10 (1987): 3–23.

41. G.C. Stone, "Patient Compliance and the Role of the Expert," *Journal of Social Issues* 35 (1979): 34–59.

42. T.S. Szasz and M.H. Hollender, "A Contribution to the Philosophy of Medicine: The Basic Models of the Doctor-Patient Relationship," in *Encounters Between Patients and Doctors,* ed. J.D. Stockle (Boston: Massachusetts Institute of Technology Press, 1987), 165–177.

43. H. Holman and K. Lorig, "Perceived Self-Efficacy in Self-Management of Chronic Disease," in *Self-Efficacy: Thought Control of Action,* ed. R. Schwarzer (Washington, DC: Hemisphere Publishing Company, 1992), 305–323.

44. K. Lorig et al., "The Beneficial Outcomes of the Arthritis Self-Mangement Course Are Not Adequately Explained by Behavior Change," *Arthritis and Rheumatism* 32 (1989): 91–95.

45. K. Glanz, "Nutrition Education for Risk Factor Reduction and Patient Education: A Review," *Preventive Medicine* 14 (1985): 721.

46. K. Glanz, "Dietitians' Effectiveness and Patient Compliance with Dietary Regimens," *Journal of the American Dietetic Association* 75 (1979): 631.

47. Glanz, "Nutrition Education," 745.

48. M. Hosking, "Eating Out: Salt and Hypertension," *Medical Journal of Australia* 2 (1979): 352.

49. M.H. Becker and L.A. Maiman, "Strategies for Enhancing Patient Compliance," *Journal of Community Health* 6 (1980): 113–135.

50. Z. Ben-Sira, "Affective and Instrumental Components in Physician-Patient Relationship: An Additional Dimension of Interaction Theory," *Journal of Health and Social Behavior* 21 (1980): 170–180.

51. R.B. Posner, "Physician-Patient Communication," *American Journal of Medicine* 77 (1984): 59–64.

52. M.R. Dimatteo and D.D. DiNicola, *Achieving Patient Compliance: The Psychology of the Medical Practitioner's Role* (New York: Pergamon Press, 1982), 78.

53. M.M. Kayvenhoven et al., "Written Simulation of Patient-Doctor Encounters," *Family Practice* 1 (1983): 25–29.

54. D.C. Turk et al., *Pain and Behavioral Medicine: A Cognitive-Behavioral Perspective* (New York: Guilford Press, 1983), 182–183.

55. M. Stewart, "Patient Characteristics Which Are Related to the Doctor-Patient Interaction," *Family Practice* 1 (1983): 30–36.

56. C.L. Peck and N.J. King, "Compliance and the Doctor-Patient Relationship," *Drugs* 30 (1985): 78–84.

57. G.V. Glass and R.M. Kliegl, "An Apology for Research Integration in the Study of Psychotherapy," *Journal of Counseling and Clinical Psychology* 51 (1984): 28–41.

58. S.B. Baker et al., "Measured Effects of Primary Prevention Strategies," *Personnel and Guidance Journal* 62 (1984): 459–464.

59. J.T. Beck and S.R. Strong, "Stimulating Therapeutic Change with Interpretations," *Journal of Counseling Psychology* 29 (1982): 551–559.

60. Glanz, "Dietitians' Effectiveness and Patient Compliance," 631.

61. N.R. Stewart et al., *Systematic Counseling* (Englewood Cliffs, NJ: Prentice-Hall, 1978), 54.

62. Mason et al., *Dynamics of Clinical Dietetics,* 108–109.

63. Mason et al., *Dynamics of Clinical Dietetics,* 124–126.

64. Mason et al., *Dynamics of Clinical Dietetics,* 110, 121.

65. D.E. Smith and R.R. Wing, "Diminished Weight Loss and Behavioral Compliance During Repeated Diets in Obese Patients with Type II Diabetes," *Health Psychology* 10 (1991): 378–383.

66. W.A. Sperduto et al., "The Effect of Target Behavior Monitoring on Weight Loss and Completion Rate in a Behavior Modification Program for Weight Reduction," *Addictive Behaviors* 11 (1986): 337–340.

67. M.L. Russell, *Behavioral Counseling in Medicine* (New York: Oxford University Press, 1986), 79, 116, 127.

68. W.H. Cormier and L.S. Cormier, *Interviewing Strategies for Helpers, Fundamental Skills and Cognitive Behavioral Intervention,* 2nd ed. (Monterey, CA: Brooks/Cole Publishing, 1985), 220–221.

69. Cormier and Cormier, *Interviewing Strategies for Helpers,* 296.

70. M.J. Mahoney and K. Mahoney, *Permanent Weight Control, A Solution to the Dieter's Dilemma* (New York: W.W. Norton & Company, 1976), 46–48.

71. M.J. Mahoney, *Strategies for Solving Personal Problems* (New York: W.W. Norton & Company, 1979), 85–101.

第 **2** 章 溝通技巧

1.列出達到營養諮商最好效果的三種必要特質。
2.界定下列三種非口語行為類型：
        (1)動作學（姿勢表情）
        (2)次語言學（聲音修飾）
        (3)空間學（距離位置）
3.對個案的非口語行為給予適當的反應。
4.適當地傾聽個案的陳述。
5.對個案的陳述給予適當的反應。
6.對個案的陳述適當地分享諮商師個人的感受。
7.對個案的陳述給予適當的教導。

✽ 有效的（諮商師—個案）諮商關係

溝通技巧是營養諮商主要的基礎（圖2-1）。溝通技巧的學習並非經由檢視個案可得，而須經由諮商師自我探索開始。一個有效的營養諮商師需要哪些特質？

諮商師的個人特質

Ivey描述諮商為一種催化另一個人自我成長的過程。[1] 諮商師面對他人的反應方式，對個案未來的思考與行為有極大的影響。諮商師只是不斷鼓勵個案談話就會大大地影響個案的生活，所以不要忽視讓個案陳述。

Russell認為營養諮商師與個案間彼此信賴而共融的關係（rapport）是個案行為改變的主要因素。[2] 從初次接觸的那一刻開始，營養諮商師就要努力營造出一種開放、正向的關係，使個案能感受到諮商師的接納與瞭解。個案必須能夠感覺很自在，且不隱瞞地將其個人生活上很隱私的細節與諮商師分享後，然後他們的行為才會有所改變。

Cormier等人認為，有效的諮商師必須具備某些人格特質。[3] 助人工作者直覺地體會到，表現出對個案的瞭解、表達對個案的尊重與真實不虛偽地呈現自己能夠創造出一個更正向的面談情境。諮商師個人對自己的看法、處理事情的優先順序、價值觀與期待對諮商過程會有正向或負面的影響。

Nelson-Jones描述助人者在營養諮商面談時的一些特質。助人者帶著個人的動機、過去的學習經驗、思考技巧、覺察能力、價值

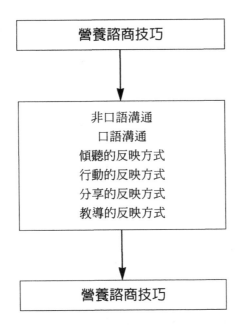

圖2-1　溝通技巧是營養諮商主要的基礎

感、恐懼與焦慮、性慾、性別認同與角色期待、價值觀、專業倫理、文化與多元文化的技巧、不同種族間的態度及技巧，以及社會階級等等個人特質。[4]

　　Cormier和Cormier二氏強調在面談時會造成負面影響的三項自我概念的問題為：適任的能力（competence）、權力（power）與親密的行為（intimacy）。[5]諮商師的態度與自覺是否勝任諮商工作有關。自覺能力不足（incompetence）的諮商師在諮商時，會儘量避免面對爭議性的主題。營養諮商師可能會害怕告訴個案，他對個案的問題沒有直接或絕對的答案。諮商師或是個案可能會將一個誠實的回答，例如「現在還沒有證據」看做是自己能力不足的象徵，而自覺能力不足是每一個臨床工作者極力想避免出現的特質。與自覺能力不足類似的感覺有不適任（inadequacy）、害怕失敗（fear of failure）與成功的恐懼（fear of success）。無意識地存有這些感覺的諮商師會藉由一些行為表現出來，以保持他們的負面自我影像。他們會消除正面的反饋，以避免與個案正向的互動，而用謙卑或道歉的方式回應個案。例如，一個減輕了許多體重的肥胖症個案說：「我真的認為你是一個非常棒的諮商師」。一個滿懷恐懼的諮商師可能會回答說：「喔！不！我沒幫上什麼大忙。」而不是簡單地對個案的讚許回答說：「謝謝！別忘了這也都靠你自己才達成的。」。

第二個可能的自我影像問題就是「權力」（power），它會讓諮商師一方面感覺「無所不能」，另一方面卻又害怕失去控制、顯得軟弱或自認無法做為個案的資源提供者。在扮演權威者的角色時，諮商師試圖說服個案，完全無異議地遵從其建議；諮商師支配面談的內容與方向，並認為「一切由我作主」。如果個案抗拒或不回應，諮商師將會對個案憎恨與憤怒。軟弱或自認無法做為個案的資源提供者的諮商師將會長期扮演一個順從者的角色，他會抱怨說：「如果你能，就照著我所說的去做。」換句話說，一個有權力的諮商師會傾向於獨裁且非常沈默；很少在面談中以個人真實角色參與；也因為這樣疏離的態度，常常造成個案的不信任。

第三個可能的自我影像問題焦點在「親密感」（feelings of intimacy）。這包括一個象限的兩個極端——喜愛與排斥。害怕會被個案排斥的諮商師試圖只看個案正向的部分、盡量避免面質個案，以及忽視與個案有關的負面線索。這類諮商師甚至會討好個案。諮商師盡可能地為個案處理所有的事，將導致個案無法獨立解決問題。在象限另一極端的諮商師，會試圖忽略對個案正向的感覺。他們會傾向擺出非常嚴肅的面孔和很有距離的樣子，以避免與個案親近；他們害怕與個案太接近。這類諮商師總是保持「專家」（expert）的權威角色以保持距離。

諮商師扮演成長的催化者

催化個案成長的能力是營養諮商師最重要的特質之一。「催化成長」是一種協助個案達成他們的目標，建立未來處理問題的能力之藝術。

Ivey認為面談時有四位參與者：營養諮商師和他（她）的個人文化與歷史背景，以及個案文化與歷史背景。[6]例如，「身體的接觸」對許多南美洲的文化來說是適當的，但是對美加等北美國家來說卻被認為是一種侵犯個人隱私的行為。「具體陳述」是北美文化中非常重要的，可是對習慣含蓄表達的亞洲人來說卻是不恰當的。扮演催化者的諮商師必須瞭解世界上不同文化的差異。諮商師透過個案的眼睛去看世界，他們才能催化個案成長及提供適合個案行為改變的具體策略（詳閱第三章策略的部分）。

催化的層次

研究者界定出不同的催化個人成長的層次來說明營養諮商師的營養諮商技巧。[7]下列的層次描繪出諮商師循序漸進地適當反應個案問題的能力。

- 層次一：諮商師的反應顯示出對個案的情形完全不瞭解，且回應方向與個案無關。當個案談到有關他個人很重要的問題時，諮商師開始談論他（或她）自己的個人問題。
- 層次二：諮商師的反應顯示出不瞭解個案的情形，但捕捉到一些回應的方向。諮商師只是給予一般性的建議：當個案表達對執行減重計畫策略的困難時，諮商師的回答是：「啊，別擔心！」

- **層次三**：諮商師的反應顯示出諮商師瞭解個案的情形，但回應卻沒方向。諮商師可能說：「因為你不知該如何拒絕別人請你吃的東西，所以你感覺很害怕。」
- **層次四**：諮商師的反應顯示對個案瞭解的情形，且捕捉到一些回應的方向。諮商師反應出個案的缺點且詳細說出個案的問題：「你希望能不吃高熱量食物，但因為你不能拒絕而感覺害怕。」
- **層次五**：諮商師的反應顯示對個案瞭解的情形，且有具體的方向。諮商師的反應包含個案的缺點、改變的目標與具體解決問題的步驟及達到目的的方法。諮商師會說：「你希望能不吃高熱量食物，但因為你不能拒絕而感覺害怕。你對於探討該如何有效拒絕的感覺如何？」

　　世上並沒有具備所有特質且能使每次的諮商面談均成功的完美「超級諮商師」存在。這些正向的特質也不一定每次都能有助於面談。除了特質影響面談外，也需要熟練的諮商技巧。有了精熟的諮商技巧後，配合做為諮商師必備的個人特質，才能促成個案行為的改變。

❀ 非口語溝通

個案的非口語行為

　　個案的非口語行為會影響面談的方向。有效的諮商師會藉由個案非口語的線索，辨識個案未說出的感覺。[8]

　　Cormier與Cormier二氏將非口語行為分為動作學（kinesics）、次語言學（paralinguistics）和空間學（proxemics）等三種類型。動作學（kinesics）包括各種有關肢體的行為動作（例如：臉部表情、身體語言等）。次語言學（paralinguistics）意指個案如何表達訊息（例如聲調）。空間學（proxemics）包含環境與個人空間。[9] 身體每一部位的每種行為所可能代表的意義，與伴隨產生的自動反應，摘錄列於附錄2-A。這個表設計的目的是用來增進對不同行為的覺察；而非藉此使每一位營養諮商師成為觀察個案感覺的專家。每種非語言行為的效果或意義因人而異，且在不同文化下也有所不同。

　　Ivey比較了歐洲裔北美中產階級與其他文化族群的差異。[10] 歐洲裔北美中產階級認為眼神的接觸是表示對人的興趣。不過不管怎麼說，即使在美加地區的文化裡，人們在聽別人說話時常會保持較多的眼神接觸，但自己說話時卻較少注視聽話者。當個案談論到令他們不舒服的主題時，他們可能會避免眼神的接觸。一些非洲裔的美國人卻剛好相反；當他們對別人說話時，較會注視著聽話者，而聽別人說時較少與對方做眼神接觸。對一些美國印第安部落來說，眼神的接觸代表著不尊敬的意思。有些國家的少數民族部落（如美國印第安人、加拿大原住民Inuit人或澳洲各種族原住民）在談論很重要的主題時會避免眼神的接觸。

　　Passons描述了一些反應個案非口語行為的方式，其中包括「一致性（congruence）、多重混雜的訊息（mixed messages）、沈默（silence）、改變方向的提示（changing cues）與重新聚焦（refocusing for direction）等」。[11] 營養諮商師可以藉由這些建議，決定回答有關個案膳食遵從行為的陳述。

• **一致性**（congruence）。個案的非口語行為與口語行為是否一致？例如，一個糖尿病患者做第一次的追蹤回診時，蹙著眉的個案傳遞給諮商師這個困惑的訊息：「我這份記錄填的如何？我忘了你的指示該如何做？」諮商師可針對個案行為的一致性記在心中或請個案解釋其非口語行為的意義：「我注意到你皺著眉頭，是什麼原因讓你如此呢？」這個回應可以提供為何個案沒有完成記錄的確切訊息。「太難了嗎？」、「食物稱重是否干擾了為全家人做飯？」、「是不是諮商師說明飲食行為記錄不夠清楚？」

• **多重混雜的訊息**（mixed messages）。是否有多重混雜的訊息或口語及非口語訊息的不一致？例如，一個遵從無鹽飲食數週後來談的個案一面說著：「我做得真的 ——（個案停頓了一下）—— 很好。我照著規定吃 ——（個案停頓了一下）—— 沒什麼困難。」同時低著頭，身體偏向一邊。營養諮商師可以三種方式來處理這不一致的部分：(1)只是在心中記下來；(2)向個案說明諮商師看到的不一致的地方，例如，「你說你在飲食控制方面做得不錯，沒什麼問題。但是你卻低著頭且說得很遲疑的樣子。」；(3)諮商師回答：「我注意到你說話時往一旁看，又停頓了一下。那代表了什麼意義呢？」

• **沈默**（silence）。沈默的時候是否有非口語的行為出現？沈默不代表沒發生事情。沈默在不同文化中代表不同的意義。在某些文化中，沈默表示尊敬。Sue[譯者註2] 指出，中國人與日本人的沈默表示在表達了觀點後，想要摘要整理所說時的停頓。當營養諮商師心中記下個案沈默的時候，將它用口語的方式描述給個案或請個案解釋說明。[12]

譯者註2：Sue，蘇氏為美國華裔研究跨文化諮商的知名學者。

- 改變方向的提示（changing cues）。是否藉由將焦點集中在個案的非語言部分，以干擾或打斷個案為必要？或者藉此覺察是否需要改變面談的方向，因為持續不斷地討論同一主題，或許是對個案沒有幫助的。如果個案不停地倒出一堆東西或只是漫談，改變討論的方向對面談是有幫助的。如果諮商面談發生上述情形，營養諮商師可藉由將焦點集中在個案的非口語行為以改變個案談話內容的方向。例如，對個案所傳達的訊息中無建設性的內容，諮商師可以這麼說：「我們談到現在為止，我聽到你說你先生對你攝取低蛋白質飲食的控制行為並不支持，你不知該如何與先生溝通。你是否注意到，當你在告訴我這些話的時候，你的雙手緊握著椅子的把手？」營養諮商師必須謹慎地決定何時可以如此打斷個案的談話，而且全然清楚這樣的打斷行為是對面談有幫助或是無益的。如果改變面談的方向造成個案被打斷，而無法繼續去表達自己的感覺，那麼中斷談話將會對面談有害。有經驗的諮商師會藉由他們的直覺去判斷何時是打斷個案談話的適當時機。

- 重新聚焦（refocusing for direction）。個案的非口語行為是否有顯著的改變？剛開始面談時，個案可能雙臂交叉在胸前，握緊雙手坐著。然後漸漸地放鬆下來，手臂慢慢地放下來，手輕輕地放在膝上。這時候，諮商師可以明白地或隱含地對個案姿勢的改變做出反應。營養諮商師可以對一個看來漸漸放鬆下來的個案說：「你現在似乎比較放鬆了些。你覺得比較不緊張了嗎？」

諮商師的非口語溝通

諮商師自己的非口語行為會對諮商關係產生很大的影響。Cormier與Cormier二氏經由對話分析的研究，認為很重要的非口語行為包括眼神與臉部的表情、點頭及微笑、身體的方向與姿勢、一些口語的提示以及諮商師與個案之間的身體距離。[13] 諮商師可藉由別人觀察他的非口語行為，以確定他進行諮商時的行為是否合適。附錄B是觀察員評量諮商師在諮商時的非口語行為檢核表。最後要提醒一句：「諮商師不應該太嚴苛且一成不變地遵行這些諮商模式。諮商師一成不變且沒有彈性的諮商方式，將會增加自己在面談時的壓力，個案能覺察到諮商師這些因壓力而表現出來的非口語行為。」

✤ 口語溝通

諮商師的知識與使用口語技巧的能力，在引導個案面談時佔有很重要的部分。

談話的風格

剛開始從事諮商工作的諮商師，會陷入一種讓他們自己覺得很舒服的談話模式。那是一種像是很友善地與鄰居聊天的典型方式。在這種對話中，他們面臨了極大的壓力，急於想針對個案的問題提出解決方法。

下列這些談話的風格干擾了諮商目標的達成：[14]

• 雞尾酒會中的閒聊：在面談一開始時劈頭就問個案：「你有

沒有看今天報紙上的食譜介紹？」

- **責備、批評或評斷個案**：個案說：「這星期我吃得很糟糕。」「我可以很確定地從你的體重記錄表上看出來。」諮商師回答。

- **用佈道或自以為是的口吻提供個案建議**：「你真的應該在飲食上更加自我控制些。」或是說：「你真的該再減二十磅體重。」

- **以一個保護者的口吻表達關懷**：「我真的為你感到很難過。在遵照指示進餐的部分，你似乎完全不能得到家人的支持。」或是說：「你現在告訴了我你減重的困難，我確信我可以使你好過些。」。

- **威脅或爭辯**：「為了你的健康著想，你最好照著低蛋白餐的規定吃。」或是說：「我認為你一直拒絕我的建議是沒道理的。」

- **嚴苛或沒彈性**：「只有一種吃的方式可以降低膽固醇與控制油脂的攝取。」或是說：「你建議的吃法對低鈉鹽的攝取沒有用。」

- **過度分析、過度解釋或過於理性**：「我認為你發現自己胖胖的也蠻不錯的，否則你就會控制飲食了。」

- **一下問好幾個問題**：「你照著低膽固醇的食譜吃，覺得怎麼樣？這樣的要求適合你家的吃法嗎？如果答案是『否定的』，為什麼沒辦法做到呢？」

- **過度地自我表露、分享諮商師自己的問題**：「當你在說的時候，我也想了很多我自己過去嘗試減重的情形。像你一樣，我也有許多問題。例如……」。

上述的例子呈現了面談中使用適當溝通技巧的重要性。

諮商師——個案對諮商焦點的辨識

當營養諮商師適當地調整了他們的談話風格之後，他們還得決定面談的方向與焦點，有一些特定的方式能提供這方面的學習。Ivey將焦點目標分為七類：

1. 焦點集中在個案身上（focus of the client）：「Laura，聽起來妳很生氣。可不可以多告訴我一些，當妳想要讓妳的血糖控制在70～100毫克／毫升（mg/dL）的範圍以內時，你的感覺是什麼？」

2. 焦點集中在主要議題或問題上：「妳和妳先生大吵了一架之後，妳就出現低血糖反應（鼓勵討論）。妳能否告訴我，妳出現低血糖反應前的症狀？（開放性問題）」把焦點集中在個人身上，可引導個案談論更多有關個案自己的部分。儘可能聚焦於主要議題或問題上，可促使個案討論發生的情形與實際的狀況。上述兩種情形中，結合傾聽的技巧與聚焦的方式，能引導個案走向很不同的方向。這兩種方式哪一種最好？兩者在真實情境裡，對獲得完整結論都可能是有用的；但也可能都會過度使用。

3. 焦點集中在其他人：這裡指的是個案的配偶或其他人。

4. 焦點集中在家庭：許多時候個案的問題與其家人有關。

5. 焦點集中在彼此關係或所屬團體：此處指的是營養諮商師和個案的關係或其整個家庭。

6. 焦點集中在營養諮商師：焦點在諮商師的「自我表露」或諮商師以第一人稱「我」的陳述。

7. 焦點集中在文化／環境／過去經歷事件：此處所提的是尚未

明確呈現出的更廣的議題，如種族或性別議題、家庭價值觀或經濟趨勢。典型的焦點主題包括文化認同、種族歧視的經驗或社會階層。文化影響的個案也包括癌症的存活者、治療中的其他疾病患者、或是經濟不景氣中的長期失業者。遭遇上述情形的人們常常會產生憂鬱或其他類型的個人煩惱。[15]

在北美（美加）的文化中，人們很習慣用第一人稱「我」來陳述，且焦點會集中在個人如何自我協助。諮商師必須瞭解這種自我中心的焦點對許多以家庭為中心的少數民族的世界觀是衝突的。這種只考慮自己、照顧自己、不管家人的做法對他們來說是很難做到的。他們的自我觀常常是自然產生的，他們的存在是與別人緊密結合在一起的。一種合適的焦點就是從個人、家庭與文化期待中取得平衡點。

Lavelle建議集中焦點於三個部分：[16]

1.情感焦點（affective focus）。
2.行為焦點（behavioral focus）。
3.認知焦點（cognitive focus）。

當諮商師想要專注焦點在情感的部分時，常常使用「去感覺」（to feel）這個動詞（你想要遵從指示進餐，但你的家人不配合，讓你感覺很挫折）。行為焦點的句子常常包含像「去做」（to do）、「去行動」（to act）或「去從事」（to behave）（你正在做什麼？）等動詞。一個認知的焦點藉由使用「去想」（to think）或「告訴自己」（to tell oneself）等動詞呈現出來（當你吃下整個派的時候，你對自己說了些什麼？）。

動詞可能是現在式、過去式或未來式。動詞時態決定說話時事情發生的時間。傾向以過去或未來爲焦點，可能顯示避免討論現在的事情。下面一個減重個案的例子，可用來說明上述情形。「我的第一任丈夫總是對我很支持。我第二任丈夫希望我能嬌小些，但是卻常用高熱量的點心來引誘我。而他現在仍然常常談到未來當我瘦了以後可以如何如何。」個案不斷地談過去與未來，但是似乎不瞭解現在目標設定的重要。

下面的例子顯示出當我們面對的個案說：「我現在『想要』減重的過程正面臨一個衝突。當我與家人一起去外面吃飯時，沒有一個人支持我減重。」如何利用動詞爲焦點對個案做出反應。

- 個案（Client）─認知（Cognitive）─現在（Present）焦點：「你發現你自己正在思考想要減重，但是你的家人卻想要去外面吃飯。」在上述的對話裡，以個案爲主的焦點反應出來的是「你發現你自己」，認知的焦點是「正在思考」，而現在時間的焦點藉著使用現在時態的動詞「發現」（find）來呈現。

- 個案（Client）─情感（Affective）─現在（Present）焦點：「你現在感覺到你很想要減重，而且也很想與家人出去吃飯。」

- 團體（Group）─行爲（Behavioral）─未來（Future）焦點：「或許這是一個我們可以一起來探討的部分，看看你可以做些什麼。」

- 問題（Problem）─認知（Cognitive）─現在（Present）焦點：「減重不是一直都那麼容易。當我想到減重時，有許多問題要被克服。」

- 文化（Cultural）／環境（Environmental）─認知（Cognitive）／行爲（Behavioral）─過去（Past）焦點：「當我們在外面

與人一起吃飯時，我們文化習俗的看法與期待，對許多減重的人來說是一個衝突。」

✤ 傾聽的反應方式

傾聽是建立溝通技巧模式中的第一步，其中包括：澄清（clarifying）、簡述語意（paraphrasing）、反應（reflecting）與摘要（summarizing）。[17]

澄清

澄清指的是提出問題，常在個案表達不明確的訊息後詢問。澄清可用於更明確說明個案先前表達的訊息，或確認諮商師對個案問題瞭解的正確性。下面是一個使用澄清「不正確」的例子：

個案：「我真希望我沒有填這些飲食行為記錄。我認為填寫這些記錄是蠻愚蠢的。」

諮商師：「所以，你是說你不喜歡我協助你改善飲食的所有計畫？」

個案：「這些我都喜歡，飲食行為記錄對我也很有用。但是，我只是覺得現在對我無用。」

下一個例子，說明「澄清」是完全依循個案所說的陳述，而非依據未經證實或探討的假設或推論：

個案：「我希望我沒有填這些飲食行為記錄。我認為填寫這些記錄是蠻愚蠢的。」

諮商師：「你是說你看不出填寫這些飲食行為記錄的目的？」

個案：「是的，我真的認為不需要。我只是覺得我現在不需要。」

簡述語意

簡述語意指的是諮商師用自己的話重述或改寫個案表達的訊息。例如，個案說：「我不在意在家吃低蛋白（low-protein）食物，但是我因為工作的需要，必須每個月到外地出差一個星期。當我出差在飯店吃飯時，要求我照著你的建議吃是不可能。」在簡述語意時，諮商師可以：

- 對他們自己重述個案所說的話。
- 辨識個案說的部分內容（例如，「我不介意在家吃低蛋白食物。」、「我需要每個月到外地出差一個星期。」、「當我在飯店吃飯時，點不到低蛋白的食物吃。」）。
- 用諮商師自己的話解釋個案的所傳達的訊息（例如，「你在家能照著指示吃，可是到飯店吃就有困難了。」）。

反映

感覺（feeling）的反映用於改述訊息中情感的部分。這樣的傾聽形式有三個目的：(1)鼓勵更多的情感之表達；(2)協助個案更強烈地經驗他們的感覺，使個案能覺察他們尚未解決的問題；(3)幫助個案更清楚地覺察操控他們的感覺。

例如，一位個案表達：「我覺得很沮喪。有時我想試著控制我吃的份量，以符合我服用的降血糖藥 —— 胰島素（insulin）—— 的量卻做不到。」在回答時，諮商師可以：

- 對他們自己重述個案所說的。
- 辨識個案陳述的訊息中情感的部分（「我覺得很沮喪。」）。
- 用諮商師自己說話的方式解釋個案所傳達的情緒之語句（「有時因為糖尿病而要控制你的飲食，讓你覺得很挫折。」）。

提醒你：反應不是說只在開始說話時用「你覺得……」開頭。反映指的是使用適當的情感之字彙，回應個案表達的訊息中情緒之部分（表2-1列出了一些常用的情感字彙）。

表2-1 常用的情感字詞彙編

愉 快	悲 傷	恐 懼	不確定	憤 怒
快樂的	沮喪的	驚恐的	迷惑的	憤怒的
愉悅的	失望的	焦慮的	困惑的	挫折的
滿意的	痛苦的	驚嚇的	不確定的	煩惱的
高興的	絕望的	防衛的	不明的	厭煩的
樂觀的	憂鬱的	威脅的	疑慮的	激怒的
很好的	幻滅的	害怕的	懷疑的	怨恨的
放鬆的	驚慌的	緊張的	未定的	暴怒的
滿意的	悲觀的	焦慮的	不知所措的	生氣的
歡欣的	悲哀的	焦急的	不信任的	爭吵的
開懷的	不快樂的	不安的	不安的	激怒的
開心的	無助的	擔心的	困擾的	狂怒的
興奮的	孤單的	恐慌的	分不清方向的	發怒的

資料來源：From *Interviewing Strategies for Helpers*： *Fundamental Skills and Cognitive Behavioral Interventions* by W.H. Cormier and L.S. Cormier. Copyright © 1991, 1985, and 1975 by Brooks/Cole Publishing Company, Pacific Grove, California 93950, a division of International Thomson Publishing Inc. By permission of the publisher.

摘要

　　傾聽的第四個反應——摘要（summarizing），發生在簡述語意及反應之後。這是一個需要同時專注在內容與感覺兩個部分的極複雜技巧。其中也包含目的、時間掌控與陳述的效果（過程）。Brammer對摘要部分有以下的指導建議：

- 注意力放在個案清楚陳述的重要之主題與情緒上。
- 從個案冗長的陳述中摘要出重要概念。
- 不要加入新的想法。
- 決定由諮商師為個案做結論較合適，或是要求個案整理討論的事情、協議或計畫。

　　為了做出摘要的決定，諮商師需要回顧摘要的目的：

- 是否用於面談初期以鼓勵個案繼續諮商？
- 是否用來讓零亂的想法與感覺聚焦？
- 是否用來終結面談中討論的主題？
- 是否用來檢核你對個案進步情形的瞭解？
- 是否用來鼓勵個案更仔細地探索根本的主題？
- 是否用漸進的結論結束諮商關係
- 是否用來確認個案在面談中的進步良好？[18]

　　許多的摘要同時從個案的認知與情感兩方面的訊息做反應：

個案：「我希望能遵從我們討論的飲食方式，但是現實生活上許多事情都讓我不得不面對食物——宴會、朋友、我的家人……等等。不管怎樣，我知道我希望我的血液膽固醇指數下降。」

諮商師：「你覺得被牽絆住了。你想要降低你的血液膽固醇指數，
　　　但是有時你對其他人的邀約或是食物的誘惑難以抗拒（情緒的
　　　摘要）。」或是「你知道你真的想要降低你的血液膽固醇指數
　　　（內容的摘要）。」

✿ 行動的反應方式

　　上面傾聽反應的部分，主要是針對個案傳達的訊息，從個案的
觀點來處理。在營養諮商中協助個案改變的過程裡，必須超越個案
的觀點，諮商師必須依據所蒐集的資料與個人覺察的推論來看問
題。這些由諮商師主導的反應方式，被稱為行動的反應（active
responses）。這些反應包含諮商師的個人覺察與假設，以及個案表達
的訊息與行為。[19]

　　行動反應的目的是為了協助個案瞭解解決營養問題的必要改變
與正向行動。行動的反應包括探問（probing）、歸因（attributing）、
面質（confronting）與解釋（interpreting）。[20]

探問

　　在營養諮商中，蒐集個案個人飲食型態的資料時，最重要的就
是探問的藝術。探問包括開放（open）與封閉（closed）的問題。[21]
個案應該能覺得自在地詳細說明任何有關其無法遵從飲食行為的問
題。最好的方式就是以詢問「是什麼」（what）、「何時」（when）、
「如何」（how）、「何處」（where）、「能否」（could）、「為什麼」
（why）或「是誰」（who）為開頭的開放式問題。這樣的問法能得到
「是」（yes）或「否」（no）之外的回答。探問有許多目的，包括：

• 做為面談的開始。
• 鼓勵個案竭盡心力說出或獲得相關訊息。
• 引導找出與個案營養有關的行為、感覺或想法的具體例子。
• 藉由邀請個案談論與集中焦點的互動中提供個案指引，以發展個案溝通的意願。[22]

　　開放性問題所使用的詢問字眼決定個案的反應方式。「是什麼」的問句大多引導個案談論發生的事實的部分。「怎麼回事？」、「你將如何做？」。「如何」的問句引導有關過程、先後發生的情形或是感覺的討論。「你如何解釋它呢？」、「你對那件事的感覺如何？」。「為什麼」的問句常常引導討論有關的理由。「為什麼你會讓它發生呢？」、「為什麼你認為是那樣呢？」。「能否」的問句被認為是最開放的問法，其中包含了個案能不被強迫回答的好處，個案可以回答封閉式問句的方式自由地說：「不，我不想談論……」。「能否」的問句反應出對他人更少的操控與命令。「你是否能多告訴我一些你的情形？」、「能否舉個具體的例子告訴我？」、「能否告訴我，你今天想談些什麼？」。[23]

　　當個案提供了評估有關營養問題足夠的資料時，諮商師可藉由封閉式的問題來協助個案集中注意於主要的問題上。[24] 當個案能夠專注在焦點上時，開放式地邀請個案談話的方式又可以再度使用。要成為一個技巧成熟的面談者，諮商師要學習如何平衡地使用開放式與封閉式的問題。各種形式的面談使用不同比例的開放與封閉式的問題。

　　下述例子說明如何使用開放式的探問：

個案（二十五歲的男性，嘗試食物中百分之二十的油脂比例之飲食）：「我真的很難讓我太太烹調低脂的三餐。她說她想要照她媽媽教她的方式做飯。我對每件事都感到很挫折。」

諮商師：「你還想到哪些讓你覺得挫折的？」、「這樣的感覺困擾了你多久了？」、「哪些特定的時間，你特別感到挫折？」、「當你感到挫折時，你與什麼人在一起？」、「當你覺得挫折時，你做了些什麼？」

　　諮商師應該記住太深入的自我表露詢問可能對個案造成傷害。Janis在他的報告中指出要求高度的自我表露或詢問個案有關他們平時不願與其他家人或朋友分享的資訊將對遵從飲食行為造成有害的影響。[25] 詢問個案關於個人現在和過去所發生的不幸、性生活、罪惡感、祕密的渴望以及諸如此類的個人隱私事件時，即使諮商師給予正面評價及表現出接受的態度，也可能會導致個案意志消沈。相反地，適度地詢問個案對於本身優缺點的感覺將能增強飲食行為的遵從性。[26]

　　在與個案詳細地討論完幾個特定的挫折情況後，諮商師可以著重在封閉式的探問上，例如：

- 「你的妻子在這些情況中有察覺到你感到挫折嗎？」
- 「你曾告訴你的妻子這些讓你感到挫折的情況嗎？」
- 「你能與你的妻子談論這些讓你感到挫折的情況嗎？」
- 「你發現任何能夠解決這類特殊挫折感的方法嗎？」

歸因

　　歸因的反應是指目前個案能成功完成指定行動的可能性。這種反應有下列一些目的：

- 鼓勵未開始行動或缺乏自信的個案去做一些事情。
- 擴展個案對自我能力的覺察。
- 指出可能對個案有幫助的行動。[27]

　　諮商師依據個案可能的反應方式，決定是否使用歸因的反應。歸因的反應是否能增強個案尋求行動的行為或更讓個案覺得自己不夠好？[28] 當諮商師對個案尋求一種期望的行為有相當瞭解時，歸因的反應才會有催化效果。它不是藉由簡單的談話就能將一切撫平，或是不顧個案真正的退縮感覺。首先必須反應與澄清感覺。最後，當個案已準備行動，但似乎在沒有鼓勵下開始跨出第一步表現出有些遲疑時，才應該使用歸因的反應。下面是一個歸因反應的例子：

個案（一個三十歲的女人曾經多次嘗試減重）：「我現在對減重實在失去勇氣。我覺得我什麼事都做不好。它不只影響了我個人，現在更影響了我們全家人。」

諮商師：「雖然你現在對減重感到沮喪，你仍然擁有過去減輕體重時的這些個人價值。」

面質

　　Ivey描述面質為一種引發個案去檢核其核心問題的複雜技巧。它可能以改述的說法表達──「你想看到你的血糖值保持得很好，但是你又很不願去控制你在宴會上吃的食物量。」或是一種感覺的反應──「一方面你很氣憤，因為你的病迫使你小心注意你所吃的，但是從另一方面來說，你也很高興遵照指示進食能改善你的血糖值。」或是以其他的技巧進行。當個案自我矛盾、傳達多重混雜的訊息與衝突時，有技巧且不主觀評斷地面質，能鼓勵個案更仔細地討論與解決問題。[29]

面質的回應可能是個案多重混雜訊息的描述性敘述或另一個交替出現的觀點之確認，或是個體所扭曲的某個事件之覺察。面質反應的背後有兩個預期的目的：確認個案多重混雜的或扭曲的資訊以及發現其他覺察個案的自我或情況的方法。[30]

面質的回應能產生非常強的效果。諮商師在使用面質時應謹記一些基本原則：

- 對個案傳達的訊息或行為用描述的方式面質，而不是判斷或評估。
- 引述行為方面的具體例子，而非一些模糊不清的推論。
- 建立信任與共融的關係後，再面質個案。
- 當個案看來已能接受時才使用面質。
- 不要在很短的時間內給予個案過多的面質，造成個案太重的負荷。[31]

使用面質的時機很重要。面質必須在個案不覺得受威脅時進行，而不是在沒有心理準備下使用。面談時必須提供足夠的說話與傾聽的時間。

諮商師的感覺也很重要。Johnson很清楚地強調，只有在諮商師很真誠地希望改進關係時才面質個案[32]，絕不應該用面質來處罰或批評個案。面質前，諮商師應該試著列出他們想要挑戰個案矛盾、歪曲或無建設性行為的理由。展示圖表2-1（p.54）描述了諮商師有效面質個案的八個部分。[33]

個案被面質的反應不一。Ivey描述了五種反應。

1.否認。個案可能會否認不一致或多重混雜的訊息存在，甚至無法覺察它們的存在。（我對改變飲食中脂肪的攝取量不會感覺氣憤。我確實有被剝奪了吃東西的感覺，但絕不是生氣。）

2. 部分的檢視。個案可能只會對他部分的問題做檢視，但卻無法從其他向度去考慮他多重混雜的訊息。（是的，我有被剝奪的感覺。或許我應該生氣，但是我真的沒感覺到憤怒。）

3. 接受與承認，但是沒有做改變。個案可以完全面對與接受面質，但是找不出解決方法。大部分諮商過程能到此階段或上一階段。除非個案能夠正確檢視其不一致、固著不變與多重混雜的訊息，否則改變很難發生。（我想我可能對這個部分真的有多重混雜的感覺。我真的很懷念能隨意而毫無忌憚地吃東西。我感覺生氣，我問我自己為什麼在我想要隨心所欲地做任何我想做的事情時卻受到限制，需要去控制我的飲食。）

4. 發展出一個新的解決方法。個案承認其不一致之處後，發展出一個建設性的整合問題的新方法。（是的，你抓到了我的感覺。我過去以來一直避免去碰觸我內在深處的感覺，它已成為我面對問題的方式了。如果我要去除這種面對問題的方式，我必須先讓自己承認我是很生氣。）

5. 發展出一個嶄新的、更大的與完備的結構、型態或行為──超越。當面質能讓個案承認其不一致之處，且開始處理它，進而發展出新的思考模式或行為去因應、甚至解決其不一致時才是最成功的面質（我很喜歡我們一起做出的計畫。你幫助我看到當我面對每一個改變情境時，那些多重混雜的感覺與想法已成為我的部分）。[34]

如果個案看來似乎對面質的意義有些困惑時，或許是諮商師不夠具體或精確地指出所造成；也可能是個案故意表示聽不懂，如此就不用去面對面質所帶來的衝擊。

有時個案看來似乎是已接受面質。如果他們真的表現出真誠的行為改變之意願，可能表示他們的接受是真的。無論如何，他們可能口頭上同意諮商師所說的，但是他們這麼做，不是要去面質真實的自我，而是誘使諮商師誤以為他們已接受，以期諮商師在以後不會再談論此主題。

沒有一個確定的方式能處理面質時的負向反應，但是有效面質的構成要素（**展示圖表2-1**），可以用來重複關係的陳述（relationship statements）或描述諮商師自己的知覺與感受。其順序如下：

諮商師：「我們倆的目標都是協助去除在宴會中暴飲暴食的行為。」
　　　　（關係的陳述）

個案：「雖然我很想減輕體重，事實上我不確定我是否能達成。」
　　　（多重混雜的訊息）

諮商師：「你說你希望減輕體重，但是其中部分造成的主要原因卻很難克服。」（描述諮商師的感受與知覺）

個案：「不，我猜你根本不瞭解我。你從來沒有站在我的立場想。」
　　　（不信任諮商師）

諮商師：「因為我從沒有站在你的立場，並不表示我們不能一起找出一個解決的辦法。我過去處理過許多與你的問題類似的個案。你似乎已表現出許多很好的特質，讓我覺得你能處理這個問題。」（歸因的陳述）；「你很開放地面對你的困難，而且你也能對你發生的問題清楚地描述。」（歸因的陳述）；「讓我們來看看你真正的困難之處，一起找出一些解決的方法。」

展示圖表2-1 有效面質的構成要素

1. **個人化的陳述**：這些開場白常常以「我」開頭。在這個陳述包括感覺、態度或意見的表達。例如：

   「我需要和你談談。」

   「在我們的談話裡，我不斷聽你提起一件事，我希望能和你談談它。」

   「我對你在今天的面談中提到的一個部份感到困惑。」

2. **關係的陳述**：界定你與另一個人的關係。這例子是：

   「近來我們試著一起對你『暴食』的行為找出了一些解決的方法。」

3. **行為的描述**：特定行為的描述包括發生之特定時間與地點。這個例子是：

   「從你的描述裡，暴食的行為是發生在週末的宴會上。」

4. **描述你的感覺與個案處境的解釋**：例如：

   「我對於你告訴我說，你想在宴會上停止吃東西，但是又覺得礙於社交禮儀的壓力迫使你繼續不停地吃，讓我感到不解。」

5. **瞭解反應**：這指的是確定你所想表達的是否與個案所瞭解的是同樣的。

   諮商師：「你瞭解我的意思嗎？」「你是這樣看事情的嗎？」

   個案：「是的。」

6. **知覺的檢核**：這個詢問的陳述是用來讓個案再次檢核其想法與感覺。

   諮商師：「你對我所說的話感覺是什麼？」

   個案：「我知道我似乎傳遞了多重混雜的訊息。我希望減重，但是當我參加宴會時，總是遇到障礙。朋友要求我吃；我覺得被迫說『好』。」

7. **解釋的反應**：這是改寫個案在第五（瞭解反應）和第六（知覺的檢核）所說的。舉例如下：

   「根據你所說的，你似乎也同樣的感到困惑。你希望減重，但似乎總是有人以『有福同享』、『不吃不合群』，迫使你與大家一起吃東西。」

8. **建設性的回饋**：這裡的面質引發個案與諮商師一起找出一個解決的方法。替代方案被提出與評估。諮商師在這裡應該允許個案對如何解決問題的部分提出建議。例如：

   「你能想一個解決的方法嗎？」

   「我們已經考慮了一陣子了，現在我希望能就這件事再談一談。」

資料來源：From David W. Johnson, *Reaching Out : Interpersonal Effectiveness and Self-Actualization.* Copyright © 1972 by Allyn and Bacon. Adapted with permission.

Ivey指出，過度面質與指導的諮商師會妨礙個案的成長。[35] 面質時諮商師點出個案態度、想法或行為的矛盾或不一致之處。個案來和營養諮商師面談時，經常傳遞多重混雜的訊息：「我想要遵從飲食計畫，但是我不希望改變我的生活。」幾乎所有的個案不是公開就是隱含地做上述的陳述，面質成為營養諮商師協助催化個案行為改變很重要的技巧。

採取面質時，必須對個案個人及其文化差異非常敏銳。在多元文化的美加地區，有許多文化與種族可能無法接受太直接的面質。以美國印第安人（American Indian）與加拿大原住民（Inuit）及傳統的拉丁裔美國人（Latina/Latino）來說，面質對他們來說是沒什麼幫助的，尤其在尋求協助的初期階段。此外，任何人，尤其是很敏感的人，比較能接受緩和且較不直接的面質。

諮商師要提醒自己謹記在心的是，諮商師若盡可能地在任何時間鼓勵個案自我面質及用新的方式思考所面對的情境，則能達到催化個案成長的最大效果。有些個案對直接而堅定的面質，產生的效果最好。再次要說明的是，彈性（flexibility）與諮商師的反應能力對獨特的個人是非常必要的。

解釋

「解釋的反應」指的是一種給予一個可能的說明或與個案各種相關行為的主動回應。「解釋」有下列三個目的：

1. 辨識個案行為與非語言訊息之關聯。
2. 從各種觀點或不同的解釋來檢核個案的行為。
3. 幫助個案增加自我瞭解，以做為行為改變或行動的基礎。

「解釋的反應」有一些須特別奉行的基本規則。[36] 諮商師必須精確地掌握使用「解釋」的時機。諮商師應該在個案面談時，表現出相當程度的自我探索或自我檢核的準備時才使用「解釋的反應」。「解釋的反應」最好在面談開始或中段時進行，這樣的話，諮商師與個案才有足夠的時間一起針對個案的反應做處理。諮商師依據個案真實傳達的訊息做解釋是很重要的。助人工作者必須祛除個人的偏見與價值觀，使用試探性的解釋反應如「我在想你是否能……」、「可能是」、「或許」或「大概」。最後，諮商師詢問個案是否諮商師的「解釋」正確。

Brammer對「解釋的反應」提出了下列幾項使用指引：

- 找出個案主要傳達的訊息。
- 加入諮商師個人對此訊息意義的瞭解（動機、防衛、需求、風格等等）。
- 抱持使用簡單、口語化及接近個案文化層次的語言。
- 表明諮商師正在表達其個人對個案傳達訊息表明其假設性的想法。
- 從個案的反應中找出諮商師的解釋。[37]

Ivey認為「解釋的反應」是個案在面談中主要表達的（情緒上的與理智上的）一部分，也是一個加入其他相關資料訊息的摘要。[38]「解釋的反應」提供個案一個新的方向去看問題。如此改變觀點，可導致產生想法與行為的改變。

下面是一個「解釋的反應」的對話：

個案（中年體重過重的男性）：「我真的對這樣控制飲食感到氣餒。我現在有種不可能會成功的感覺。我去看了許多醫師，也參加了一些減重團體。我也吃過減肥藥。我現在無法專注在我的工作上，因為我每天想的都是如何控制飲食。我覺得非常沮喪。」

諮商師：「我不知道你現在是否因為你先入為主的想法，干擾了你調適的能力？」（這個「解釋的反應」將個案減重的願望與因而導致的感覺及行為做連結。）或回答：「是否一種解決方法使用無效時，你又試著去找尋另一種簡單、神奇的減重方法？」（這個「解釋的反應」提供了個案各種減重行為可能的解釋。）

「解釋的反應」可以對陷入失敗感中的個案產生很強的影響力。它是鼓勵個案行為改變的主要技巧。

✤ 分享的反應方式

分享的反應包括諮商師的自我表達、與諮商師及個案有關的內容或彼此的情緒。諮商師可使用兩種分享的反應：自我表露（self disclosure）與立即性（immediacy）。

自我表露

自我表露是一種諮商師以口語的方式，分享有關他們自己的資訊之反應。Cormier與Cormier描述自我分享的四個目的如下：

1. 提供一種開放與催化的諮商情境。
2. 增加個案對自己與諮商師間相似性的瞭解，以降低彼此因角色差異造成的距離。

3.提供一個模式以協助個案增加其表露的層次。

4.影響個案自覺與實際行為的改變。[39]

在使用自我表露前有一些基本概念需要謹記在心。首先，自我表露是一種引起爭議的溝通技巧。Cormier與Cormier以及Weisser提出警告，如果在個案所提出討論的主題上，諮商師個人的想法與個案迥然不同時，諮商師應盡可能地保持沈默。[40]

Ivey表示，諮商師過度的自我表露會將焦點遠離個案。他認為應該避免過度的自我表露。但是適度的自我表露能做為示範，以協助個案發現他人與自己類似之處。例如：「喔！我真的也有抗拒吃甜點的困難。抗拒甜點真的很難，是不是？但是我想拒絕吃甜食是值得的，如此才能回復正常的體重。」[41]

適度的自我表露有助於建立彼此類似的感覺與助長人際間的影響。很少自我表露的諮商師，會因而增加諮商師自己和個案間的距離。自我表露的陳述應該與個案所傳達訊息的內容與情緒類似。自我表露可以是分享個人背景（demographic）、個人內在（personal）、正向（positive）或負向（negative）的想法。

個人背景的自我表露，諮商師談的是非隱私的事件。例如：

「我在準備低膽固醇餐上也有一些失敗的經驗。」

「在遵行均衡的飲食方面，我也不是都能使用很好的自我控制技巧。」

個人內在的表露係指諮商師將個人隱私的事件揭露出來。例如：

「我不是一直都覺得我的先生（太太）愛著我，尤其當我準備三餐而他（她）不表示支持時。」

「我認爲我們很自然地想要去取悅我們親近的朋友。有時候我在參加宴會時，我並不是眞的想要，但我也接受別人的邀請吃食物，我之所以吃是因爲我很在乎拿食物給我的人，以致於我無法説『不』。」

正向的表露指的是諮商師將正向的力量、因應技巧或正向成功的經驗揭露出來。例如：

「我是一個工作導向的人。當我決定我應該把什麼做完時，我一定要把事情完全做好才會停止。」

「重要的是，我應該盡可能地與我先生（太太）坦誠。當他（她）令我感到生氣時，我會很誠實地告訴他（她）我眞實的感受。」

負向的表露指的是諮商師提供有關其個人之限制或困難的經驗。例如：

「我對表達個人意見也有困難，我猜我現在也是空談，浪費了不少時間。」

「有時我也不敢告訴我先生（太太）我眞實的感受。而一旦我的挫折感積壓到頂點後，它就爆發出來。」

Ivey列出三個主要自我表露的層面：

1. 人稱代名詞（Personal pronouns）。諮商師個人的自我揭露，無可避免地會使用「我」來陳述或使用第一人稱的代名詞I（我的主詞）、me（我的受詞）與my（我的）。
2. 有關內容或感覺或雙重（內容與感覺）的動詞。「我想……」、「我覺得……」與「我的經驗是……」等此類句型是諮商師可能使用的。

3. 使用形容詞與副詞描述所談論的受詞。「我對你在**餐廳**中能夠更堅定自己的想法、不受別人影響，感到很高興。」「我在**餐廳**中表現出很堅定的自我、不受影響，與你的情形有些類似。」[42]

　　下面兩個自我表露的例子可應用在類似的情境中：個案因為沒有人支持他減重而覺得很失敗。諮商師的反應是：

「我自己在某些時候，也會覺得心情低落。」

「當每個人似乎把我覺得重要的事情不當一回事時，例如在我最喜歡的餐廳吃一道我最喜歡的主菜，我也照樣會覺得沮喪。」

立即性

　　第二個分享的反應 —— 立即性，包含諮商師「當時」對自己、個案或與彼此重要關係有關的想法或感覺的反應。有關立即性口語的表達可能包括反應與摘要等「傾聽」的反應、面質與解釋等「行動」的反應、或自我表露的「分享」反應。三類立即性舉例如下：

1. 諮商師立即性（Counselor immediacy）：諮商師個人的想法在表達立即性時，同時呈現出來：「真高興再見到你！」或「很抱歉我今天無法跟上你說的，我今天似乎無法專注。讓我們再從頭開始談。」

2. 個案立即性（Client immediacy）：諮商師陳述面談當時出現的有關個案的行為或感覺：「你現在似乎不太舒服。」或「你現在真的很高興地微笑了。你一定是非常高興。」

3. 關係立即性（Relationship immediacy）：諮商師呈現出他（她）當時經驗到個人對諮商關係的感覺或想法：「我很高

興你能夠分享你遵行我建議的膳食方式的感覺。」或「我很高興我們能夠解決一些你的飲食問題。」

立即性有兩個目的：(1)它能將個案表達出的感覺或未解決的關係問題帶入公開的討論；(2)它可以對諮商師或個案針對面談時所滋生的有關個人或彼此關係的任何感覺，提供立即性的反饋。當做出立即性的反應時，諮商師應該：(1)當它發生時，描述諮商師所看到的；(2)反應「此時此刻」（here and now）的經驗；(3)在最能引發探索或最具影響的感覺或事件發生時，即刻使用立即性反應。

✿ 教導的反應方式

絕大多數的營養諮商師之工作中包含教導個案如何改變飲食行為。改變意指個案學習新的面對自我、他人或外在環境的方法。諮商師可能教導新的進食行為，或對過去與現在行為新的覺察或看法，或是個案可以如何自行教導。三種與教導或學習有關的口語反應，可提供清楚的指導結構而非一般談話時偶爾才見的教導；這些口語反應是：指示（instructions）、口頭設定諮商情境（verbal setting operations）與提供訊息（information giving）。[43]

指示

指示包括一段或數段的說明，諮商師在說明中告訴個案，在目前正進行的初次會談（intake）中，個案應做哪些必需的改變以塑造新的進食行為、新的進食行為如何才能發生及有哪些不影響日常生活的限制。諮商師在使用「指示」的反應時，用直接或提示的方式指導個案去做某些事。「指示」以直接告知，或讓個案體會初次會談經驗的方式，去說明個案在面談中或面談後應該會發生的狀況。指示有兩個目的：(1)讓個案藉由初次面談體會或給予提示，可協助個案以特定的方式進行反應；(2)提供必要的訊息以獲得、增強或消除反應。

在給予「指示」後，諮商師應確知個案是否真的瞭解諮商進行的方向與方式。藉由要求個案重述諮商師所說的指示，可協助諮商師確認個案對諮商師所談論資訊的瞭解是否正確。確認無誤後，諮商師會要求個案照著指示去做。

「指示」可以用多種方式說出。「你應該做『這件事』。」的說法可能會使個案產生抗拒。這種說法太過於要求。較有幫助的說法是「我希望你能……」、「我會覺得蠻不錯的。」或「如果你能……，我想這會對你有幫助的。」個案較傾向於遵從會有正向或有益結果的指示。

口頭設定諮商情境

第二種教導的技術，口頭設定諮商情境係試圖讓人們在事情未發生前，以預先設定的觀點去看將會發生的情境或事件。這個反應包括說明治療情形以及諮商與（或）治療的潛在價值。口頭設定諮商情境的目的是鼓勵個案去瞭解諮商與（或）治療之目的及如何使用諮商與（或）治療。

Goldstein建議一些初次面談的架構，可以防止個案因缺乏對諮商應有的期待，而造成的負面感覺。[44] 初次面談的架構，應著重在澄清對諮商師及個案的角色期待。這樣的結構應該很詳盡，經過仔細思考並重複說明。

口頭設定諮商情境的例子如下：

• 提供營養諮商的概述。諮商師：「我想如果我在開始我們的談話前，先談談有關的營養知識，會對諮商很有幫助。我們將一起花一些時間來談談，找出你對營養方面關切的問題，以及你希望如何處理有關的營養問題。然後我們像一個團隊一樣，一起來找出每一個問題的解決方法。有時候我會要求你在面談後，自己做一些家庭作業。」

• 討論營養諮商的目的。諮商師：「我們接下來的面談，將協助你改變飲食行為以減輕體重。在我的協助下，你即將執行的計畫能夠協助你在你認為困擾的各種情境下吃得更恰當。」

• 檢核個案對營養諮商的瞭解。諮商師：「這與你的期望符合嗎？」

提供訊息

營養諮商師的主要職責包含第三種教導反應——提供訊息：

• 辨識可以提供給個案的訊息。
• 評估提供給個案的訊息，是否對個案有用？

下列指引可用來決定該給予何種訊息：

• 確認對個案有用的訊息。
• 確認可能的確實訊息來源。
• 確認任何偏愛的訊息順序（例：先選擇A，再選擇B）。

下列是如何傳遞資訊的指引：

- 一次提供限量的訊息。
- 詢問與討論個案對所傳遞的訊息之感覺與偏見。
- 知道何時該停止提供訊息以避免因此而不行動。
- 在提供個案大量有關事實的資料後應稍為停一下，等待個案顯示出已準備好可再接受新訊息之後再繼續提供。
- 呈現出所有相關的事實；不要因想要保護個案而不提供負面訊息。
- 在溝通與提供指導時，要明確、清晰、詳盡、具體與簡單。
- 資料條理化。在前三分之一的面談時間中，所提供的訊息記憶最持久。所給予的第一個建議通常記得最深刻。
- 提供更深入的結構化訊息（例如：「首先，我們來看看你現在的飲食習慣。接下來，你來說明，目前的飲食中，你可能有哪些種類的食物會改變。」）。
- 重述重要的訊息。
- 使用具體的圖示、故事及自我表露以強調個人與提供資料的相關性。
- 同時使用口語及書面資料。使用幻燈片、錄音帶、錄影帶、影片、解剖模型、圖表、掛圖與其他輔助器材。
- 檢核個案的瞭解程度，對所傳達的重要訊息，要求個案覆誦一遍。
- 將重要他人帶入。[45-52]

表2-2列舉了一些營養諮商面談時與面談後提供資訊的例子。

表2-2 各種訊息提供的方向

給諮商師的指示	面談時	面談以外的時間
做什麼	「當你先生（太太）對你的飲食控制部分不表支持的時候，請你照著我告訴你的方式向他（她）反應。我希望能確定知道，對我要求你做的部分，你所瞭解的與我所說的是否一致。」	「請你把你和你先生（太太）對話前的想法記下來。」
如何做	「你在接下來練習說的時候，假裝我就是你的先生（太太）。當你說的時候，看著我並保持眼神的接觸。」	「在做記錄的卡紙上寫下你的想法，下週把它們帶來。」
可接受的限制	「用更強而堅定的口氣說。不要用太柔而小的聲音說話。當你說出來的時候要看著我。」	「記得在你說『之前』先寫下來，不是『之後』才寫下來。」

✿ 選擇適當的反應方式

在諮商過程中，最重要的程序技術之一是何時使用上述的各種反應。依序逐步地決定適當的反應方式如下：(1)確認面談的目的與諮商師的反應之目的；(2)評估所選擇的回應效果，以及對個案問題與期望結果的策略。當所選擇的反應或策略無法達成期望的目的時，諮商師能夠利用篩選的方法，辨識與挑選出另一個可能達成期望的結果或焦點的反應方式。

Cormier與Cormier二氏建議在面談中，三個決定該使用的反應方式與策略以選擇的部分如下：

1. 諮商師確認面談的目的及反應方式。
2. 諮商師挑選反應方式並使用之。
3. 諮商師確認是否引發個案的口語與非口語反應，能達到諮商目的或反而干擾諮商目的之達成。[53]

上述作者也說明了達成有效面談過程的各步驟：

1. 界定面談的目的。
2. 界定諮商師最初的反應之目的。
3. 開始時諮商師的最初反應。
4. 辨識個案口語及非口語的反應。
5. 標示出個案與目標有關或干擾的反應。
6. 定出下一個反應的計畫。[54]

營養諮商師第一步就是仔細聆聽每一件個案的陳述。諮商師必須思考個案所陳述的是否與面談目的相關，或完全離題而與主題不符。經過判斷上述談話之後，諮商師便能挑選使用其覺得對達成目標有關的反應方式。如果個案接下來的反應與目標相關，諮商師就能確認其所使用的回應以及對個案的建議符合目標。反之，如果他們發現個案的一些回應偏離主題，則諮商師有必要分析他們所說過的話。

例如，在一次的諮商面談中，最重要的目標就是幫助體重過重的男性成人個案找出能改變飲食行為的步驟。諮商師建議個案，將早上十點左右吃的高熱量低營養成份的點心改為低熱量高營養成份的食物。個案表示這種改變的方法對他無效。當確定這是一個偏離主題的反應後，諮商師必須找出替代的反應方案，或許是讓個案施行的步驟。不管接下來會做出何種反應，重要的是諮商師能確認一個進行之目的或方向、評估個案的回答是否與目標相符及合理地挑選出替代之回應方式。諮商師須由認知的部分去做評估。這種依序逐步進行的過程，能夠使諮商師在面談中經由思考的方式去執行每一步驟。

下面例子是如何在營養諮商面談時使用的各個步驟，面談的目的是要聽一個26歲的女性個案說明造成她在過去兩年中減重無法成功的因素。

諮商師：「根據妳的病例，B醫師轉介妳今天再來找我。他在病例上寫著妳曾嘗試減重，妳也需要一些協助來找出妳體重無法減輕的因素。我不知道我這樣說的對不對？」（面談開場反應之目的是再確認個案來面談的個人想法。）

個案（坐立不安）：「是這樣的。我感覺只要我一看到食物，還沒吃進嘴巴，我的體重就會增加了。」

（諮商師想：個案承認她的體重有問題（非直接的），她似乎已無法找出體重增加的因素了（偏離主題的反應）。在面對挫折的部分，她藉由歸因於不明的現象造成她只要看著食物就會增加體重，以免除自我責備。我的下一個反應將放在檢核她對控制體重增加的想法。）

諮商師：「從妳剛才說的聽起來，妳似乎無法控制體重的增加。妳是否想的與妳說的一樣？」

個案：「有時我是那麼想，但是我想我還是有些控制能力。」

（諮商師想：好吧！個案現在承認她還有些控制能力。我將把焦點集中在有關她認為能控制的部分來談。）

諮商師：「有哪些部分妳雖然增加了體重但仍然覺得妳能控制得了？」

個案：「我想我只能不去超市購物。」

（諮商師想：她若不是不瞭解我的問題，就是她必須討論她能控制去做選擇卻未做而感到被冒犯。我下一個反應將著重在有關購物的想法上，我會給她一些使用自我表露反應的例子。）

諮商師：「有時我若是很餓的時候去購物，我就會買很多食物和高熱量的零食。」

個案（音調提高、音量加大）：「你怎麼知道去超市購物時就是這樣而買了一堆不該買的東西？你又不胖。」

（諮商師想：我的例子似乎更讓個案逃避去談造成她過胖的原因了。她似乎長久感覺有著很大的挫折。或許探討她去超市購物的感覺，可以給我些線索。我將回應她的問題，並著重在超市購物上面。）

諮商師：「我真的不知道如果我處在你的立場將會是什麼情形？我只能表達我有過與你類似的經驗。我猜想到超市購物對你來說是你很關切的事情，因為這與你想要減輕體重的部分很有關係。當你在購物的時候，感覺是什麼？」

個案（提高音量）：「我覺得像是一個進入糖果店的孩子。這裡的每一種東西我都非常熱愛，每一種東西都會給我帶來樂趣，但是我被禁止去碰任何東西。然後我的孩子們與先生會在那時同

時説：『啊！親愛的（媽咪）就買了吧！我們愛吃極了！我們
不能因你害怕沒法控制不吃，就讓我們受苦吃不到吧。』」

（諮商師想：這是她說的最多的一次。這是她第一次顯示出願意探討
她的狀況。似乎她先生與孩子們的不支持是造成她體重不能減輕的
原因之一。我會進一步地針對這個想法去驗證。）

諮商師：「你是說你的家人對你減重不太支持？」

個案：「是的，肥胖已經讓人很難受了，但是，當你的家人對你一
點也不支持的話，想要減輕體重簡直是不可能。」

（諮商師想：個案對這個部分似乎非常強烈地感覺到家庭的不支持。
我會試著去找出在特定的情境下，個案很明顯地缺乏支持之情況時
如何影響她的感覺。）

諮商師：「當你試著要避免買高熱量零食而購買低熱量食品時，你
的家人對你的不支持似乎令你覺得很挫折。你希望他們能讚賞
你所做的努力。我猜你的家人對你為了減重而做的努力之排
斥，可能也會影響你對自己的看法。」

個案（眼睛故意不看著諮商師）：「你說的是什麼意思？」

（諮商師想：從個案眼神的不接觸與所說的話，我相信如果不是我所
傳達的訊息不清楚，就是她還沒準備好去看她的自我影像。我會間
接地針對這個方向，要求她描述一些因為缺乏家庭支持而當時她覺
得挫折的情形去探索。）

諮商師：「啊！我也不確定。或許你可以一五一十地告訴我，當你
的家庭不支持時所發生的確實情形。」

當面談進行到這個階段，一些額外的諮商技巧有必要加入。第三章將討論這些技巧，並介紹它們如何協助營養諮商師於面談中做計畫與應用的策略。

註釋

1. A.E. Ivey, *Intentional Interviewing and Counseling: Facilitating Client Development in a Multicultural Society,* 3rd ed. (Pacific Grove, CA: Brooks/Cole Publishing, 1994), 9.
2. M.L. Russell, *Behavioral Counseling in Medicine: Strategies for Modifying At-Risk Behavior* (New York: Oxford University Press, 1986), 37.
3. W.H. Cormier et al., *Interviewing and Helping Skills for Health Professionals* (Belmont, CA: Wadsworth Health Sciences Division, 1984), 41–42.
4. R. Nelson-Jones, *Lifeskills Helping: Helping Others Through a Systematic People Centered Approach* (Pacific Grove, CA: Brooks/Cole Publishing, 1993), 67.
5. W H. Cormier and L.S. Cormier, *Interviewing Strategies for Helpers: Fundamental Skills and Cognitive Behavioral Interventions,* 2nd ed. (Monterey, CA: Brooks/Cole Publishing, 1985), 13–14.
6. Ivey, *Intentional Interviewing and Counseling,* 11–12.
7. R.R. Carkhuff and R.M. Pierce, *The Art of Helping: Trainer's Guide* (Amherst, MA: Human Resources Development Press, 1975), 178–182.
8. G. Egan, *The Skilled Helper: A Problem Management Approach to Helping* (Pacific Grove, CA: Brooks/Cole Publishing, 1994), 93.
9. Cormier and Cormier, *Interviewing Strategies for Helpers: Fundamental Skills and Cognitive Behavioral Interventions,* 67–78.
10. Ivey, *Intentional Interviewing and Counseling,* 29.
11. W.R. Passons, *Gestalt Approaches in Counseling* (New York: Rinehart and Winston, 1975), 103–105.
12. D.W. Sue, "Culture Specific Strategies in Counseling: A Conceptual Framework," *Professional Psychology: Research and Practice* 21, no. 6 (1990): 426.
13. Cormier and Cormier, *Interviewing Strategies for Helpers: Fundamental Skills and Cognitive Behavioral Interventions,* 81–83.
14. W.H. Cormier and L.S. Cormier, *Interviewing Strategies for Helpers: A Guide to Assessment, Treatment and Evaluation* (Monterey, CA: Brooks/Cole Publishing, 1979), 50.
15. Ivey, *Intentional Interviewing and Counseling,* 216.
16. J.J. Lavelle, "Comparing the Effects of an Affective and a Behavioral Counselor Style on Client Interview Behavior," *Journal of Counseling Psychology* 24 (1977): 174.
17. L.M. Brammer, *Helping Relationship Process and Skills* (Englewood Cliffs, NJ: Prentice-Hall, 1985), 26–34.
18. Brammer, *Helping Relationship Process and Skills,* 26–34.
19. Cormier and Cormier, *Interviewing Strategies for Helpers: Fundamental Skills and Cognitive Behavioral Interventions,* 113.

20. Cormier and Cormier, *Interviewing Strategies for Helpers: A Guide to Assessment, Treatment and Evaluation*, 79.

21. Ivey, *Intentional Interviewing and Counseling*, 49.

22. Cormier and Cormier, *Interviewing Strategies for Helpers: Fundamental Skills and Cognitive Behavioral Interventions*, 115.

23. Ivey, *Intentional Interviewing and Counseling*, 56.

24. Ivey, *Intentional Interviewing and Counseling*, 56.

25. I.L. Janis, "Improving Adherence to Medical Recommendations: Prescriptive Hypotheses Derived from Recent Research in Social Psychology," in *Handbook of Psychology and Health, Vol. 4, Social Psychology of Aspects of Health*, ed. A. Baum et al. (Hillsdale, NJ: Erlbaum, 1984), 113–148.

26. M.R. DiMatteo and C.C. DiNicola, *Achieving Patient Compliance: The Psychology of the Medical Practitioner's Role* (New York: Pergamon Press, 1982), 107.

27. Cormier and Cormier, *Interviewing Strategies for Helpers: A Guide to Assessment, Treatment and Evaluation*, 80.

28. Cormier and Cormier, *Interviewing Strategies for Helpers: A Guide to Assessment, Treatment and Evaluation*, 81.

29. Ivey, *Intentional Interviewing and Counseling*, 190.

30. Cormier and Cormier, *Interviewing Strategies for Helpers: Fundamental Skills and Cognitive Behavioral Interventions*, 118.

31. Cormier and Cormier, *Interviewing Strategies for Helpers: Fundamental Skills and Cognitive Behavioral Interventions*, 120–121.

32. D.W. Johnson, *Reaching Out: Interpersonal Effectiveness and Self-Actualization* (Englewood Cliffs, NJ: Prentice-Hall, 1972), 159–172.

33. Johnson, *Reaching Out: Interpersonal Effectiveness and Self-Actualization*, 165.

34. Ivey, *Intentional Interviewing and Counseling*, 201.

35. Ivey, *Intentional Interviewing and Counseling*, 95.

36. Cormier and Cormier, *Interviewing Strategies for Helpers: Fundamental Skills and Cognitive Behavioral Interventions*, 127.

37. Brammer, *Helping Relationship, Process and Skills*, 94–95.

38. Ivey, *Intentional Interviewing and Counseling*, 287–291.

39. Cormier and Cormier, *Interviewing Strategies for Helpers: Fundamental Skills and Cognitive Behavioral Interventions*, 29.

40. Cormier et al., *Helping Skills for Health Professionals*, 41.

41. Ivey, *Intentional Interviewing and Counseling*, 280–281.

42. Ivey, *Intentional Interviewing and Counseling*, 280.

43. Cormier and Cormier, *Interviewing Strategies for Helpers: A Guide to Assessment, Treatment and Evaluation*, 101.

44. A.P. Goldstein, "Relationship-Enhancement Methods," in *Helping People Change*, ed. F.H. Kanfer. (New York: Pergamon Press, 1975), 18.

45. J. Warpeha and J. Harris, "Combining Traditional and Nontraditional Approaches to Nutrition Counseling," *Journal of the American Dietetic Association* 93 (1993): 797.

46. T.T. Baldwin and G.A. Falciglia, "Application of Cognitive Behavioral Theories to Dietary Change in Clients," *Journal of the American Dietetic Association* 95 (1995): 1315–1316.

47. J.M. Johnson et al., "Comparison of Group Diet Instruction to a Self-Directed Education Program for Cholesterol Reduction," *Journal of the American Dietetic Association* 26 (1994): 140–145.

48. J. Dunbar, "Adhering to Medical Advice: A Review," *International Journal of Mental Health* 9 (1980): 70–87.

49. S.A. Eraker et al., "Understanding and Improving Patient Compliance," *Annals of Internal Medicine* 100 (1984): 258–268.

50. H. Leventhal et al., "Compliance: A Self-Regualtion Perspective," in *Handbook of Behavioral Medicine,* ed. W.D. Gentry (New York: Guilford Press, 1984), 377.

51. P. Ley, "Giving Information to Patients," *Social Psychology and Behavioral Medicine* (New York: Wiley, 1982): 339–373.

52. D.C. Turk et al., "Chronic Pain," in *Self-Management of Chronic Disease: Handbook of Clinical Interventions and Research*, ed. K.A. Holroyd and T.L. Creer (Orlando, FL: Academic Press, 1986), 446.

53. Cormier and Cormier, *Interviewing Strategies for Helpers: A Guide to Assessment, Treatment and Evaluation*, 117.

54. Cormier and Cormier, *Interviewing Strategies for Helpers: A Guide to Assessment, Treatment and Evaluation,* 118–124.

附錄 2-A
個案非口語行為檢核表

非口語部分

行為	諮商師與個案互動的描述	可能的效果或意義
動作學（KINESICS，姿勢表情）		
眼睛		
眼神的直接接觸	個案剛和諮商師分享完自己關切的問題。諮商師針對其分享做反應；個案保持眼神的接觸。	已準備好或有意願與人溝通或分享；傾聽
缺乏持續的眼神接觸	每次諮商師提到有關個案家庭的主題時，個案就移開目光，注視著其他方向。	人際分享的退縮或逃避；或是尊敬或順從
	當個案不贊同諮商師時表現出斷續的眼神不接觸。	尊敬或順從
	當個案提到有關性的問題時突然將目光移開。當諮商師再度提到這個問題時，個案又看著其他地方。	從談論的主題退縮；感覺不自在或尷尬；專心或分神
垂下雙眼——往下看或望向他處	個案談了一段有關工作狀況的一些選擇後，低下頭停了一會兒。然後又繼續看著諮商師接著往下說。	專心或分神

（續）附錄2-A：個案非口語行為檢核表

行為	諮商師與個案互動的描述	可能的效果或意義
眼睛（續）		
注視或盯著人或物體	諮商師剛要求個案思考某一個決定的後果時，個案沈默並凝視著牆上的一幅圖畫。	專心或分神；可能身體僵硬或焦急；沈思；找不到答案
眼睛四處掃射或快速的眨眼睛 —— 眼球快速轉動；眉毛抽動	個案顯示想討論一個主題，但又有些遲疑。當諮商師詢問時，個案的眼睛很快速地在房間四處轉動。	興奮或焦慮；或正帶著隱形眼鏡而眨眼睛
斜視或皺著眉	個案剛向諮商師尋求建議。諮商師解釋規則時，個案斜視、眉毛皺起。	思考或困惑；或是避談某人或主題
	諮商師建議個案從一些可能的事件上，探討與父母相處的困難。個案口頭上沒有回答，只是皺著眉。	避談某人或主題
眼睛潤溼或流淚	個案剛提出父親最近死亡；個案眼淚盈眶。	難過；挫折；碰到痛處
	個案報告上週夫妻溝通的進步狀況；眼中泛著淚光。	快樂

（續）附錄2-A：個案非口語行為檢核表

行為	諮商師與個案互動的描述	可能的效果或意義
眼睛（續）		
移動目光	諮商師剛要求個案回想上週發生的重大事件；個案停頓了一下，往遠處看，然後回應，並把目光收回來。	整理或回憶資料；或極感興趣；滿意
張大眼睛	個案討論配偶突然的漠不關心；眼睛一亮。	警覺；或很感興趣
	諮商師說話時，個案身體前傾，眼睛一亮。	很感興趣；滿意
嘴		
微笑	諮商師剛要求個案報告上週發生的正向事件。個案微笑，然後重新思考其中的一些事件。	對話內容的正向思考，感覺或行動；或致意
	個案對諮商師在開始面談時，予以口頭問候，微笑回應。	致意
緊閉雙唇	個案剛提到如何在很艱辛困苦的情況下勉強維持下來；停頓下來，緊閉雙唇。	壓力或抉擇；生氣或憤怒
	個案剛表達對諮商師遲到的不舒服。當諮商師解釋遲到的原因時，個案雙唇緊閉地坐著。	生氣或憤怒

（續）附錄2-A：個案非口語行爲檢核表

行為	諮商師與個案互動的描述	可能的效果或意義
嘴（續）		
下嘴唇顫抖或咬嘴唇	個案開始陳述最近因爲個案很努力地遵從新的飲食行爲而被同事嘲笑的經驗。個案接著往下說的時候她的下嘴唇顫抖著，並不時地咬咬她的嘴唇。	焦慮、難過或害怕
	個案談到因爲父母最近離異而失去雙親的照顧。因爲家庭發生的事情使得個案遵從新的飲食行爲的問題益發困難。個案談到這裡時咬著雙唇。	難過
張大著嘴卻沒說話	諮商師剛表達與個案的關係產生阻礙的感覺。個案張大著嘴；他說沒這種感覺。	驚訝；或壓抑著哈欠——疲勞
	這是一次長時間的面談。當諮商師說話時，個案微張著嘴。	壓抑著哈欠——疲勞
臉部表情		
微笑著眼神接觸	個案很輕鬆且順暢地談著，偶爾露出微笑；在整個面談中幾乎一直保持眼神的接觸。	快樂或感覺自在

(續) 附錄2-A:個案非口語行為檢核表

行為	諮商師與個案互動的描述	可能的效果或意義
臉部表情(續)		
眼睛緊繃的;皺著眉;緊閉著嘴	個案剛提出先生對她努力減少脂肪攝取不以為然而造成彼此關係的緊張。說到這裡,個案緊閉著唇、皺著眉坐著。	生氣;或在意;難過
眼睛呆滯、嘴角僵硬(無生氣的)	個案說:「我無話好說。」臉上沒有明顯表情或警覺的樣子。	專心或分神;焦慮;恐懼
頭		
上上下下地點頭	個案剛表達對自己健康狀態的關切並表示新的飲食型態會改善他的健康;諮商師反映個案的感覺。個案點著頭說:「就是這樣。」	確認;同意;或傾聽,專注
	當諮商師解釋時,個案點頭。	傾聽;專注
由左到右搖著頭	諮商師建議或許該討論有關個案持續面談遲到的問題。個案回應:「不。」並頻頻搖頭。	不同意;或不以為然
頭低下來,下巴碰著胸膛	諮商師提出終結面談。個案低垂著頭,說道:「我還沒打算結束。」	難過;關切

（續）附錄2-A：個案非口語行為檢核表

行為	諮商師與個案互動的描述	可能的效果或意義
肩膀		
聳肩	個案報告剛才其配偶什麼也沒解釋就走出去了。當個案在描述這件事的時候，聳了聳肩。	不確定；或情緒矛盾
身體前傾	個案向後靠著椅背坐著。諮商師分享個人隱私的事情；個案身體往前傾並詢問諮商師有關其經歷的事情。	渴望；專注；開放的溝通
向前彎腰、無精打采地坐著；佝僂著背；把身體轉開、背對著人	個案報告因為吃點心的問題而覺得自己無能與被打敗的感覺；說完的時候無精打采地垂著頭跌坐在椅子上。	難過或情緒矛盾；或缺乏人際間分享的接納能力
	個案提出有談話的困難；當諮商師針對此問題探討時，個案垂著頭、無精打采地坐著，把肩膀轉向一邊，不面對諮商師。	缺乏人際間分享的接納能力
手臂與手掌		
雙臂交叉放在胸前	諮商師開始帶頭說話。個案沒有回應，將雙臂放在胸前交叉著坐在椅子上。	避免溝通；或不喜歡的樣子

（續）附錄2-A：個案非口語行為檢核表

行為	諮商師與個案互動的描述	可能的效果或意義
手臂與手掌（續）		
雙手顫抖來回搓著	個案表達對體重增加的恐懼；一面說著這件事的時候同時顫動著手。	焦慮或生氣
	個案大聲的表達她的憎恨，同時手在抖動著。	生氣
一開始的時候手緊握著東西或雙手緊緊地握著	個案剛進來做第一次的面談。說到他（她）感覺不舒服，雙手緊緊地互相握著。	焦慮或生氣
	個案表達對先生的敵意；同時雙手握著拳。	生氣
雙臂伸開——說的時候伸出手臂、比劃著雙手	諮商師剛問了一個問題；個案同時比著手勢回答。	在對話時加強或強調其觀點；或在人際間開放地分享
	諮商師開始一個新主題。個案心裡已有準備回應；這時手臂張開。	在人際間開放地分享
幾乎沒有手勢；雙手與手臂僵硬地伸著	初次面談時，個案抵達後，很簡短地回答諮商師提出的問題，雙臂垂放在身體兩邊。	緊張或生氣
	個案被轉介過來；當解釋著被轉介來的原因及說明因為被叫來而覺得生氣時，個案坐著、手垂在身體兩邊。	生氣

（續） 附錄2-A：個案非口語行為檢核表

行為	諮商師與個案互動的描述	可能的效果或意義
腿與腳		
雙腿與腳很放鬆地舒放著	當個案與諮商師自在地討論著個人所關切的問題時，個案的雙腿與腳很放鬆而未過度地移動。	很開放地與別人分享與討論；放鬆
重複變換翹腳與放下來的動作	個案突然很急促地談論其問題；說話時，一會兒翹腳，一下又把腳放下，不停地變換姿勢。	焦慮；沮喪
腳不斷地輕點著地面	個案在諮商師做冗長的摘要時，腳不斷地在地面輕點著；個案打斷諮商師的談話，以表達自己的觀點。	焦慮；沒耐性地想表達自己的觀點
雙腿和腳看來很僵硬，且似乎被控制住的樣子	個案在談到自己的工作時很開放而放鬆。當諮商師談到有關婚姻的主題時，個案雙腿開始變得很僵硬。	十分不安或焦慮；對深入的分享不願開放
整個身體		
直接面對另一個人或身體前傾	個案分享一個關切的問題時，直接面對著諮商師說著話；當諮商師回應時，個案繼續面對著諮商師。	在人際溝通與分享上開放

（續）附錄2-A：個案非口語行爲檢核表

行為	諮商師與個案互動的描述	可能的效果或意義
整個身體（續）		
轉動身體成一個角度而不直接面對諮商師或垂頭彎腰地坐著	個案顯示出一些「進入」面談的困難；諮商師探索其理由；個案將身體轉開，避免面對諮商師。	人際分享上較不開放
坐在椅子上前後不停地擺動或扭動著身體	在面對衝突情境上個案顯現出很大的焦慮，在討論到這種情境時擺動著身體。	關切；擔心；焦慮
僵硬的 —— 直挺挺地僵坐在椅面的邊緣	個案顯現出對面談討論的方向有些不確定；非常僵硬而直挺地坐著。	緊張；焦慮；關切

次語言學（PARALINGUISTICS，聲音修飾）

行為	諮商師與個案互動的描述	可能的效果或意義
音量與音調		
喃喃低語或聽不到聲音	個案沈默了很久。諮商師探問沈默的原因。個案回應，但是以一種幾乎聽不到的聲音說著。	有自我表露的困難
聲調改變	當討論到工作時，個案說話的音量適中。當個案開始談到朋友在工作上的不支持時，聲調相對地提高了起來。	在談論到不同的主題時，有不同的情緒狀態

（續）附錄2-A：個案非口語行為檢核表

行為	諮商師與個案互動的描述	可能的效果或意義
說話的流利度		
結巴、遲疑、說話出現錯誤	個案談到在一個特定的社交情境下感覺十分不安時，說話很急促；個案在表達的時候，常常結巴並出現說錯一些話的情形。	對談話的主題很敏感；或焦慮與感到不自在
發牢騷或口齒不清地說話	個案抱怨減重的困難；聲音如哀鳴般提高了起來。	依賴或情緒上的刻意強調
說話速度緩慢或快速，或抽搐	個案在開始面談時，很緩慢地描述上個週末很糟糕，當話題轉到個案對自己的感覺時，個案說話的速度變得很快。	對談話的主題很敏感；或談話的主題不同，有不同的情緒上之意義。
沈默	個案走進來，諮商師邀請個案談；個案保持沈默。	不情願說話；或專心、出神
	諮商師問完個案一個問題。個案停頓了一會兒，思考該如何回答。	專心、出神；在提出一個看法後想要繼續說話；思考該如何回答
	一個華裔的個案談到他（她）自己的家庭。停頓了一會兒，然後繼續剛才談的主題，接著更深入地往下談。	在陳述了一個觀點後，想要繼續往下談

（續）附錄2-A：個案非口語行為檢核表

行為	諮商師與個案互動的描述	可能的效果或意義
自主的反應		
汗溼的雙手、淺淺呼吸、全身冒汗、瞳孔張大、臉色蒼白、臉色泛紅、脖子上出現紅疹	個案很興奮地談到同時找到兩份很希望去做的工作。個案的呼吸開始變得比較快且瞳孔開始張大。	覺醒 —— 正向的（興奮、感興趣）或負向的（焦慮、尷尬）
	個案開始談到暴食的情形；呼吸開始變得短淺、頸上出現紅斑。	焦慮、尷尬

空間學（PROXEMICS，距離位置）

行為	諮商師與個案互動的描述	可能的效果或意義
距離		
移開	諮商師剛面質完個案後；個案在回答之前將座位往後移。	空間被侵犯的信號；覺醒、不安感增加
坐得更近	面談進行了一半時，個案將椅子移向諮商師，與諮商師坐得更近。	尋求更接近的互動、更親近
房間內位置		
坐在房間中一項物品的後面或旁邊，譬如普通桌子或書桌	新個案走進來，坐在離諮商師遠遠的一張椅子上。	尋求保護或更多空間
個案坐得和諮商師很接近，兩人中間沒有東西阻隔	一個之前談過的個案走進來，坐在離諮商師最近的一張椅子上。	以適當的舒服程度表達

資料來源：From *Interviewing Strategies for Helpers : Fundamental Skills and Cognitive BehavioralInterventions* by W.H. Cormier and L.S. Cormier. Copyright © 1991, 1985, and 1975 Brooks/Cole Publishing Company, Pacific Grove, California 93950, a division of International Thomson Publishing Inc. By permission of publisher.

第 3 章

促進自我管理的諮商技巧

◈ 本章目標 ◈

1.從個案行為改變的過程列出階段變化。

2.描述每一階段。

3.評估「改變準備度」階段技巧的應用

4.將「遵從行為溫度計」、動機、自信與「改變準備度溫度計」應用於可能有遵從行為問題的各種營養情境。

5.對八種動機的策略應用於營養相關的遵從行為問題上。

6.藉由詢問適當問題,將階段的改變應用於目標的設定。

　　這一章描述營養諮商師引發人們改變的動機之方法。改變的祕
密在於自我管理（self-management）。強調個案行為及面對與計劃未
來的責任。營養諮商師營造出一個暫時性支持系統的情境，以協助
個案更有效地處理社交與個人的需求。營養諮商師扮演著提供改變
之最適情境的角色。[1]

✤ 改變的階段變化

　　在第二章所討論的諮商技巧，提供了一個催化預備改變或想要
改變的基礎。Prochaska與DiClemente描述了一個改變如何發生的模
式。[2] 他們說明人們的行為經由一個連續的六階段之改變：

　　1.思考前期（precontemplation）
　　2.思考期（contemplation）
　　3.決定期（determination）
　　4.行動期（action）
　　5.維持期（maintenance）
　　6.復發期（relapse）

　　Miller與Rollnick將Prochaska與DiClemente的改變過程以一個輪
子形狀來描繪階段的改變（圖3-1）。[3]

　　這個改變輪顯示出一個人的飲食習慣，須經過數次改變的過程
才能達到穩定的改變。在吸菸者的研究上，Prochaska與DiClemente
發現吸菸者在完全戒煙前通常需要重複經歷三到七次的循環（平均
四次）。這個輪子標示出在改變行為的過程中，回復到舊有行為在改
變中是一個正常的階段。瞭解這個之後，能自我管理的個案在行為

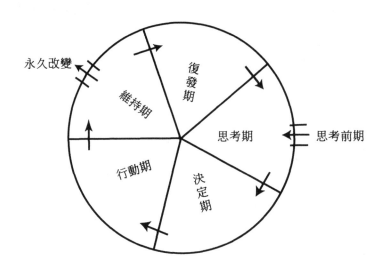

圖3-1 Prochaska與DiClemente的六個階段之改變圖

資料來源：Reprinted with permission from W.R. Miller and S. Rollnick, *Motivational Interviewing: Preparing People to Change Addictive Behavior*, p. 15, © 1991, The Guilford Press.

回復到先前的階段時，不會因而感到沮喪。藉由辨識改變準備程度的不同階段，營養諮商師能依據個案所處之改變過程的階段，而給予不同的協助。[4] 每一階段需要不同的技巧。如果營養諮商師使用了不適合個案所處的改變階段之策略，將會導致個案對問題無改變的動機或抗拒改變。

思考前期

如圖3-1所描述的，先經由思考前期才進入改變過程。在這個階段，個案甚至不認為自己有問題或需要改變。常常聽到的話如：

「我對談論我吃些什麼東西沒有興趣。」一個在思考前期的人，需要一些訊息與反饋以增加他（她）對自己問題的覺察與改變的可能性。營養諮商師在此階段建議改變飲食是沒有用的。[5]

思考期

當對問題的覺察增加了的時候，這個人就進入到了相互衝突或矛盾的時期：思考期。這個在思考期的人，考慮改變而又拒絕改變。當營養諮商師在聽思考期的人述說時，他們聽到個案在意的各種理由與對不在意的辯解。雖然有時這個現象從病理上被誤認為是由於人格特質與防衛機轉所造成，但這是在改變中很正常且具特色的階段。處於思考期的人，在因何而改變與為何停留原處不變的理由上來回擺盪。一個在這個階段的人可能會說出如下的話：「我真的大部分時間都吃低脂的食物，或許我太常在外面吃飯，但是我的朋友們與我先生總是告訴我要去餐點很油膩的餐廳吃飯。但是在家裡時我真的做得很好，只是最近我們幾乎都在外面吃飯。」

營養諮商師在此階段的任務是，協助個案維持改變的意願。這是絕大部分的個案來尋求營養諮商師協助其改變飲食行為時所處的階段。營養諮商師在此若使用一些適合行動階段的策略，將導致個案的抗拒改變。無論如何，針對持續或中斷營養治療的利益與損失之探討，可以協助個案以不同的角度去看改變的過程。

決定期

這種平衡常常被打破時，個案進入到決定期。在此階段，個案常常會如下所說：「我必須開始吃更多低熱量的產品！這是很嚴肅的問題！有一些事情必須改變。我能做些什麼呢？我該如何做呢？」

　　決定期就像是短暫打開了的機會之窗。假如這個人在這段時間開始行動，改變過程將會持續進行。如果沒有這麼做的話，這個人將會回復到思考期。當個案處在決定期的時候，營養諮商師在這個階段不是要去鼓舞個案而是謀合。在這個階段，個案需要協助以找到一個可以接受、能達成、適當與有效的改變策略或目標。

行動期

　　這個階段最常被稱為諮商期。個案進行一些導致改變的行動。這個階段的目標是在問題的部分產生改變。

維持期

　　產生改變並不一定保證維持改變。很明顯的是，人們經驗改變的過程包括改變的企圖與開始做改變，在改變中又會出現一些較小的（行為倒退）或重大的（行為復發）退步情形。在維持期的挑戰是藉由上一階段的行動，以支持改變的完成或預防復發。[6] 維持改變首先需要一組不同於完成改變的技巧與策略。減少進食的油脂可做為開始的步驟，接下來的挑戰便是維持低量脂肪的攝取。

復發期

　　最後，如果復發產生了，個案必須做的是繼續開始依據改變的輪子進行改變而非卡在這個階段。倒退與復發是很正常的，如同一個普通人般去尋求任何長期持續的行為發生。營養諮商師在這個階段的任務是協助個案不致於失去勇氣與士氣低落、繼續思考改變、重新做決定、還有再繼續行動與維持努力做下去。

✿ 評估個案改變的準備程度

評估個案所處的階段在諮商過程中是很重要的部分。圖3-2「遵從行為溫度計」提供了一個協助個案的方法，由此以辨識出個案現

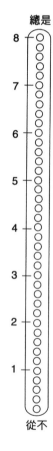

總是

8

7

6

5

4

3

2

1

從不

圖3-2　遵從行為溫度計

Courtesy of Kaiser Permanente, Portland, Oregon.

在所處的階段為何以及是否產生行為復發（relapse）。

　　當營養諮商師在評估個案處在此模式的哪一階段時，重要的是要問：「他們準備到什麼程度？」給予建議在此時並不適合，避免列出哪些該做與哪些不該做的事。重點是使用如第二章所討論之傾聽的技巧，去聽個案覺得他們處在改變的哪一個階段。這是說，開放式的問題可以協助探索目前的飲食行為與進步情形。「告訴我更多有關 ＿＿＿＿＿。」「告訴我更多有關『有時候』。什麼時候你遵從低脂飲食模式，而什麼時候你沒有照做？」「你對限制你選擇低脂食物感覺如何？」、「我們上次見面的時候，你正在做 ＿＿＿＿，現在做的怎麼樣了？」當個案說的時候，使用正向的回應去肯定、讚賞與增強個案。

　　在這個階段，提供有關飲食攝取的客觀反饋是適當的。將顯示脂質（lipids）或飽和性脂肪（saturated fat）或血糖值（blood glucose levels）改變情形的個案反饋記錄表拿出來向個案說明。將個案各次檢驗的結果與標準值或其他說明的資料做比較。在說明完上述反饋後，詢問個案的反應：「你將如何處理這些資料？」

　　藉由展示「改變準備程度」溫度計（the readiness-to-change thermometer）（圖3-3）以決定個案的改變準備程度。詢問如下問題：「你對改變你的飲食去吃低飽和性脂肪與膽固醇的食物有多大興趣？」這個溫度計提供了個案『準備改變』程度的線索。溫度計上的每一點，表示一個改變的階段。「我沒有改變我吃的食物之興趣。」表示處在思考前期。「在未來的一個月中，我將會思考這個問題。」顯示可能在思考期。「下週內我會思考這個問題。」暗示在決定期。「已經開始做了。」顯示出在行動期。最後一個維持期包含的是已經「正在做了」。

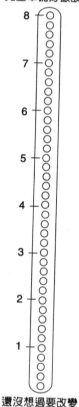

圖3-3　動機、自信與改變準備程度溫度計

Courtesy of Kaiser Permanente, Portland, Oregon.

♣ 促進動機的策略

　　營養諮商師在瞭解改變的階段上，可從思考下面這個問題開始：「一個諮商師能使用哪些策略以增進改變的動機？」一些研究者發現，有些可辨識出的因素能鼓舞人們做改變。Miller從審閱了許多相關的研究中，列出了詳細的回溯研究資料。[7] 從他的研究中找出了八種一般的促進動機之策略：

1. 給予建議（Giving Advice）。
2. 辨識與移除障礙（Identifying and Removing Barriers）。
3. 提供選擇（Providing Choices）。
4. 降低持續目前行為的慾望（Decreasing Desirability of a present behavior）。
5. 練習同理（Practicing Empathy）。
6. 提供反饋（Providing Feedback）。
7. 澄清目標（Clarifying Goals）。
8. 主動的協助（Active Helping）。

給予建議

僅僅提供建議對大多數的人來說是無法有效地引發改變，但是清楚而熱誠地建議對增進動機的影響卻是有價值的。醫生簡短而有系統的建議，能增進罹患疾病的病人停止吸菸或改變他們喝酒行為的可能性。[8-12] Miller與Rollnick提出了關於有效建議的要素。[13] 建議應該要清楚地辨識出問題或可能危險的範圍、解釋為何改變是重要的、並倡導特定的改變。

辨識與移除障礙

第二種有效促進動機的方式，包含了辨識與移除在努力改變過程中顯著的障礙。處於思考期的人可能願意考慮接受治療，但也可能在實行時因為一些執行上的實際障礙而限制或退縮，例如：費用、交通、孩子的照顧、害羞、等待接受治療的時間或安全的考量。這些障礙不只會影響接受治療的時機,更會普遍地影響到改變的努力成果。當營養諮商師辨識出這些障礙後,主要的任務就是協助個案找出實際可行的問題解決方法。

Sisson與Mallams提供了一個利用簡單策略的力量去克服障礙之很好的例子。[14] 他們的目標是增加參與戒酒匿名會(Alcoholic Anonymous-AA)的聚會次數。諮商師給予一組人一般性的鼓勵方式:解釋參加聚會的重要性、聚會時間及地點的聚會日程表,以及鼓勵參加的書面說明。隨機分派的第二組接受有系統的協助,以克服參加的障礙。當個案到辦公室來的時候,諮商師會打電話給預先已安排好的一個戒酒匿名會(AA)的成員。戒酒匿名會的成員就會像是夥伴般地與個案談話並提供交通協助,開車載個案並陪同個案去參加第一次的聚會。他們約好了見面的時間,這個戒酒匿名會的成員並向個案要了聯絡電話以便於聚會的前一晚上打電話給個案,以提醒個案不要忘記第二天約好的聚會。記錄下發生的結果。第二組的每個人都參加了戒酒匿名會;在第一組(一般性的鼓勵組)沒有一個人參加了第一次的戒酒匿名會之聚會。

有一些是非常實際的障礙,例如費用與交通。其他一些不是那麼實際但也是很顯著的因素,如拖延、舒適程度、歸屬感、文化上的適當性。在等待室等得太久或是列入預約名單上會喪失參與的念頭。較適當的方式是給予個案一些有效而簡短的談話會比放在治療的預約單上好得多。[15-17] 對許多婦女來說,在接受治療時,孩子的照顧會是能否接受治療的考慮。對老年人來說,交通與安全會是他們特別的考量。語言及對文化的敏感度是諮商不同種族與文化背景時須注意的議題。

有一些改變的障礙比較是在態度上而非在外顯行為上明白顯現

出的。一個人可能害怕改變會造成不利的結果[18]，或切斷了正向補給的重要資源。一個人的交友圈或所處文化，可能會增強其覺知而認為「問題行爲」是很正常與可接受的，因此而使個案覺得沒有改變的需要。要去除這些改變的障礙可能需要更多認知與知識性的策略，讓個案去思考其他可選擇的方法。

提供選擇

有效的營養諮商師提供個案選擇的機會。在可能達成的方法中，提供個案選擇的機會可降低抗拒與半途退出的比率，並能增進順從性與結果。[19-22] 很類似的，接受並尊重個案選擇治療目標的自由，可能增加個案的動機。

降低持續目前行爲的慾望

降低持續目前行爲的慾望在思考期是很重要的。在這個階段，個案衡量改變以對抗持續過去行爲的功過之利益與代價。思考期之促進動機的策略包括在行爲改變的天平上，移除反對的部分之重量及增加改變的重量。營養諮商師很重要的任務是確認他（她）持續現在行爲的增強物。這個是如何成爲個案想要的行爲？爲何這是個案想要從事的行爲？清楚的正向增強物能讓諮商師找出更有效的方法，以降低、逐漸破壞或抵消這些現在持續的行爲。從欲求的情感或價值之層面做改變，能導致行爲的修正。[23,24] 藉由同時改變個案的欲求、與他人間的關係及環境以改變個案的行爲。

練習同理

諮商師同理地面對所有的個案，能引發個案改變之動機。由實

證與相關性的研究中均發現，使用同理的諮商模式時，個案的抗拒較小且有較長期的行為改變。[25,26]

如同第二章討論的，同理心不是一項經由個人的經驗而來的能力。它是一種可以經由學習而來之技巧，不論聽話者實際上是否有類似的經驗，藉由使用反映式的傾聽以瞭解另一個人的意思。雖然一個具備同理性傾聽技巧的營養諮商師可以使得諮商的過程看來較容易與自然，但是這仍是一樣吃力的諮商模式。它需要對個案的每一句新的陳述有很敏銳之專注，而且需要連續地推論諮商師對個案問題的假說及其隱含之意義。營養諮商師盡其所能地將其猜測之個案的意義反映給個案，常常能增進個案的自我瞭解。個案回應諮商師所說的，如此不斷週而復始地進行整個過程。反映式的傾聽很容易模仿但也很不易做好，要想做得好也是很具挑戰性的。它是行為改變的一個關鍵因素。

提供反饋

提供個案有關其每日膳食攝取改變之反饋，對其未來的改變極具價值。假如個案不知道他們目前的的處境，要想讓其計畫如何達到其他的地步將是很困難的。人們因為沒有接受到對他們目前情境足夠的反饋，常常導致改變失敗。個案對目前情境清楚地瞭解，是影響其改變之動機上很重要的一項因素。定期健康檢查能提供有關某一行為對我們之傷害的訊息，並進而導致長期的改變。[27,28] 每日自我行為監控，對每天持續行為改變之個案是非常有幫助的。[29-32]

在營養的領域中，反饋常常被過度強調。反饋是很重要，但是單單只有反饋並不能造成改變。依照設定的標準來比較做反饋。這是一種自我評量的過程（從個人的現在狀況與個人標準做比較），由此過程會影響改變是否發生。[33]

澄清目標

　　協助個案設定他們的目標能催化改變。[34] 個案的目標必須是實際且可以達到的，否則的話，即使他們瞭解這個目標很重要，他們也很少會付諸努力去達成目標。[35] 如果個案對目前狀況缺乏反饋，目標常常是沒有被執行的。當目標與反饋同時進行時，改變的動機才會發生。

　　目標的設定藉由詢問適當的問題，以得知個案處在改變的哪一階段。目標設定的最初階段（相當於改變的思考前期或思考期），個案可能還沒準備改變或還在考慮是否改變的矛盾中。營養諮商師的目標是建立個案之動機，以協助個案提升改變的意願。有一些重要的問法如下：

- 你對攝取高飽和性脂肪和膽固醇食物的看法如何？有任何你不喜歡的嗎？
- 是什麼樣的好理由讓你不去改變你現在的飲食習慣？
- 有任何的理由讓你對現在的飲食習慣做一個改變嗎？
- 理想情況下，你會希望如何吃呢？
- 如果你就像現在這樣一直繼續吃一輩子，你想可能會發生什麼事？

　　在這個階段，強調個案的矛盾是很重要的。探索個案無法控制的矛盾或是對上述問題的價值判斷之理由。如果個案在思考前期的話，使用第二章所描述的各種面質之技巧可能會是很重要的。對思考期的個案，重要的是評量自我的感覺與想法和其問題。

　　第二階段的目標設定（相當於改變的決定期），包含很認真地考慮飲食行為上之各種改變。營養諮商師的目標是藉由與個案設定合理的改變目標與策略以增強其改變之承諾。下列的一些問題將會對這一階段之個案有所幫助：

- 是哪些理由讓你想要吃低飽和脂肪與膽固醇食物的？
- 是什麼協助你在過去吃低飽和脂肪與膽固醇食物的？
- 是什麼讓你想要改變的？
- 是哪些想法讓你想要改變你的飲食的？

在這個階段，行動之門已開啟。上述提供的這些問題，讓個案知道有許多進入行動期的方法。

第三階段的目標設定相當於改變的行動／維持期。在這個階段，營養諮商師的目標是協助個案採取另外的一些改變的步驟及面對倒退的行為。下面的一些問題對此時期會有幫助：

- 你是否喜歡低脂飲食？
- 你現在做的哪些是有效的？
- 你會如何改變現在正在做的？
- 還有哪些對你來說是一種挑戰？

在行動／維持期，個案和營養諮商師協商出一個計畫。上述的問題提供營養諮商師一些個案想要做些什麼的概念。目標是在個案想要做的與營養諮商師想要做的事中間求取平衡。

很重要的是，要追蹤是否目標達成，時間應該在個案嘗試執行目標後不久便接觸。如果個案無法達成目標，則目標失敗。再利用（修正目標）是一個正向的步驟而非失敗的象徵。協助個案設定預備的目標。假如X計畫行不通則換Y計畫。

主動的協助

在結束一次面談時，保持方向清晰。總是讓個案帶有希望的感覺而非羞愧。展示圖表3-1提供了一些個案面對倒退行為（backward slips）時之清楚的正向步驟。

展示圖表3-1　處理倒退行為

1.保持平靜並將任何負面的思考轉換成正向的思考。

  (1)傾聽你的想法。

  (2)判定你的想法是協助或損害你的進步。

    a.你給了自己什麼訊息？

    b.這些訊息是正向、有幫助的，或是負向、有限制的？

  (3)中斷你的負向思考。

  (4)自我獎勵使負向思考成為正向訊息。

    a.思考你已成功完成的改變。

    b.要具體。

    c.使用現在式。

    d.忘記你「應該」怎樣。

  (5)以正向的思考替換負向的思考。

  (6)盡可能地常常重複告訴自己正向的訊息。

2.從你的倒退行為中學習。

  (1)哪一類高危險的情境誘發你行為退步？

  (2)在你的高危險情境中出了什麼問題？

  (3)針對這一類情境，你曾經使用過哪些策略讓你成功地預防行為倒退？

3.擬定一個計畫讓你回復到適當的行為方向。

  (1)你今天能夠採用哪兩個步驟，讓你回復到適當的行為方向？

  (2)當你回復到適當的行為方向時，你可以如何獎勵自己？

✤ 結論

接下來這幾章，每章均藉由從各種慢性疾病相關的飲食型態之改變，提供了如何讓個案在改變輪上適當地往前一階段移動之資訊（圖3-1）。為了達成這些移動，瞭解這些危險因素（使個人置身於危險的行為與狀況）及降低危險因素的方法是很重要的。[36]

第四章到第九章說明了提供知識的有關工具。除了知識外，個案需要一些先藉由營養諮商師示範，然後再由個案實行的技巧。[37]最後，個案必須要有信心，他們能夠自行改變其行為。[38]

為了能夠在改變輪內往前移動，需要各種與行為有關的技巧。讓個案從事期望行為之介入方式，依個案所處階段而有所不同。[39-41]為使個案由思考前期進入思考期，對個案過去所為的瞭解是有需要的。接下來的章節中，均建議使用每日飲食記錄表。對新的正向資訊的鼓勵與再評量，能促使產生期望的效果。

從思考期進入準備期，需要練習新的行為。接下來的各章均建議，寫下進食的菜單。同樣地，經過一段時間後，給予個案飲食改變的反饋是很重要的。從準備期進入行動期，需要一些不同的行為改變之技術。接下來的章節對提供「提示的設計」有所描述（例如，在電冰箱上放提醒卡）。在這個階段，社會的支持非常重要。同樣地，設定具體的目標或設計改變的合約，是這個階段很重要的行為設計。在這個改變過程上，學習如何因應問題及獲得社會及自我的支持是重要的部分。

從行動到維持期是一個改善的過程。將退步視為如何因應的一個例子，在改變的這個階段是很重要的。營養諮商師依據個案達成改變的次數，來支持個案面對改變的能力。營養諮商師在這個階段，鼓勵個案對他們朝向目標的進步覺得滿意並產生正向的思考。

總之，在行為改變輪上包含許多行為的策略。當改變發生後，使用的策略可能也需要做改變。

註釋

1. H. Kanfer and L. Gaelic-Buys, "Self-Management Methods," in *Helping People Change: A Textbook of Methods,* ed H. Kanfer and P.J. Goldstein (New York: Pergamon Press, 1991), 306.

2. J. Prochaska and C. DiClemente, "Transtheoretical Therapy: Toward a More Integrative Model of Change," *Psychotherapy: Theory, Research and Practice* 19 (1982): 276–288.

3. W.R. Miller and S. Rollnick, *Motivational Interviewing: Preparing People To Change Addictive Behavior* (New York: Guilford Press, 1991), 14.

4. R. Davidson et al., eds., *Counseling Problem Drinkers* (London: Tavistock/Routledge Publishers, Inc., 1991).

5. S. Rollnick and I. MacEwan, "Alcohol Counselling in Context," in *Counseling Problem Drinkers*, ed. R. Davidson et al. (London: Tavistock/Routledge Publishers, Inc., 1991), 97–114.

6. G.A. Marlatt and J.R. Gordan, eds., *Relapse Prevention: Maintenance Strategies in the Treatment of Addictive Behaviors* (New York: Guilford Press, 1985).

7. W.R. Miller, "Motivation for Treatment: A Review with Special Emphasis on Alcoholism," *Psychological Bulletin* 98 (1985): 84–107.

8. J. Chick et al., "Counselling Problem Drinkers in Medical Wards: A Controlled Study," *British Medical Journal* 290 (1985): 965–967.

9. G.A. Elvy et al., "Attempted Referral and Intervention for Problem Drinking in the General Hospital," *British Journal of Addiction* 83 (1988): 83–89.

10. H. Kristenson et al., "Identification and Intervention of Heavy Drinking in Middle Aged Men: Results and Follow-Up of 24–60 Months of Long-Term Study with Randomized Controls," *Alcoholism: Clinical and Experimental Research* 7 (1983): 203–209.

11. M.A.H. Russell et al., "Effect of General Practitioner's Advice Against Smoking," *British Medical Journal* 297 (1988): 663–668.

12. P. Wallace et al., "Randomized Controlled Trial of General Practitioner Intervention in Patients with Excessive Alcohol Consumption," *British Medical Journal* 297 (1988): 663–668.

13. Miller and Rollnick, *Motivational Interviewing,* 20, 21, 203–208.

14. R.W. Sisson and J.H. Mallams, "The Use of Systematic Encouragement and Community Access Procedures To Increase Attendance at Alcoholics Anonymous and Al-Anon Meetings," *American Journal of Drug and Alcohol Abuse* 8 (1981): 371–376.

15. K.B. Harris and W.R. Miller, "Behavioral Self-Control Training for Problem Drinkers: Mechanisms of Efficacy," *Psychology of Addictive Behaviors* 4 (1990): 82–90.

16. M. Sanchez-Craig, "Brief Didactic Treatment for Alcohol and Drug-Related Problems: An Approach Based on Client Choice," *British Journal of Addiction* 85 (1990): 169–177.

17. M.M. Schmidt and W.R. Miller, "Amount of Therapist Contact and Outcome in a Multidimensional Depression Treatment Program," *Acta Psychitrica Scandinavica* 67 (1983): 319–332.

18. S.M. Hall, "The Abstinence Phobia," in *Behavioral Analysis and Treatment of Substance Abuse*, ed. N.A. Krasnegor (Rockville, MD: National Institute on Drug Abuse, 1979): 55–67.

19. R.M. Costello, "Alcoholism Treatment and Evaluation: In Search of Methods," *International Journal of Addictions* 10 (1975): 251–275.

20. B. Kissin et al., "Selective Factors in Treatment Choices and Outcomes in Alcoholics," in *Recent Advances in Studies of Alcoholism*, ed. N.K. Mello and J.H. Mendelson (Washington, DC: U.S. Government Printing Office, 1971): 781–802.

21. M.W. Parker et al., "Patient Autonomy in Alcohol Rehabilitation: I. Literature Review," *International Journal of the Addictions* 14 (1979): 1015–1022.

22. Sanchez-Craig, "Brief Didactic Treatment for Alcohol and Drug-Related Problems."

23. H. Leventhal, "Fear Appeals and Persuasion: The Differentiation of a Motivation Construct," *American Journal of Public Health* 61 (1971): 1208–1224.

24. D. Premack, "Mechanisms of Self-Control," in *Learning Mechanisms in Smoking*, ed. W.A. Hunt (Chicago: Aldine, 1970): 107–123.

25. G.R. Patterson and M.S. Forgatch, "Therapist Behavior as a Determinant for Client Noncompliance: A Paradox for the Behavior Modifier," *Journal of Consulting and Clinical Psychology* 53 (1985): 846–851.

26. W.R. Miller and R.G. Sovereign, "The Check-Up: A Model for Early Intervention in Addictive Behaviors," in *Addictive Behaviors: Prevention and Early Intervention*, ed. T. Loberg et al. (Amsterdam: Swets and Zeitlinger, 1989): 219–231.

27. H. Kristenson, et al., "Identification and Intervention of Heavy Drinking in Middle-Aged Men: Results and Follow-Up of 24–60 Months of Long-Term Study with Randomized Controls," *Alcoholism: Clinical and Experimental Research* 7 (1983): 203–209.

28. Miller and Sovereign, "The Check-Up."

29. R.R. Wing, "Behavioral Treatment of Severe Obesity," *American Journal of Clinical Nutrition* 55 (1992): 5455–5515.

30. D.E. Smith and R.R. Wing, "Diminished Weight Loss and Behavioral Compliance during Repeated Diets in Obese Patients with Type II Diabetes," *Health Psychology* 10 (1991): 378–383.

31. W.A. Sperduto et al., "The Effect of Target Behavior Monitoring on Weight Loss and Completion Rate in a Behavior Modification Program for Weight Reduction," *Addictive Behaviors* 11 (1986): 337–340.

32. R.C. Baker and D.S. Kirschenbaum, "Self-Monitoring May Be Necessary for Successful Weight Control," *Behavior Therapy* 24 (1993): 395–408.

33. F.H. Kanfer and L. Gaelick, "Self-Management Methods," in *Helping People Change*, 3rd ed., ed. F.H. Kanfer and A.P. Goldstein (Elmsford, NY: Pergamon Press, 1986): 283–345.

34. E.A. Locke et al., "Goal Setting and Task Performance: 1969–1980," *Psychological Bulletin* 90 (1981): 125–152.

35. A. Bandura, "Self-Efficacy Mechanism in Human Agency," *American Psychologist* 37 (1982): 122–147.
36. E.W. Maibach and D. Cotton, "Moving people to behavior change," in *Designing Health Messages,* eds. E.W. Maibach and L. Parrott (Thousand Oaks, CA: Sage Publications, Inc., 1995): 44.
37. A. Bandura, "Self-efficacy mechanism in physiological activation and health-promoting behavior," in *Neurobiology of Learning, Emotion and Affect* (New York, NY: Raven Press, 1991), 46.
38. R. Wood and A. Bandura, "Social cognitive theory of organizational management," *Academy of Management Review,* 14 (1989): 361–384.
39. N.D. Weinstein, "The precaution adoption process," *Health Psychology,* 7 (1988): 355–386.
40. J. Prochaska, et al., "In search of how people change: Application to addictive behaviors," *American Psychologist,* 47 (1992): 1102–1114.
41. T. Baranowski, "Beliefs as motivational influences at stages in behavior change," *International Journal of Community Health Education,* 13 (1992): 3–29.

第二篇

接案初次面談與
諮商技巧的應用

第二篇討論飲食行爲的問題，這些問題包含攝取卡路里、脂肪、膽固醇、碳水化合物、蛋白質與鈉的修正等相關之醫學建議的飲食型態。每一章開始先回顧營養與疾病相關之研究，接著討論限制特定營養素攝取的飲食型態遵從性之研究。之後提出一些建議，以評估與前述的飲食型態不適合的個人行爲。接著分析上述行爲的治療如克服知識的缺乏、易忘與缺乏承諾等策略。

面對個案缺乏知識（knowledge）的策略包含資訊的（informational）與行爲的（behavioral）策略。資訊的策略著重在教導飲食療法的事實。行爲策略包含許多改變行爲的方法，這些可藉由辨識目標行爲的前因（antecedents）與後果之訊息，而不一定需要直接從營養或健康的知識或態度著手。改變這些前身（antecedents）與結果的建議被提出爲改變行爲的步驟。解決易忘問題的策略包括行爲技術如提醒物（cueing）。

直接介入以改變個案態度的各種策略，對不太想承諾改變飲食行爲的個案可能較有用。這些影響個案態度的策略著重在經由說服的方式以吸引個案相關的動機或增加其改變的準備程度。行爲的各種策略常常伴隨各種資訊的策略同時使用以增加個案修正飲食型態的承諾。圖Ⅱ-1包含了第三章的摘要，其中包括與動機有關的面談之各種概念。這個概要可以協助諮商師處理動機有問題的各種行爲。諮商師必須針對每一個案設定個別化的策略，因爲某些策略可能對一些個案並不適合。如果本書用來做爲教科書的話，對特定飲食型態的建議評估與治療策略的討論是很重要的，因爲對每一種營養相關的問題均有許多種解決的方法。

第四章到第九章提供了下面三類遵從行爲工具（adherence tools）的例子：(1)各種協助確定個案遵從其飲食型態程度的監控設計（monitoring devices）；(2)各種補充基本飲食建議的知識性設計

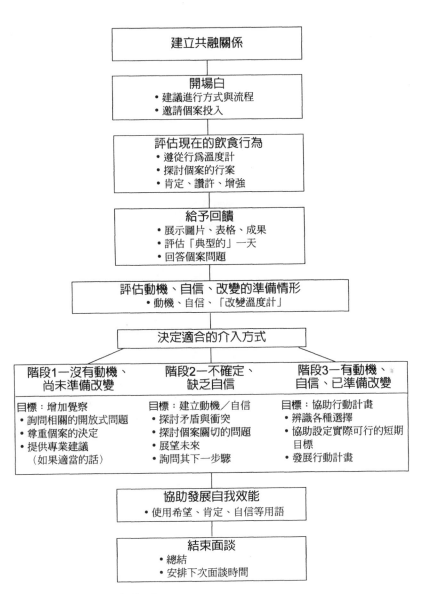

圖II-1　動機介入演算圖

資料來源：Adapted with permission from S. Rollnick and W. Miller, "What Is
　　　　 Motivational Interviewing?" *Behavioral Cognitive Psychotherapy*,
　　　　 Vol. 23, pp. 325-334, © 1995, Wisepress Ltd.

（informational devices）；(3)各種提醒物的設計（cueing devices）。
每一種工具都具有以下所列的共同特質：

- 有一個目標或目的。
- 增加個案的注意。
- 是精確與扼要的。
- 容許飲食習慣的個別差異。

　　沒有正式營養膳食訓練的健康專業者，對個案的食物療法做飲食改變的建議時，應該密切地與有執照的營養師一同合作。例如對腎臟功能不良的個案（第七章）之飲食型態的修正，包括改變各種營養素的攝取，應該向在此領域訓練有素的合格營養師諮詢。

　　展示圖示 II-1 與展示圖示 II-2 為面談練習之質性與量化溝通技巧模式之評估表，可做為同儕或個案評估諮商師的諮商技巧進步情形之用。它們也可用來檢核諮商師在開始閱讀本書第二篇前所獲得的基礎技巧。

　　質性的評分（展示圖示 II-1）包含由評分者或個案（或同時）主觀的判斷諮商師的模式。觀察完參考表上有關面談的六個項目後，評分者或個案針對諮商師在面談中的表現，在每一個項目後列出的評值空格，勾選出適當的意見。評估者或個案的評論可寫在評估表的最下方空白部分。

　　量化的評估表（展示圖示 II-2）包括諮商師逐項計算營養諮商師陳述之特定口語或非口語反應次數。針對諮商師的每一句陳述，評分者或個案列出其口語與非口語反映的方式。面談結束時，每一類的反應次數也被計算出來。

　　接下來的各章舉出許多與營養有關的例子，目的乃是做為預防疾病與（或）其併發症，及提升新飲食型態之諮商技巧的各種方

展示圖示II-1　諮商師協助風格的質性量表

	幾乎沒有	偶爾	尚未決定	常常	幾乎總是
1.營養諮商師表現出很自在舒服地面對個案，並與個案討論與之的有關主題？					
2.諮商師能避免將個人價值觀加諸在個案身上？					
3.諮商師保持客觀？					
4.諮商師將焦點放在個案上，而非只是在提供逐步的飲食建議？					
5.諮商師自發而非機械式的使用技巧？					
6.你會如何看待個案再度尋求營養諮商師協助的可能性？					
評估者或個案的評論					

資料來源：From *Interviewing Strategies for Helpers: Fundamental Skills and Cognitive Behavioral Interviews* by W.H. Cormier and L.S. Cormier. Copyright © 1991, 1985, and 1975 by Wadsworth Inc. Adapted by permission of Brooks/Cole Publishing Company, Pacific Grove, California 93950, a division of International Thomson Publishing Inc. By permission of the publisher.

法。每一種新的飲食型態，著重在疾病的預防與長期的維持，而非處理短期的治療症狀之用。

展示圖示 II-2　諮商師量化評估表

營養諮商師陳述之次數	口語反應													非口語反應										
	傾聽				行動				分享		教導			眼睛		臉部表情		身體姿勢						次語言學	
	澄清	簡述語意	情緒反映	摘要	探詢	潛在能力	面質	解釋	自我表露	立即性	指導	口語設定操作方式	資訊提供	親密的目光接觸	中斷目光接觸	點頭	微笑	身體面對個案	身體轉開	身體前傾	身體往後靠	身體放鬆	身體緊繃	完整的句子	不完整的句子、語法錯誤
1																									
2																									
3																									
4																									
5																									
6																									
7																									
8																									
9																									
10																									
總計																									

資料來源：From *Interviewing Strategies for Helpers: Fundamental Skills and Cognitive Behavioral Interviews* by W.H. Cormier and L.S. Cormier. Copyright © 1991, 1985, and 1975 by Wadsworth Inc. Adapted by permission of Brooks/Cole Publishing Company, Pacific Grove, California 93950, a division of International Thomson Publishing Inc. By permission of the publisher.

第

4

章

治療肥胖症患者的營養諮商

本章目標

1. 確認常見的不適當行為與體重增加以及過食的關係。

2. 確認評估個別的飲食行為之步驟。

3. 確認策略以治療因不當飲食行為而增加的體重。

4. 對體重過重之病人提出適當的策略以指導如何控制飲食型態。

5. 對體重減輕的病人推薦適當的飲食遵從行為工具。

✱ 營養及肥胖症之理論與因素

肥胖症目前是美國非常普遍的疾病之一，至少26%的美國成人體重過重（overweight），[1,2] 而且在少數民族中婦女肥胖症高達50%，（例如美國印地安人、非洲裔的美國人，以及墨西哥裔的美國人）。[3,4]

流行病學研究中指出，肥胖症不但和死亡率有相當大的關連，並且提高了罹患糖尿病（diabetes）、心臟病（heart disease）、中風（stroke）、高血壓（hypertension）、膽結石（gallstone）、癌症（cancer）等症的危險性。[5] 評估肥胖病人需要具有臨床及實驗的技巧。和肥胖症有關的疾病如冠狀動脈硬化、糖尿病、高血壓及它們相關的營養事項將分別於第5、6、8章討論。

肥胖症的定義、測量與分類

肥胖症是指對某個身高而言體重過重，亦可定義為相對於身體的瘦肉組織而言脂肪的含量過多。局部性的肥胖是指在身體的某些部位，例如腹部、臀部、大腿堆積過多的脂肪組織。另有研究人員使用統計的方法，根據身材大小及對健康有負面影響之可能性來定義體重過重或肥胖症。[6]

相對體重（relative weight）是指實際體重（actual weight）與標準體重（standard of desirable weight）的比值，最為人廣泛使用的標準是大都會保險公司所制定的對照表（表4-1）。第二種相對體重標準（relative weight standard）是使用20～29歲年齡層第85百分位的體重當做標準值，再將某個特定年齡層的人其身高的第85百分位

表4-1 最低死亡率之男性與女性體重的相關性（1983）

身高（有穿鞋）	重量（室內衣著）（單位：磅）		
	小型骨架	中型骨架	大型骨架
男性[a]			
5'2"	128—134	131—141	138—150
5'3"	130—136	133—143	140—153
5'4"	132—138	135—145	142—156
5'5"	134—140	137—148	144—160
5'6"	136—142	139—151	146—164
5'7"	138—145	142—154	149—168
5'8"	140—148	145—157	152—172
5'9"	142—151	148—160	155—176
5'10"	144—154	151—163	158—180
5'11"	146—157	154—166	161—184
6'0"	149—160	157—170	164—188
6'1"	152—164	160—174	168—192
6'2"	155—168	164—178	172—197
6'3"	158—172	167—182	176—202
6'4"	162—176	171—187	181—207
女性[b]			
4'10"	102—111	109—121	118—131
4'11"	103—113	111—123	120—134
5'0"	104—115	113—126	122—137
5'1"	106—118	115—129	125—140
5'2"	108—121	118—132	128—143
5'3"	111—124	121—135	131—147
5'4"	114—127	124—138	132—151
5'5"	117—130	127—141	137—155
5'6"	120—133	130—144	140—159
5'7"	123—136	133—147	143—163
5'8"	126—139	136—150	146—167
5'9"	129—142	139—153	149—170
5'10"	132—145	142—156	152—173
5'11"	135—148	145—159	155—176
6'0"	138—151	148—162	158—179

[a]25～59年齡層最低死亡率之體量、重量根據骨架大小以磅表示（室內衣著重量為5磅，鞋根為1英吋高）。

[b]25～59年齡層最低死亡率之體量、重量根據骨架大小以磅表示（室內衣著重量為3磅，鞋根為1英吋高）。

之體重做比較。體重及身高的相關性亦可使用其他關係式來表示，例如體重除以身高或身高除以開立方根的體重（值得考慮的指標）。

　　有些實驗室中估算體脂肪的方法：在水中測量體重以求得身體密度再換算成身體脂肪比例的方法被視為黃金標準程序（gold standard procedure）。這個方法是假設身體成份劃分為兩個部分之前提下，來求得體脂肪含量。這是一種合理的假設，提示無脂肪（fat-free）組織密度的變化範圍並不很廣。遺憾的是，它並不隨著疾病（例如骨質疏鬆）、成長、老化、運動、營養不良而變動。在許多狀況之下，身體脂肪含量會估算錯誤，只是這種誤差值相對全身脂肪含量以所佔的百分比而言是相當的小。

　　營養諮商師也曾使用其他方法去估算脂肪含量，而不需要把每個人的無脂肪（fat-free）組織的密度當做常數。最引人注目的方法是使用二元X光放射吸收儀（dual emission x-ray absorptiometry, DEXA），此方法是將身體暴露於低劑量的放射線中，被認為是一種精確的測量體脂肪含量的方法。另外在實驗室中尚有數種估計體脂肪總含量的方法，如：同位素稀釋法（isotopic dilution），用以估算身體水份、以體內鉀量來估算骨骼肌肉質量，電腦斷層攝影掃瞄法（Computed tomography；CT scanning）及磁共振造像（magnetic resonance imaging；MRI）用來估算身體大範圍或全身的脂肪量。所有這些方法皆非常昂貴，而且需要實驗室的儀器；此外有些所提供的數據不易分析，因此，這些方法常僅局限於實驗室中專供研究上使用。

　　簡單估算體脂肪含量的方法有有身體質量指數（body mass index, BMI）由簡單人體測量學來預估體脂肪（見附錄C），例如皮層厚度（skinfold）和環圍（circumferences）以及近年來所使用的生物電阻分析法（bioelectric impedance analysis, BIA）。身體質量指數

（BMI）常常使用於大規模的人口調查研究中。這個指數對於身體重量及身高是相當正確的紀錄，卻只能適度地測量出身體脂肪含量。測量脂肪的方法有很多，但在流行病學研究中大多採用皮下脂肪厚度（skinfold thickness）的方法。當身體質量指數超過30kg/m²時，在受測量族群最高的5到10百分位值之皮層厚度者的BMI值相差不多。BIA法就顯得較優勢，但是使用BIA時需要受限於特定條件之下達到最佳使用狀況。一般而言，這些方法所評估出來的是一群人大約的體脂肪含量，而非精確的個人數據。

另外在臨床上及實驗上，有幾種方法可用來測量身體尺寸、估計身體組織質量，用以將個體歸類為體重過重或肥胖（obesity）。體重及身高最常使用於測量評估個體是否體重過重或肥胖。各界對於使用BMI來歸類是否體重過重或肥胖有不同的界定點。世界健康組織（World Health Organization, WHO）採用Garrow[7]所提出的世界分級系統：BMI值在25.0～29.9列為第一級肥胖，BMI值在30.0～39.9列為第二級肥胖，BMI值超過40.0列為第三級肥胖。[8]然而有些研究人員根據一些研究文獻[9-12]對BMI界定點卻有些不同。不管是使用何種的界定點，當BMI大於25時，對健康的危害會隨著BMI值之升高而增加，尤其是伴隨疾病及其他更多複雜因素時。[13]

美國對體重過重定義的尺度

美國政府的統計報告以及學院研究員在科學及醫學類期刊發表時，是以BMI為基準來調查以定義體重過重。全國健康統計中心在第二次全國健康及營養調查研究報告（NHANES II）中根據參與被調查的成年人之身高及體重分佈數據而下了這個定義。體重過重的定義為20歲或超過20歲的成年人男性的BMI值大於27.8，而女性則為BMI值大於27.3。這個統計上的定義相當於第二次全國健康營養調查（NHANES Ⅱ）中，20～29歲被調查者BMI值第85百分位值的數據。[14]

　　研究人員採用20～29歲被調查者做為觀察脂肪聚集導致增加體重與年齡相關性的參考族群。[15] 體脂肪一般在兩性經過青春發育期會增加，例如由青春期進入成年期，在18歲時，男性體脂肪大約佔體重的15%～18%，而女性大約是20%～25%。當18歲時，若男性體脂肪含量超過體重20%，女性體脂肪含量超過體重30%，則會產生體脂肪過量。在隨後十年，中年期體脂肪會提高至體重的30%～40%，然而這不是生物學上所必要或令人開心的事情。[16]

脂肪分佈

　　過量的體重包括了過多的體脂肪含量，但也可能和骨骼較大或肌肉量較多有關。過多體脂肪發生於不同的分佈型態 —— 如體重太重或體重太輕。此外，有些人比別人有較多的脂肪在腹部內部器官空隙中。正常體重及肥胖的男性會比正常體重及肥胖的女子有較多脂肪儲存於內臟中。不論男性或女性，內臟脂肪含量會隨者年齡而自然增加。

　　人類不同類型的肥胖症，帶來了心臟病、糖尿病及其他疾病不同程度上的危險。研究者發現超體重的肥胖者及內臟型肥胖者，是所有肥胖者中危險度最高的。[17-20]

計算身體質量指數及腰臀比

　　身體質量圖解在展示圖表4-1中，身體質量指數是用體重除以身高的平方（kg/m²），而腰臀比（W：H）是用腰圍除以臀圍而取得。

展示圖表4-1 身體質量指數計算圖表

使用這個計算圖表方法，用直尺畫一條直線橫過重量刻度尺及高度刻尺，此直線穿越中間刻度尺的數據就是。

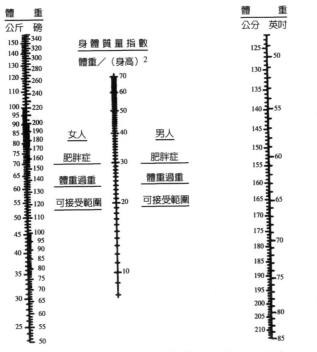

資料來源: Copyright © George A. Bray, 1978. Used with permission.

用BMI做為治療性介入之指導

BMI

≤ 23	正常。
＞23至＜27	若有血清膽固醇上升或是家族性心臟疾病，糖尿病及高血壓者則必須治療介入。
≥ 27	即使沒有其它危險因素皆必須治療介入。

資料來源：Data from Burton BT, Foster WR, Hirsch J, Van Itallie TB. Health Implications of Obesity: An NIH Consensus Development Conference. *International Journal of Obesity*. 1985;9:155-169, MacMillan Press Ltd.

能量建議及營養標準

美國食品營養飲食委員會對飲食攝取建議量（Recommended Dietary Allowance, RDA）及加拿大健康福利事業內閣已公佈不同年齡、性別的能量之攝取量。[21] RDA適合一群人的平均需要（RDA並不適用於每一位個體，但是，它們是能量需要量的唯一參考值，故適用於一般人）。想要減少1磅體脂肪則須減少攝取3,500仟卡能量。意思是如果個案每天減少500仟卡攝取量，則個案每週可以減少一磅體重。Whitney及Hamilton發現如果一週減少超過2磅體脂肪，常常會難以繼續維持下去。他們提出警告，如果一日熱量攝取量少於1,200仟卡，則難以提供維持身體最低需求量的維生素及礦物質。[22]

營養素標準量（nutrient levels）在提供營養素方面很重要。以成年人而言，飲食攝取建議量（RDA）建議蛋白質量為每天每公斤體重0.8公克。[23] 那麼對70公斤的男人而言，則每天需要56公克蛋白質，而55公斤的女人則需要44公克蛋白質。

對於在限制熱量飲食中是否該減少醣類或脂肪之攝取量有不同的考慮觀點。使用無醣類飲食初期，體重會下降得非常快的原因是因為和肝醣結合的水大量流失。使用無醣類飲食時，身體會使用儲存肝醣以保持血糖濃度，且結合於肝醣的水及電解質由腎排出。

限制能量飲食中所供應的維生素及礦物質至少要達到RDA要求，如果熱量攝取限制很嚴格，維生素及礦物質額外補充是需要的。

對飲食中酒精含量的底線必須很小心地估算。因為當事人常常會對所自己的消耗量估算不正確，一克酒精提供7仟卡，啤酒及水果酒中所含有的碳水化合物亦會提供熱量。每種酒精飲料所含的不同熱量是造成體重增減的原因。

　　水及其他非營養性飲料在限制熱量的飲食中並不被限制，除非是一位心腎併發症病人就必須小心使用。

✿ 減輕體重計畫之遵守性

　　行為療法是達到減輕體重最廣泛的使用方法。在有效性的治療中，體重減輕有明顯的重要性，但是長時間減輕體重過程中具決定性關鍵的是肥胖者自己是否是助因。[24] 在一個貫徹一年以上的身體實驗數據中[25-27]，實驗結果是肥胖者在一個完整貫徹的行為療法過程中第一年的結果令人振奮。Wilson及Brownell發現一年中減輕的體重和接下來的治療效果相近或者更佳。[28] 這個發現表示一年的實驗結果可用以提供對行為療法的信任。若是能夠持續一年貫徹治療者，那麼體重維持1～2年是有可能的。[29]

　　醫療團體在處理減重上有許多有用的意見。在選用一種策略之前，醫生應分析這許多的方法。由於減重課程不同於其他範圍的飲食改變，實行者可經由大量的研究報告中獲得結論。在1970年代，許多由行為療法衍生出來的治療法，它的效果和其他傳統的飲食療法在短期治療中效果是相同的。[30-32] 儘管行為控制組所減輕的體重和對照組不同，對體重過重的人而言，這種變化不算是顯著的。

　　一些長時間後續評估對飲食醫療或是行為修正計畫是有用的。12個月或超過12個月的行為修正計畫在1970年末期的文獻中已出現。在一個自我行為控制計畫中，Hall等人發現短期間減少的體重是無法持久的。[33] 其他研究亦顯示出相同結果。[34-36] Stuart在這些研究中提出一個例外[37]，就是使用兩個關鍵因素，在後續計畫中，個別行爲改變課程結合進階課程，結果8位病人平均減少32磅。

Miller及Sims曾評估在減輕體重中成功者與不成功者之比較。[38] 在初期增強物控制（Stimulus control）及偶發事件處理（contingency management）（簽訂合約）是有效的，但和長時期的成功沒有顯著相關。這個發現也由Brownell和Stunkard[39]及Wing[40]證實，要保持長時間體重不變，其使用的技巧和短期計畫使用的技巧是非常不同的。

大多數超過12個月而成功的人，其使用的方法有：(1)認知重建技巧（正向自我思考）、(2)運動、(3)社會技巧（果斷技巧）、(4)飲食風格改變等。[41] Mahoney[42]等報告提出改變完美標準、消極信賴，以及自我挫折的獨白是12個月體重控制計畫中成功的重要因素。

研究者發現運動對於減重而言是屬於無效的因素。[43-47] 延用這個結果，近年來許多減重計畫合併了各種學說以達到控制體重的目標。在許多成功的計畫中，併行使用了行爲改變（運動及營養的行爲）及中度至嚴格的熱能限制方法。[48-49]

許多研究報告提出社會支持對減重的重要性。Mahoney等[50]提出在減重後續2年中家人的支持與體重有很大的相關性。在更多控制組的研究中，Brownell[51]和其同伴評估在減重計畫中配偶的關聯性，接受實驗者的配偶若接受訓練參與計畫，減少體重的是實驗者之配偶未接受訓練者的3倍。這些實驗者並被教導一些人際相處技巧，例如自信，這是他請求別人提供支持所必需的。

研究者對飲食風格的研究結果是矛盾的。[52-53] 有些研究者曾經比較肥胖及非肥胖者進食時滿口的大小、咬食之間的時間及咀嚼時間，但是在這些範圍並沒有明顯的不同。另外有些研究者認爲在控制食物攝取量時非肥胖者的飲食風格是很重要的，因爲提高了飽腹感的察覺能力及增強對自我效應（self-efficacy）及自我控制（self-control）的感覺。[54]

　　對臨床控制試驗的方式需要更多的研究（Miller及Sims的研究不在範疇中）。雖然社會技巧訓練、運動及認知改變對於長期成功有影響，其他行為療法的效果也不應被打折扣。事實上，行為技巧綜合法提供如下以做為處理缺乏承諾（commitment）的範例。

　　使用於減重的一般性技術是多樣化的。Honig及Blackburn[55] 總結心理學及非心理學對訓練體重過重者的策略為：

- 計算卡路里。
- 行為改變。
- 自助團體：例如敏銳的減少磅數團體（Take Off Pounds Sensibly, TOPS）、體重監控者（Weight Watchers）及體重過重匿名支持團體（Overweight Anonymous）等。
- 運動課程。
- 胃繞道手術。
- 藥物提高代謝速度及壓抑食慾。
- 流行的快速減重飲食代餐。

　　Van Itallie[56]、Shikora[57] 及Staten[58] 等人曾很小心地評論上述最後三個方法和問題的關係。

✤ 不正確的飲食行為

　　下列的想法和體重增加有相關連性

　　「我應該得到它。」

「那是沒有用的，我就是沒有意志力。」

「我覺得蠻厭煩的。」

「我不要再吃那麼糟糕的食物了。」

任何一個上述的想法皆會造成個人傾向增加體重。營養諮商師必須意識到思考過程的變化和飲食行為是一樣明顯的重要，試著去確認不正確飲食行為的前因後果是非常重要的。

目前或未來許多個案想到節食或遵守飲食以減重時，會認為：「我在節食以利減重。通常我是無法忍受這種飲食的，等到我減少10至15磅之後，我就要回頭去吃那些好吃的食物。」這種想法的後遺症和體重的起起落落具有相關性。

營養諮商師應該考慮在他們教導減低體重方法的課程時避免使用飲食（diet）當做減少體重的方法。基本的理由是伴隨飲食而來的常是兩個否定字"going off"，亦即「不遵守飲食」。例如許多當事人會陳述，食物是一種獎勵：「當我做完家事時（或是接近下午茶時間），我覺得我應該有一個獎勵，所以我走向冰箱（或是自動販賣機或是自助餐館）。就在我面前的冰箱（自動販賣機、自助餐館）裡，有我需要的所有鼓勵品。我真的該吃些東西以報償我辛苦的工作。」

每個地方都有令人想吃的暗示及訊息。諮商師應該研究每一位當事人的環境及注意特殊的線索，哪些狀況會引起不適當飲食行為。例如在家中靠近電視位置放的糖果會引起當事人想吃點心的反應，而在別的地方並不會有這種反應發生。電視商業廣告也會造成刺激引起當事人去廚房尋找炸馬鈴薯片、糖果棒、飲料等。

許多當事人承認無聊也會引起不當的飲食行為：「我之所以吃是因為我沒有其他的事可以做。」因此諮商師可以建議一些替代方法來增加活動量以減少無聊。而有些例子是投入嗜好或是做雜事（例如做縫紉或擦亮皮鞋）皆可做為看電視吃東西的替代方法。

有些不當飲食行為是因為飲食速度太快造成，當事人常會說：「我能多快將這個盤食物吃得清潔溜溜呢？」伴隨這個行為的是表示沒有能夠接收身體所發出的滿足感及飽足感的信號。Booth表示飽足感並不是單從胃的自動性（motility）及膨脹感（distention）或是生理的狀態而來，暗示的力量也扮演提供飽足感的重要角色。[59]

在Ferguson所形容的飲食鏈（eating-chain）併發症中，活動量可以用來打破不當行為的型態。[60] Ferguson表示吃的行為發生於反應鏈的終點。如果營養諮商師回頭去重視發生進食行為的終點、事件或暗示環境，亦即引起事件開始發生的環境，則可以確認事情之前因後果。Wardle將研究重點放在暗示（cueing）而發覺對控制體重有正向效果。[61]

許多想法會在當事人腦中進行，例如負面想法會引起不當的飲食行為。當事人會想：「我真的是一位對吃一塊一塊的糖感到不舒服的人，那是沒有用的，我應該吃到我感到填滿為止。」這可能會造成當事人過食而感到絕望。Mahoney及Mahoney形容這個過程的逆轉為「認知生態學」（cognitive ecology）。[62] 用正向思考替代負向思考，當事人會發展出一套固定的自我獎賞系統（self-reward system）。[63,64]

有些案例中缺少運動也是個問題。有的當事人會埋怨：「我就是不喜歡動。」研究報告指出降低熱能攝取量加上運動是最有幫助的方式。[65,66] 事實上，運動加上低熱能攝取會減少脂肪組織（和肌肉組織對照）。

一般而言，不當的飲食行為及缺乏運動會助長體重增加，要減少體重的第一步驟是精確地識別不當的飲食行為。

✿ 評估飲食行為

　　營養諮商師應該評價當事人的飲食行為。 第一步驟試著在一般性訪談中去確認浮現的一般性問題。事實上，有些體重過重的當事人並沒有想要減少體重，而是在諮商的講習會時他們的配偶或醫師要求他們減重。在一些實例中發現，若是個案主要的問題是屬於心理層面的，那麼將當事人轉診給專業醫生是最佳的行動方向。[67]

　　如果不需要轉診，第二步驟是蒐集資料。應該強調六個和體重增加有關的因素：

　　1.飲食型態（eating patterns）
　　2.食物量（food quantities）
　　3.食物質地（food quality）
　　4.活動量值（activity levels）
　　5.食物相關想法（food-related thoughts）
　　6.食物相關暗示（food-related cues）

　　展示圖表4-2是蒐集這些項目資料的方法及規格。展示圖表4-3是一張已填好供參考的樣本。遵從行為工具4-1是一張要當事人填寫的問卷調查表， 這是一種簡單的監控策略表。至於是否達到目標，則填寫在遵從行為工具4-2，Brownell認為對於被評估為肥胖的病人而言，掌控下列的項目是很重要的：[68]

　　• 生理機能（physiology）
　　• 飲食行為（eating behaviors）

展示圖表4-2　資料蒐集表

填上一天飲食食物資料

Time：開始用餐或是點心的時間。

Minutes spend eating：吃食物使用的一段時間。

M/S：用餐或是點心（用英文字母表示）。

H：飢餓程度由0至3，0＝不飢餓，3＝非常飢餓。

Body position：1＝走路；2＝站立；3＝坐著；4＝躺著。

Activity while eating：記錄當你吃食物時的活動，例如：看電視、讀報、在工作場所工作，或是拖地板。

Location of eating：記錄吃食物的地方，例如你的車上、工作場所、廚房餐桌、客廳沙發、床。

Food type and quality：確定你所用餐或點心的食物種類及量。並使用每週你會重複使用的單位。

Eating with whom：確定你是和誰一起用餐或是你自己。

Feeling before and during eating：記錄你在用餐之前或正在用餐時的感覺或心情。典型的感覺有生氣、無聊、困惑、壓抑、挫折、傷心等。

Minutes spend exercising today：記錄多少時間花在運動上，並寫下運動型態（走路、慢跑、快跑、騎腳踏車、騎馬、跳舞、滑雪、游泳、打保齡球等）。

食物記錄表

星期 ＿＿＿＿＿＿　　　姓名 ＿＿＿＿＿＿＿＿＿＿

Time	Minutes Spent Eating	M/S	H	Body Position	Acivity While Eating	Location of Eating	Food Type and Quantity	Eating with Whom	Feeling Before (B) and While (W) Eating	Minutes Spent Exercising Today
6:00										
11:00										
4:00										

M＝用餐；S＝點心

H：飢餓度（0＝不飢餓；3＝非常飢餓）

Body position：1＝走路，2＝站立，3＝坐著，4＝躺著

（B）：之前　　（W）：當時

資料來源：Adapted from *Habits Not Diets* by J. M. Ferguson, pp. 13-14, with permission of Bull Publishing Company, © 1976.

展示圖表4-3　舉例說明一日食物完整記錄表

星期 _____ 一 _____　　姓名　R.S.T.　　**樣本**

時間	進食耗費多少分鐘	M/S	飢餓度	身體姿勢	進食進行的活動	用餐地點	食物種類及食用量	和誰一起用餐	吃食物之前的心情（B）吃食物當時的心情（W）	今天運動的時間
6:00 7:20-30	10分鐘	M	0	3	讀報	廚房	8盎司咖啡及一杯喜瑞爾穀片	妻子	快樂	走路40分鐘
8:15-20	5分鐘	S	0	2	說話	工作場所	4盎司全脂奶及一個甜甜圈	朋友	疲倦（B）	
10:30-?	5分鐘	S	1	1	走路	走廊	8盎司咖啡及一個甜甜圈	自己	有些遲（W）	
11:00 12:30	1分鐘	S	2	2	工作	書桌	1～1.5盎司Snicker巧克力棒	自己	有些遲（W）	
3:30-3:40	10分鐘	M	3	3	閱讀	餐館	1～8盎司蛋糕3盎司Cheddar起司漢堡肉餡1個漢堡用圓麵包	自己	疲倦（B）	
4:00 5:30-6:00	30分鐘	S	3	3	讀報、看電視	起居室	1盎司威士忌酒及1/4杯花生	家人	疲倦（B）	
6:00-7:00	1小時	M	2	3	看電視	餐廳	牛肉電視餐（TV dinner）及1杯冰淇淋	家人	生氣（B）	
9:00 10:30-10:45	15分鐘	S	0	2	看電視	起居室	1/2杯冰淇淋	妻子	無聊（B）	

M＝用餐；S＝點心

H：飢餓度（0＝不飢餓，3＝非常飢餓）

身體姿勢：1＝走路，2＝站立，3＝坐著，4＝躺著

（B）：之前　　（W）：當時

資料來源：Adapted from *Habits Not Diets* by J. M. Ferguson, pp. 13-14, with permission of Bull Publishing Company, © 1976.

- 身體活動量（physical activity）
- 心理及社會的適應力（psychological and social adjustment）

生理因素包括評估細胞大小及數目，在評估身體狀態時有許多項目必須考慮：內分泌腺、丘腦下部、心肺相關、骨科整形、遺傳學、體重及家族史。Bray及Teague提供一個對肥胖病人在醫學評估上及描繪診斷醫學問題的步驟時所必須使用的演算法。[69-72]

在生理上的分析，諮商師必須關心脂肪量，脂肪量可以經由不同的測試來評估，最常使用的是皮下脂肪厚度（skinfold thickness）。 體脂肪是身體狀態的指標。附錄C提供生理測量營養狀態的資料。

評估飲食行為對最後的治療是非常重要的。最常使用的評估法是飲食記錄表（diet record）。 這可以提供諮商師詳細資料以瞭解當事人對食物的偏好、飲食種類、引起暗示想吃的環境，以及所吃食物量的情形。

身體活動量（Physical activity）是所有減重計畫中非常重要的因素。營養諮商師應該檢查當事人在運動中從事勞動及非勞動所花的時數。減重過程中當事人的心理及社會功能是相同的重要。心理上的功能包括正向及負向的獨白（monologues），有關這個部分在之前已經談論過了；社會功能則是關於配偶、孩子、同事或是朋友對於減輕體重及飲食行為的反應。

✿ 各種治療策略

肥胖症的治療策略包括自我管理（self-management）、自我監控（self-monitoring）、增強物控制的各種方法（stimulus-control methods）、增強技術（reinforcement techniques）與「改變準備程度」之模式（readiness-to-change model）。現行的各種方案加入認知重組、運動與社會支持，以達到長期的減重。Brownell提供了各種可能對治療肥胖症有價值的具體技術的清單。[73] 治療的策略針對三種問題詳述如下：缺乏知識（lack of knowledge）、易忘（forgetfulness）與缺乏承諾（lack of commitment）。

處理缺乏知識的各種策略

基本上，個案必須清楚地瞭解造成體重增加的相關知識。遵從行為工具4-1提出了目前飲食障礙的訊息。基準行為資料（baseline data）應該和在策略執行過程中蒐集的資料做比較。遵從行為工具4-3提供了催化減重的各種建議。

對抗不適當飲食行為的策略接續如下。一種是以與食物無關的活動做為替代物。使用此方法時，必須與個案一同發展出一系列使其樂於從事的活動，特別是那些實際上需要消耗能量的活動。在資料蒐集表上（展示圖表4-2）的資料可以做為一個建議起始點。最好是依據個案自己認為最行得通的各種活動建議，選擇適合個案能每日從事的例行活動。這時候諮商師利用傾聽的技巧鼓勵個案找出各種解決的方法，能產生最好的結果。除了飲食以外，個案能找出如展示圖表4-4所列的其他替代活動。

第二種消除進食慾望的方法是介入個案的進餐時間。這個策略可能需要使用烹調的計時器、鬧鐘……等等。個案被要求延遲吃點心數分鐘。漸漸地，他們能夠延長從想要吃點心到真正進食的時間

展示圖表 4-4　飲食外的替代活動

個案除了過度飲食外還可以做許多活動。它們可以是：

- 重新排放傢具。
- 花額外更多的時間與一個朋友在一起。
- 與其他人玩牌或遊戲——西洋棋、大富翁、橋牌等。
- 看電影、出去玩或欣賞音樂會。
- 從事慈善工作。
- 去博物館參觀。
- 安靜地散步。
- 洗一個很長時間、愉快的泡泡澡。
- 處理個人支票簿的帳目。
- 寫一封信。
- 打一通電話給朋友或親戚。
- 洗頭。
- 從事園藝。
- 整修房子或傢具擺設。
- 寫一首有創意的詩或故事。
- 做一些縫紉或女紅。
- 填字遊戲。
- 慢跑。
- 打高爾夫球。
- 參加壘球隊。
- 跳繩。
- 練舉重。
- 登山。
- 開始某一項運動或增加平時已從事運動的參與次數與份量。

約十到十五分鐘。在這段延緩進食的期間，應該建議他們從事一些其他的活動。個案常常會很驚訝地發現這個策略對降低他們的食慾是如此的有效。

第三個策略是減少誘因。展示圖表4-2能協助找出導致不當飲食的引誘物。例如，藉由居住房屋的平面概略圖找出常常吃東西的地點，然後設置路障以避免面對這些引誘物。許多個案發現他們常常吃零食的地點是在電視機旁、喜歡坐的椅子上、或在廚房裡的冰箱或水槽邊（或簡餐餐廳或工作單位的自動販賣機）。他們可能會很驚訝地發現，他們進食的地點比他們想像的多出許多。

Ferguson設計了一個協助消除進食誘因的活動：[74]

1. 要求個案在居住的房子中挑選出一個特定的房間，個案要吃任何東西都只能在這個房間中吃。他們必須很小心地避免一面工作一面吃東西，以打破進食與其他活動間的連鎖反應。營養諮商師可以建議個案規劃的每一個進食地點都需要很特別地設計過。例如，如果個案必須一面工作一面吃東西的話，適當的餐桌墊及金屬的刀叉湯匙等餐具須具備，還要有一杯（瓷器的而非塑膠杯）咖啡或茶。在家中，點燃燭光的燭台、鮮花、精美的餐具與金屬的刀叉湯匙等餐具要佈置妥當。

2. 要求個案改變他們平常坐在餐桌前的位置。例如，如果個案坐的位置是長方形餐桌的一端（主位），則要求個案移到相反的另一端去坐；如果個案常常坐在某一側邊（側位），則要求個案和對面另一邊（側位）的一個人換位置。

3. 要求個案將「吃東西」與其他活動分開 —— 避免一面吃東西一面打電話、看電視、閱讀、工作……等等。要強調的是食物而非其他事物，著重進食的愉快是從食物的口味和食材的口感與嚼勁而來。

4. 要求個案除了廚房放置食物的地方以外，將食物從其他的地方移走（尤其是視線所及之處），並將食物放在不能一眼就看到的地方，如櫥櫃裡面、不透明的容器裡面或是冰箱中。

5. 建議個案將新鮮的水果與蔬菜當作點心，並放在誘人的容器中。

6. 要求個案在進餐時，盛放適量的菜餚於自己的餐盤中，並且不要將裝菜餚的容器放在餐桌上。

當營養諮商師協助個案消除了進食的提示物後，策略可移轉到逐步減少菜餚的份量。使用較小的餐盤與盛放更少的菜量，將會減少卡路里的總攝取量。新世紀簡約美食（Nouvelle cuisine，指的是將非常少量的食物，很精緻而藝術地放在一個很大的餐盤中央。）是另一種令人喜愛的替代方法。放在其中的食物不需要是很精緻的法國美食，只要將一般的菜餚用精美的餐具盛放即可，而不需要有額外的花費。

這許多的策略都需要配偶、家人和（或）朋友的配合。營養諮商師應該告訴個案，將採用的策略向每一個固定會見面的人解說清楚。當親近的朋友清楚地瞭解個案將進行的計畫後，可以提供精神上的支持。經由對其他人的教導，個案可以更清楚地掌握所使用的各種策略。附錄D與附錄E提供了做為記錄飲食行為的有效工具。

處理易忘的各種策略

常常在社交的場合中，人們可能會不知不覺地就忘記要控制飲食。在電冰箱上貼一張便條紙，能提醒個案即將參加活動時應做的準備，例如「不要忘記規劃參加Jan的宴會時的飲食計畫！」。計畫的方案包括打電話給女主人，事先得知餐會的菜單。同樣的概念可協助個案規劃將面對的一些困難，如在外面吃飯、參加喜宴或各種週年紀念日的餐會。各種提示的方法必須簡單且易見，例如將「記得星期五中午飯店的約會！」貼在浴室的鏡子上。

許多的問題發生在人們未經思考而自發的行動，有的是不自覺的或是又選擇從事過去習慣的行為。營養諮商師藉由提供個案各種記憶的提醒物，預先給予個案足夠的時間，讓個案去規劃避免進入產生不適當的飲食行為之情境。

處理缺乏承諾的各種策略

當個案明瞭產生不適當行為的原因而且使用了各種提醒的方法之後，卻還是不能成功控制飲食時；他們可能進入到一個他們認為「轉換他們的生活方式以改變身材」不再是那麼重要的階段——復發期（the relapse stage）了。在復發期的階段，重新檢閱個案當初想要減重的理由之書面記錄，可能有助於找出個案的承諾減弱之原因。

在復發期，很重要的是，要強調故態復萌是很正常的。個案對在持續維持的各種改變行為隨時有可能發生變化。舊行為的復發也可能是有正向影響的，因為這些復發的行為對飲食行為改變可能會碰到阻礙的問題，提供了很好的學習教材。

營養諮商師的目標是協助個案別喪失勇氣，繼續維持飲食行為的改變。使用表3-2的遵從行為溫度計及表3-3的「改變準備程度」溫度計來討論改變的各種障礙與辨識出可使用的各種策略以消除這些障礙。

探討負面思考是處理缺乏承諾的策略之一。有一些個案的負面思考是來自重複而輕率的想法。正向思考是一個面對負面想法的有效策略。附錄F提供了藉由連續的記錄，以發現在不當飲食行爲中出現的相關負面想法的各種參考範例。讓個案去觀察負面思考導致過度進食的頻率，可做爲體重控制的第一步。從負面思考轉爲正向思考是一種幾乎全由個案自行操控的行動。諮商師可以提供有關想法的各種例子如「我眞的是一個失敗者！我什麼事情都會做錯。我該放棄了。如果我把這整個蛋糕都吞下去又有誰會在乎？」

這個負面的獨白（monologues）可以轉換成較正向的想法：「我吃了一片蛋糕。即使只吃了一片蛋糕，這一片也有很高的熱量，我可以只吃這一片就不再吃了。我能夠停下來不把整個蛋糕吃掉，眞的感覺很好。」從這個角度來思考，個案能夠形成正面的想法來替代負面的想法（見附錄G）。

對大多數的人來說，增加運動並配合減少熱量的攝取很有幫助。展示圖表4-2是用來測定基礎活動標準。在展示圖表4-4列出增加活動以做爲替代飲食的許多建議。營養諮商師應該鼓勵個案參加各種健身運動，但須警告他們在開始運動前，應該先請內科醫生檢查其身體狀況。

如展示圖表4-5，藉由比較過去與現在的記錄資料以評估個案的進步情形。一段時間裡有關某一特定飲食行爲（如脂肪的攝取）的減重記錄改變情形的圖表，可提供有價值的反饋。圖形或表格也能夠顯示何時進行得成功，個案也可據此標明，在這些體重減輕的特定時刻，到底發生了些什麼。可以在此時刻要求個案擴展其策略，可以做的是增加從負面轉爲正面思考的轉換次數與程度。如果一種策略無效，那就應該加以修正。例如，如果發現在工作單位的特定進餐地點是造成問題之所在，營養諮商師可能需要與個案討論以找出其他消除行爲之暗示物的方式（例如：使用餐墊、餐盤與金屬正

展示圖表4-5　飲食行為維持資料記錄表

時間	M/S	H（飢餓程度）	食物種類與數量	運動花費的時間與種類
6：00AM				
11：00AM				
16：00AM				
21：00AM				

M/S：正餐（Meal）或點心（Snack）

H：飢餓程度（0＝不覺得餓；3＝非常餓）

資料來源：Adapted from *Habits Not Diets* by J. M. Ferguson, pp. 13-14, with permission of Bull Publishing Company, © 1976.

式的刀叉等餐具）。對一些案例來說，另一個新的策略可能會是適當的。假如個案發現要找出將平常吃零食的行為代之以與飲食無關的替代活動是辦不到的，可能第一步需要做的是先消除負向的獨白。之後，再加入其他的活動，例如將這些負面的獨白改為更正向的說法。

催化個案承諾改變的欲望可能需要諮商師與個案間更密集的互動。其中包括定期以電話聯繫個案的方式，以評估個案對其所簽訂的合約上行為遵從之程度（如展示圖表4-6所列的範例）。

雖然個別諮商對初期調整出合適的新飲食行為是重要及有效的，不過團體的聚會對催化低卡路里飲食型態的維持亦非常有效。

展示圖表4-6　合約範例

我若能做到每天從早上八點到中午十二點不吃高卡路里的點心，我將獎勵
自己。我會避免吃下列我常常吃的食物：

- 三個甜甜圈
- 兩個奶油夾心糕（Hostess Twinkies）^{譯者註3}
- 24顆巧克力糖球

我在家時將以下列任一種低熱量食物替代：

- 五片低糖果醬夾心的蘇打餅乾
- 無糖口香糖
- 五根上面撒鹽的烤硬餅乾（pretzels）^{譯者註4}

如果我一週上班時間五天中，有三天以上遵守承諾，我將以下列方式擇一
自我獎勵：

- 大肆採購一番。
- 拜訪我最好的朋友（這個朋友住在距離我住的地方二十英哩之外）。
- 找一個晚上去看電影。

如果我沒有達成上述目標，我不會得到任何獎勵。每個星期五早上十點鐘
營養諮商師會打電話給我，檢查我進步的情形。

個案 _____

朋友或配偶 _____

營養諮商師 _____

譯者註3：Twinkies在美國行銷多年，包裝如巧克力棒Snicker，口感似蛋糕
　　　　 但極甜膩，為許多美國人喜愛之甜食。

譯者註4：Pretzel是低熱量零食，原為猶太人的低油脂無糖發麵大型長條狀
　　　　 烘烤麵食。有長條狀，也有的將長條繞成雙環圈狀，外撒粗粒食
　　　　 鹽烘烤而成。現有依此做成如洋芋片大小更酥脆的點心，包裝在
　　　　 超市以零食販售。

團體提供支持、啟發概念、給予懲罰與彼此關懷。這些是達成行為
改變非常有效的因素。下列是一些團體過程的基本指引：

- 以開放的問題開始每次的團體，開始討論減重的成功或失敗。
- 利用團體成員做為提供問題解決概念的資源。
- 將你自己——諮商師，界定為催化者的角色。
- 少用口語而用眼神的接觸以引發個案分享。
- 利用較正向的團體成員以使得其他成員的負面思考維持在最低的程度。
- 使用各種基本的面談與諮商技巧。

團體過程更需要精熟的技巧而非僅僅靠著概念的記憶即可。為了能獲得團體帶領的技巧，諮商師應該被要求去觀察Weight Watchers公司開辦的（減重）團體聚會。任何運用團體過程而要求參加成員積極地參與聚會，對團體帶領技巧的學習都是有助益的。

✿ 結論

總而論之，協助個案減重的營養諮商師必須具備對於會增加過度飲食之各種提醒物、各種事前計畫的建議，以及增加個案承諾改變飲食行為時（當個案準備好而決定改變時）的行為改變策略的相關知識。

◆第四章回顧◆

（答案在附錄H）

1.找出下列的例子中導致體重增加的不適當飲食行為：

> 「我如同信仰宗教般虔誠地完全照著這樣吃，我真的以我自己為傲。在宴
> 會中我必須放棄喝各種調酒的飲料，而選擇喝代糖的健怡飲料令我惱怒；
> 回絕朋友請吃的七層夾餡奶油蛋糕的尷尬；拒絕吃孩子為我準備的生日蛋
> 糕的痛苦，還有其他許許多多的例子。這些日子現在已離我遠去了。我已
> 瘦了二十磅了（九公斤），我現在已經沒有問題了。」

這類的想法引發的症狀是？＿＿＿＿＿＿＿＿＿＿＿＿＿＿＿＿＿

> 「我不知是怎麼回事？我是否還有任何意志力？我看來像一隻大肥豬，但
> 我還是一直吃。我真是一個無藥可救的例子。」

這類的自我對話告訴你，以一個諮商師的角色你看到個案所掙扎
的症狀是什麼？

2.列出評估個案飲食行為的三個步驟。

　　a.＿＿＿＿＿＿＿＿＿＿＿＿＿＿＿＿＿＿＿＿＿＿＿

　　b.＿＿＿＿＿＿＿＿＿＿＿＿＿＿＿＿＿＿＿＿＿＿＿

　　c.＿＿＿＿＿＿＿＿＿＿＿＿＿＿＿＿＿＿＿＿＿＿＿

3.列出六種可能用來做為對下列兩位個案催化其減重的策略。

> Jan是一位三十歲的女性，差不多超重二十磅。她對自己的體重過重很懊
> 惱，也嘗試過許多快速而簡易的體重控制方法如減肥藥、斷食、流行的減
> 肥食譜等等。Jan一家四口，每天上午八點到下午五點在一家服飾店上

班。她每天早晨為她的家人做早餐、中午在一家自助餐館吃飯、然後每天晚上回家為家人做晚餐。她指出她主要的問題是晚上的宵夜。

Dan是一個超重三十磅的四十歲男人。他常常因為他的體重而感覺沮喪，他也嘗試過許多快速減重的治療。所有他嘗試過的方法均告失敗。他獨自一個人住而在一家工廠的生產線從事夜班作業員的工作。他白天的時候睡覺，每天均在外吃三餐。

a.＿＿＿＿＿＿＿＿＿＿＿＿＿＿＿＿＿＿＿

b.＿＿＿＿＿＿＿＿＿＿＿＿＿＿＿＿＿＿＿

c.＿＿＿＿＿＿＿＿＿＿＿＿＿＿＿＿＿＿＿

d.＿＿＿＿＿＿＿＿＿＿＿＿＿＿＿＿＿＿＿

e.＿＿＿＿＿＿＿＿＿＿＿＿＿＿＿＿＿＿＿

f.＿＿＿＿＿＿＿＿＿＿＿＿＿＿＿＿＿＿＿

4.描述一種情境，你會在此情境下使用六種策略中之一或更多種的策略。說明你使用此策略的理由。

＿＿＿＿＿＿＿＿＿＿＿＿＿＿＿＿＿＿＿

＿＿＿＿＿＿＿＿＿＿＿＿＿＿＿＿＿＿＿

＿＿＿＿＿＿＿＿＿＿＿＿＿＿＿＿＿＿＿

註釋

1. R. Sichieri et al., "Relative Weight Classifications in the Assessment of Underweight and Overweight in the United States," *International Journal of Obesity* 16 (1992): 303–312.
2. National Center for Health Statistics, M.F. Najjar and M. Rowland, "Anthropometric Reference Data and Prevalence of Overweight," *Vital Health Statistics* 11, no. 238 (1987): 238.
3. D.F. Williamson, et al., "The 10-Year Incidence of Obesity and Major Weight Gain in Black and White U.S. Women Aged 30–55 Years." *American Journal of Clinical Nutrition,* 53 (1987): 15155–15185.
4. D.F. Williamson et al., "The 10-Year Incidence of Overweight and Major Weight Gain in U.S. Adults," *Archives of Internal Medicine* 150 (1990): 665–672.

5. F.X. Pi-Sunyer, "Health Implications of Obesity," *American Journal of Clinical Nutrition* 53 (1991): 1595S–1603S.

6. S. Heshka et al., "Obesity: Clinical Evaluation of Body Composition and Energy Expenditure," in *Obesity Pathophysiology, Psychology and Treatment*, ed. G.L. Blackburn and B.S. Kanders (New York: Chapman and Hall, 1994), 39–56, 61–62.

7. J.S. Garrow, *Treat Obesity Seriously: A Clinical Manual* (London: Churchill Livingstone, 1981).

8. World Health Organization, *Report of a WHO Study Group: Diet, Nutrition, and the Prevention of Chronic Diseases*, WHO Technical Report, Series 797 (Geneva: 1990), 69–71.

9. G.A. Bray. "Obesity," in *Present Knowledge in Nutrition*, ed. M.L. Brown (Washington, DC: International Life Sciences Institute, 1990), 23–38.

10. T.B. Van Itallie, "Body Weight, Morbidity, and Longevity," in *Obesity*, ed. P. Bjorntorp (Philadelphia: J.B. Lippincott. Co., 1992), 361–369.

11. P.R. Thomas, *Weighing the Options, Criteria for Evaluating Weight-Management Programs* (Washington, DC: National Academy Press, 1995).

12. R.J. Kucsmarski, "Prevalence of Overweight and Weight Gain in the United States," *American Journal of Clinical Nutrition* 55 (1992): 495S–502S.

13. Bray, *Present Knowledge in Nutrition*, 23–38.

14. National Center for Health Statistics, 238.

15. T.B. Van Itallie, "Health Implications of Overweight and Obesity in the United States," *Annals of Internal Medicine* 103 (1985): 983–988.

16. Bray, *Present Knowledge in Nutrition*, 23–38.

17. A. H. Kissebah et al., "Health Risks of Obesity," *Medical Clinics of North America* 73 (1989): 111.

18. J. Vague, "Diabetogenic and Atherogenic Fat," in *Progress in Obesity Research*, ed. Y. Oomura et al. (London: John Libbey, 1991), 343–358.

19. R. E. Ostlund et al., "The Ratio of Waist to Hip Circumference, Plasma Insulin Level and Glucose Intolerance as Independent Predictors of the HDL2 Cholesterol Level in Older Adults," *New England Journal of Medicine* 322 (1990): 229.

20. P. Bjorntorp, "Criteria of Obesity," in *Progress in Obesity Research*, ed. Y. Oomura et al. (London: John Libbey, 1990), 655–658.

21. Food and Nutrition Board, *Recommended Dietary Allowances*, 10th ed. (Washington, DC: National Academy Press, 1989), 24–38.

22. E.N. Whitney and E.M.N. Hamilton, *Understanding Nutrition* (St. Paul, MN: West Publishing Co., 1981), 248.

23. Food and Nutrition Board, *Recommended Dietary Allowances*, 59.

24. K.D. Brownell and F.M. Kramer, "Behavioral Management of Obesity," in *Obesity Pathophysiology, Psychology and Treatment*, ed. G.L. Blackburn and B.S. Kanders (New York: Chapman and Hall, 1994), 231, 234.

25. K.D. Brownell and R.W. Jeffrey, "Improving Long-Term Weight Loss: Pushing the Limits of Treatment," *Behavior Therapy* 18 (1987): 353.

26. F.M. Kramer et al., "Long-Term Follow-Up of Behavioral Treatment for Obesity: Patterns of Weight Regain among Men and Women," *International Journal of Obesity* 13 (1989): 123–136.

27. T.A. Wadden et al., "Three-Year Follow-Up of the Treatment of Obesity by Very Low Calorie Diet, Behavior Therapy, and Their Combination," *Journal of Consulting and Clinical Psychology* 56 (1988): 925.

28. G.T. Wilson and K.D. Brownell, "Behavior Therapy for Obesity: An Evaluation of Treatment Outcome," *Advances in Behavior, Research and Therapy* 3 (1980): 49.

29. Brownell and Kramer, *Obesity Pathophysiology, Psychology and Treatment*, 236.

30. D.B. Jeffrey, "Prevalence of Overweight and Weight Loss Behavior in a Metropolitan Adult Population: The Minnesota Heart Survey Experience, *Addictive Behaviors* 1 (1975): 23–26.

31. G.R. Leon, "Current Directions in the Treatment of Obesity," *Psychological Bulletin* 83 (1976): 557–578.

32. A.J. Stunkard, "From Explanation to Action in Psychosomatic Medicine: The Case of Obesity," *Psychosomatic Medicine* 37 (1975): 195–236.

33. S.M. Hall et al., "Permanence of Two Self-Managed Treatments of Overweight in University and Community Populations," *Journal of Consulting Clinical Psychology* 42 (1974): 781–786.

34. W.M. Beneke and B.K. Paulsen, "Long Term Efficacy of a Behavior Modification Weight Loss Program: A Comparison of Two Follow-Up Maintenance Strategies," *Behavior Therapy* 10 (1978): 8–13.

35. R.R. Wing, "Behavioral Treatment of Severe Obesity," *American Journal of Clinical Nutrition 55* (1992): 545S–551S.

36. R.G. Kingsley and G.T. Wilson, "Behavior Therapy for Obesity: A Comparative Investigation of Long Term Efficacy," *Journal of Consulting and Clinical Psychology* 45 (1977): 288–298.

37. R.B. Stuart, "Behavior Control of Overeating," *Behaviour Research and Therapy* 5 (1967): 357–365.

38. P.M. Miller and K.L. Sims, "Evaluation and Component Analysis of a Comprehensive Weight Control Program," *International Journal of Obesity* 5 (1981): 57–65.

39. K.D. Brownell and A.J. Stunkard, "Behavior Therapy and Behavior Change: Uncertainties in Programs for Weight Control," *Behavior Research and Therapy* 16 (1978): 301.

40. R.R. Wing, "Behavioral Treatment of Severe Obesity," 545S–551S.

41. Miller and Sims, "Evaluation and Component Analysis of a Comprehensive Weight Control Program," 57–65.

42. M.J. Mahoney and K. Mahoney, "Treatment of Obesity: A Clinical Exploration," in *Obesity: Behavioral Approaches to Dietary Management,* ed. B.J. Williams et al. (New York: Brunner/ Mazel, 1976), 30–39.

43. J.H. Wilmore, "Body Composition in Sport and Exercise: Directions for Future Research," *Medicine and Science in Sports Exercise* 15 (1983): 21.

44. W.B. Zuti and L.A. Golding, "Comparing Diet and Exercise as Weight Reduction Tools," *Physical Sports Medicine* 4 (1976): 49.

45. G. Gwinup, "Weight Loss without Dietary Restriction: Efficacy of Different Forms of Aerobic Exercise," *American Journal of Sports Medicine* 15 (1987): 275.

46. G.A.L. Meijer, "Physical Activity: Implications for Human Energy Metabolism" (Ph.D. diss., University of Limburg at Maastricht, 1990).

47. J.O. Hill et al., "Effects of Exercise and Food Restriction on Body Composition and Metabolic Rate in Obese Women," *American Journal of Clinical Nutrition* 46 (1987): 622.

48. Council on Scientific Affairs, "Treatment of Obesity in Adults," *Journal of the American Dietetic Association* 260 (1988): 2547.

49. K.N. Pavlou et al., "Effects of Dieting and Exercise on Lean Body Mass, Oxygen Uptake, and Strength," *Medicine and Science in Sports Exercise* 17 (1985): 466.

50. Mahoney and Mahoney, "Treatment of Obesity," 30–39.

51. K.D. Brownell et al., "The Effect of Couples Training and Partner Cooperativeness in the Behavioral Treatment of Obesity," *Behaviour Research and Therapy* 16 (1978): 323–333.

52. M.J. Mahoney, "The Obese Eating Style: Bites, Beliefs and Behavior Modification," *Addictive Behaviors* 1 (1975): 47–53.

53. N. Adams et al., "The Eating Style of Obese and Non-Obese Women," *Behaviour Research and Therapy* 16 (1978): 225–232.

54. Beneke and Paulsen, "Long Term Efficacy," 8–13.

55. J.F. Honig and G.L. Blackburn, "The Problem of Obesity: An Overview," in *Obesity Pathophysiology, Psychology and Treatment,* ed. G.L. Blackburn and B.S. Kanders (New York: Chapman and Hall, 1994), 1–8.

56. T.B. Van Itallie, "Dietary Approaches to the Treatment of Obesity," in *Obesity,* ed. A.J. Stunkard (Philadelphia: W.B. Saunders Company, 1980), 249–261.

57. S.A. Shikora et al., "Surgical Treatment of Obesity," in *Obesity Pathophysiology, Psychology and Treatment,* ed. G.L. Blackburn and B.S. Kanders (New York: Chapman and Hall, 1994), 264–282.

58. M.A. Staten, "Pharmacologic Therapy for Obesity," in *Obesity Pathophysiology, Psychology and Treatment,* ed. G.L. Blackburn and B.S. Kanders (New York: Chapman and Hall, 1994), 283–299.

59. D.A. Booth, "Acquired Behavior Controlling Energy Input and Output," in *Obesity,* ed. A.J. Stunkard (Philadelphia: W.B. Saunders Company, 1980), 102.

60. J.M. Ferguson, *Habits Not Diets* (Palo Alto, CA: Bull Publishing Co., 1976), 65.

61. J. Wardle, "Conditioning Processes and Cue Exposure in the Modification of Excessive Eating," *Addictive Behaviors* 15 (1990): 387.

62. M.J. Mahoney and K. Mahoney, *Permanent Weight Control* (New York: W.W. Norton and Co., 1976), 46–68.

63. C.F. Telch et al., "Group Cognitive-Behavioral Treatment for the Nonpurging Bulimic: An Initial Evaluation," *Journal of Consulting Clinical Psychology* 58 (1990): 629.

64. M.R. Dimatteo and D.D. DeNicola, *Achieving Patient Compliance: The Psychology of the Medical Practitioner's Role* (New York: Pergamon Press, 1982), 236–237.

65. R. Woo et al., "Effect of Exercise on Spontaneous Caloric Intake," *American Journal of Clinical Nutrition* 36 (1982): 470–484.

66. J. O'Hill et al., "Effects of Exercise and Food Restriction on Body Composition," *American Journal of Clinical Nutrition* 46 (1987): 622–630.

67. M.L. Russell, *Behavioral Counseling in Medicine: Strategies for Modifying at Risk Behavior* (New York: Oxford University Press, 1986), 306–315.

68. K.D. Brownell, "Assessment of Eating Disorders," in *Assessment of Adult Disorders,* ed. D. Barlow (New York: Guilford Press, 1981), 366–374.

69. G.A. Bray and R.J. Teague, "An Algorithm for the Medical Evaluation of Obese Patients," in *Obesity,* ed. G.A. Bray (Philadelphia: W.B. Saunders Company, 1980), 240–248.

70. B.S. Kanders et al., "Obesity," in *Conns Current Therapy,* ed. R.E. Rakel (Philadelphia: W.B. Saunders Company, 1981), 524–531.

71. R.T. Frankel and M.Y. Yang, *Obesity and Weight Control: The Health Professional's Guide to Understanding and Treatment* (Gaithersburg, MD: Aspen Publishers, Inc., 1988).

72. F.X. Pi-Sunyer, "Obesity," in *Modern Nutrition in Health and Disease,* 7th ed., ed. M.E. Shils and V.R. Young (Philadelphia: Lea & Febiger, 1988), 795–816.

73. K.D. Brownell, *The LEARN Program for Weight Control* (Dallas, TX: American Health Publication Co., 1992).

74. Ferguson, *Habits,* 31–32.

遵從行為工具 4-1
治療肥胖症的低卡飲食型態問卷

下列的問卷調查是一種監控設計，用以充足地蒐集臨床上體重控制計畫病人的資料，它具有許多功能。

首先它是有用的篩選方法或監控測試，個案如果不願花時間填完問卷，那麼他也不會花時間去徹底地參加控制體重的行為計畫。

其次，這些問題的答案，對治療師與病人最初面談，或是後來進行的控制體重課程都有幫助，體重史可幫助治療師有系統地審視病人，以他們眼光看自身的體重問題，及一些他們自己覺得對他們體重問題相關的環境因素，過去病人企圖減重的歷史，及他們花了多少時間在減重計畫和過去失敗的原因，這些都是有用的資料。此外，病人在之前減重階段的情結，可以幫助您預期及處理在治療中可能產生的問題。

一個簡短的醫療史可給您一個轉診的根據。例如，如果確定個案是位糖尿病患者，卻沒有一位醫師，那麼在進行體重控制計畫之前可建議個案先和醫生接觸。同樣地，如果確定個案是有心臟病史，那麼在增加個案活動及運動量之前應該先和病人的醫生接觸。

關於社會史和家庭史的問題，提供了醫學上有用的附加資料（例如：引起雙親死亡的原因、家庭體重史）。

在許多州，問卷內所包含的資料是機密的，沒有病人的允許不可編寫出來，這些資料亦不可洩露給有興趣的人、醫生、保險公司，或是法律執行機構。

Adapted with permission from J. M. Ferguson, *Learning To Eat, Behavior Modification for Weight Control*, © 1975, Bull Publishing Company.

姓名：＿＿＿＿　性別：女　男　年齡：＿＿＿＿　生日：＿＿＿＿

地址：＿＿＿＿＿＿＿＿＿＿＿＿＿＿＿＿＿＿＿＿＿＿

家中電話：＿＿＿＿＿＿＿＿＿＿　辦公室電話：＿＿＿＿＿＿

體重史

1. 您目前體重＿＿＿＿＿＿　身高＿＿＿＿＿＿

2. 描述您目前體重（擇一）

　　＿＿＿非常體重過重　　　　＿＿＿平均值

　　＿＿＿輕微體重過重

3. 對於您目前的體重，您感到不滿意嗎？（擇一）

　　＿＿＿非常滿意　　　　　　＿＿＿不滿意

　　＿＿＿滿意　　　　　　　　＿＿＿非常不滿意

　　＿＿＿普通

4. 哪種體重讓您覺得是您最佳狀態，或是您會認為那會讓您覺得是最佳狀態？＿＿＿＿＿＿＿＿＿＿＿＿＿＿＿＿＿＿＿＿＿＿

5. 您想要減少多少體重？＿＿＿＿＿＿＿＿＿＿＿＿＿＿＿＿＿

6. 您覺得您的體重會影響日常活動嗎？

　　　　　　　　　　　＿＿＿不會影響　＿＿＿有些妨礙

　　　　　　　　　　　＿＿＿有些影響　＿＿＿極度妨礙

7. 為什麼在此時您想要減少體重？＿＿＿＿＿＿＿＿＿＿＿＿＿

＿＿＿＿＿＿＿＿＿＿＿＿＿＿＿＿＿＿＿＿＿＿＿＿＿＿＿＿＿

8. 下列這些人對您的減重會是什麼態度？（請參見下表）

	負向 （他們不允許或憤慨）	冷淡 （不在乎或不幫忙）	正向 （他們鼓勵我及瞭解）
丈夫			
妻子			
孩子			
父母			
老闆			
朋友			

9.這些態度會影響您減重或增重嗎？　　　　　　　是　　　否

　　如果是，請描述：＿＿＿＿＿＿＿＿＿＿＿＿＿＿＿＿＿

　　＿＿＿＿＿＿＿＿＿＿＿＿＿＿＿＿＿＿＿＿＿＿＿＿＿

10.請指出下表中在您生命體重過重的階段，那個時期較適當，列出
　　每個階段最重體重及您過重多少英磅？簡單描述您在該階段五年
　　中您使用的方法（例如：飲食、注射、藥丸）。同時請列出任何
　　影響您減重或增重的重大事件（例如：學校考試、結婚、懷孕、
　　生病等）。

年齡	最重體重	超重磅數	減重使用方法	影響體重改變 的重大事件
出生				
0-5				
6-10				

年齡	最重體重	超重磅數	減重使用方法	影響體重改變 的重大事件
11－15				
16－20				
21－25				
26－30				
31－35				
36－40				
41－45				
46－50				
51－55				
56－60				
61－65				

11.您從事身體活動情形如何？（擇一）

非常積極　　　　　不積極　　　　　　平均

──積極　　　　　　──非常不積極

12.您從事何種身體活動及多久做一次呢？

活動 （例如：游泳、慢跑、跳舞）	頻率 （每天、每週、每月）

13.下面列出減重的不同方法，請確定您曾使用過的方法且填在適當的空格中？

	幾歲使用	時間使用量	最大減重量	備註 （維持減重時間長短、成功、困難）
最重要的 （明顯減少磅數）				
體重觀察者				
藥丸				
管理飲食				
無管理飲食				
飢餓				
行為修正				
心理療法				
催眠				
其它				

14.您使用哪個方式的時間最久？ _____

_____

15.在您明顯減重當時或之後，您有主要的情緒改變嗎？確認您的心
　　情於下列核對清單中。

	一點也不	有一點	中度	許多	強烈的
a.沮喪、傷心、低落、 　不快樂、憂鬱	＿＿＿	＿＿＿	＿＿＿	＿＿＿	＿＿＿
b.焦慮、緊張、焦躁 　不安，隨時都焦慮	＿＿＿	＿＿＿	＿＿＿	＿＿＿	＿＿＿
c.身體虛弱	＿＿＿	＿＿＿	＿＿＿	＿＿＿	＿＿＿
d.興奮或快樂	＿＿＿	＿＿＿	＿＿＿	＿＿＿	＿＿＿
e.易惱怒、困擾或生氣	＿＿＿	＿＿＿	＿＿＿	＿＿＿	＿＿＿
f.疲乏、精疲力竭、 　隨時都會疲倦	＿＿＿	＿＿＿	＿＿＿	＿＿＿	＿＿＿
g.缺乏自信	＿＿＿	＿＿＿	＿＿＿	＿＿＿	＿＿＿

16.在您的減重計畫中，有那些是常常不適當的？＿＿＿＿＿＿＿＿

　＿＿＿＿＿＿＿＿＿＿＿＿＿＿＿＿＿＿＿＿＿＿＿＿＿＿＿＿＿

　＿＿＿＿＿＿＿＿＿＿＿＿＿＿＿＿＿＿＿＿＿＿＿＿＿＿＿＿＿

醫療史

17.您上次做完整的健康檢查是什麼時候？＿＿＿＿＿＿＿＿＿＿＿

18.誰是您目前的醫生？＿＿＿＿＿＿＿＿＿＿＿＿＿＿＿＿＿＿＿

19.您目前有什麼醫療上的問題？＿＿＿＿＿＿＿＿＿＿＿＿＿＿＿

　＿＿＿＿＿＿＿＿＿＿＿＿＿＿＿＿＿＿＿＿＿＿＿＿＿＿＿＿＿

　＿＿＿＿＿＿＿＿＿＿＿＿＿＿＿＿＿＿＿＿＿＿＿＿＿＿＿＿＿

20.您固定使用的藥物或藥品？＿＿＿＿＿＿＿＿＿＿＿＿＿＿＿＿

　＿＿＿＿＿＿＿＿＿＿＿＿＿＿＿＿＿＿＿＿＿＿＿＿＿＿＿＿＿

　＿＿＿＿＿＿＿＿＿＿＿＿＿＿＿＿＿＿＿＿＿＿＿＿＿＿＿＿＿

21.列出您所服用過的藥物、藥品或食物？_____

_____

_____

22.列出任何住院治療或開刀史，確定您住院時的年齡。

年齡　　　　　　　　　　　　住院原因

_____　　　　　_____

_____　　　　　_____

_____　　　　　_____

23.列出您曾患的重病，但是不需住院，確定您生病時的年齡。

年齡　　　　　　　　　　　　病名

_____　　　　　_____

_____　　　　　_____

_____　　　　　_____

24.描述您任何因體重過重引起的醫療問題。

_____

_____

_____

25.平時，您每週喝多少酒精飲料？_____

26.列出任何您曾經歷過或現在正在進行的精神科接觸、個別諮商，
　　或是婚姻諮商。

年齡　　　　　　　　　　　　接觸原因及治療型態

_____　　　　　_____

_____　　　　　_____

_____　　　　　_____

_____　　　　　_____

社會史

27.圈選上學的最後一年

　　1 2 3 4 5 6 7 8　　9 10 11 12　　　1 2 3 4　　　M.A.　　Ph.D.

　　　　小學　　　　　　高中　　　　　大學

　　其它 _____

28.描述您目前的工作：_____

　　_____

29.您目前這個工作已經做了幾年了？_____

30.目前婚姻狀態（擇一）

　　____單身

　　____結婚

　　____寡居

　　____離婚

　　____分居

　　____訂婚

31.請依每一次婚姻回答下列問題：

　　結婚日期　　　　　_____ _____ _____

　　結束日期　　　　　_____ _____ _____

　　原因（死亡、離婚等）　_____ _____ _____

　　小孩數量　　　　　_____ _____ _____

32.配偶的年齡_____　　　　體重_____　　　　身高_____

33.描述您配偶的工作：_____

　　_____

34.描述您配偶的體重（擇一）

　　＿＿＿＿非常的體重過重

　　＿＿＿＿輕微的體重過重

　　＿＿＿＿正常

　　＿＿＿＿輕微的體重不足

　　＿＿＿＿非常的體重不足

35.列出您孩子們的年齡、性別、高度、體重，並圈選他們是體重過重、正常或是體重不足，包括所有的孩子，如果前一次婚姻的孩子與您共住一起，亦含括之。

年齡	性別	體重	身高	體重過重			體重不足	
＿＿	＿＿	＿＿	＿＿	非常	輕微	正常	輕微	非常
＿＿	＿＿	＿＿	＿＿	非常	輕微	正常	輕微	非常
＿＿	＿＿	＿＿	＿＿	非常	輕微	正常	輕微	非常
＿＿	＿＿	＿＿	＿＿	非常	輕微	正常	輕微	非常
＿＿	＿＿	＿＿	＿＿	非常	輕微	正常	輕微	非常
＿＿	＿＿	＿＿	＿＿	非常	輕微	正常	輕微	非常

36.誰與您住在家中？＿＿＿＿＿＿＿＿＿＿＿＿＿＿＿＿＿＿＿＿＿＿

家庭史

37.您父親仍存活嗎？　是　否

　　父親現在年齡，或是死亡的年齡及原因：＿＿＿＿＿＿＿＿＿＿＿

＿＿＿＿＿＿＿＿＿＿＿＿＿＿＿＿＿＿＿＿＿＿＿＿＿＿＿＿＿＿＿＿

38.您母親仍存活嗎？　是　否

　　母親現在年齡，或是死亡的年齡及原因：＿＿＿＿＿＿＿＿＿＿＿

＿＿＿＿＿＿＿＿＿＿＿＿＿＿＿＿＿＿＿＿＿＿＿＿＿＿＿＿＿＿＿＿

39.描述您父親的工作：_____

40.描述在您成長時父親的體重（擇一）

_____非常體重過重

_____輕微體重過重

_____正常

_____輕微體重不足

_____非常體重不足

42.描述在您成長時母親的體重（擇一）

_____非常體重過重

_____輕微體重過重

_____正常

_____輕微體重不足

_____非常體重不足

43.列出您的兄弟及姊妹們的年齡、性別、目前體重、身高及圈選他
們是體重過重、正常或是體重不足，包括所有的孩子。

年齡	性別	體重	身高	體重過重			體重不足	
____	____	____	____	非常	輕微	正常	輕微	非常
____	____	____	____	非常	輕微	正常	輕微	非常
____	____	____	____	非常	輕微	正常	輕微	非常
____	____	____	____	非常	輕微	正常	輕微	非常
____	____	____	____	非常	輕微	正常	輕微	非常
____	____	____	____	非常	輕微	正常	輕微	非常

44.請加入任何資料是您覺得和您的體重問題有關的。這包括了可能
會破壞您減重計畫的家庭及朋友的互動，並且添加家庭史或是社
會史，如果您覺得可以幫助我們瞭解您的體重問題的話。

遵從行為工具 4-2

達成目標的檢核表（監控設計）

達到目標的行動計畫

姓名：_____ 日期：_____

1. 目標：_____
   _____
   _____

2. 目標達到了嗎？_____

☆＝是的，目標達到了

○＝不，目標沒有達到

週	日期						
	1	2	3	4	5	6	7
1							
2							
3							
4							

3. 發生幫助或妨礙達成目標的明顯事件：_____
   _____
   _____

4. 達成目標得到的獎勵：_____
   _____

5. 批評／建議：_____
   _____

6. 下次接觸的日期及時間：_____

遵從行為工具 **4-3**

不要在樹上被抓到（知識性與提醒物設計）

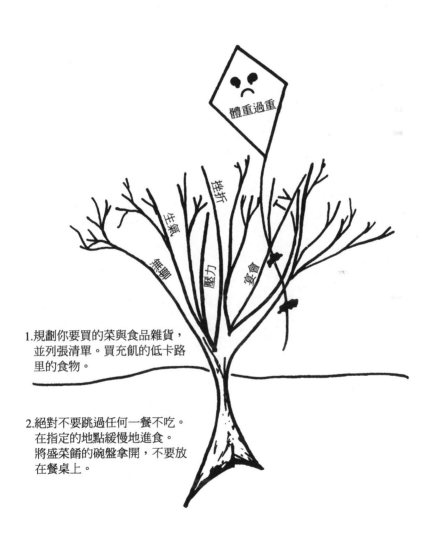

體重過重

挫折

生氣

壓力

無聊

宴會

1.規劃你要買的菜與食品雜貨，
　並列張清單。買充飢的低卡路
　里的食物。

2.絕對不要跳過任何一餐不吃。
　在指定的地點緩慢地進食。
　將盛菜餚的碗盤拿開，不要放
　在餐桌上。

（續）遵從行爲工具4-3

3.要求朋友與家人協助。

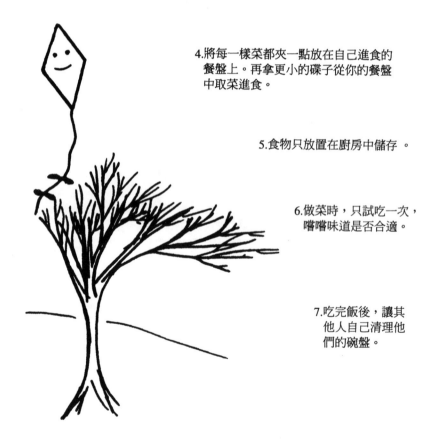

4.將每一樣菜都夾一點放在自己進食的
　餐盤上。再拿更小的碟子從你的餐盤
　中取菜進食。

5.食物只放置在廚房中儲存 。

6.做菜時，只試吃一次，
　嚐嚐味道是否合適。

7.吃完飯後，讓其
　他人自己清理他
　們的碗盤。

第 5 章

預防與治療冠狀動脈心臟疾病患者的營養諮商

〈 本章目標 〉

1. 確認一般對限制脂肪、膽固醇飲食型態因不正確觀念而導致的不正確之飲食行為。

2. 確認一般飲食過量導致不正確飲食行為與低脂肪、低膽固醇飲食之關連。

3. 在提供飲食教育之前，確認評估飲食型態之底線所須強調的特殊營養素。

4. 確認策略以處理在限制脂肪、膽固醇飲食型態的不當行為。

5. 擬定策略以處理病人遵守低脂肪、低膽固醇的飲食型態。

6. 對進行限制脂肪、膽固醇飲食型態的病人推薦飲食遵守工具。

✿ 膽固醇、脂肪及冠狀動脈心臟病

　　冠狀動脈心臟病（Coronary heart disease, CHD）是美國成人死亡的主因[1]，基於這個理由，國家心、肺暨血液研究機構（National Heart, Lung, and Blood Institute）於1993年贊助了專業討論小組，針對成年人高血膽固醇的發現、評價及治療做第二次報告（成人治療討論小組，Adult Treatment panel II, ATP II）。這個研究團體是由國家膽固醇教育計畫（National Cholesterol Educational Program's, NCEP's）所主持的，其研究結果做為提供推薦處理膽固醇的最新訊息。[2]

　　NCEP的報告證明，低密度脂蛋白（low-density lipoprotein, LDL）是降低膽固醇飲食療法中最主要的目標。膳食療養法是治療高血膽固醇的第一線治療方法，對於冠狀動脈心臟病高危險群的人則須使用藥物。這份報告強調了冠狀動脈心臟病之風險以及做為降低不同類型膽固醇食療法的指南。高密度脂蛋白（high-density lipoprotein, HDL）與冠狀動脈心臟病危險因子呈負相關。NCEP報告強調身體活動力及減少體重是治療高血膽固醇的主要方法。ATP II 認為低密度脂蛋白—膽固醇值（LDL-cholesterol, >160mg/dL）的病人為高危險群，低密度脂蛋白—膽固醇值（LDL-cholesterol, 130~159mg/dL）的病人為具有兩個以上危險因子的臨界高危險群，其它如冠狀動脈心臟病或是動脈粥樣硬化症（Atherosclerotic）患者以及低密度脂蛋白—膽固醇值（LDL-cholesterol, >100mg/dL）患者皆應接受飲食治療。前兩組是主要預防組，第三組為次要預防組。在主要預防組大多數的病人應接受飲食治療及增加身體活動力。對於冠狀動脈心臟病病及動脈粥樣硬化患者，治療的目標是將其低密度脂蛋白－膽固醇降到100mg/dl以下，因此，病人應該實施全面性飲食治療。表5-1列出血清膽固醇數值，而表5-2則列出了美國男人和女人低密度脂蛋白－膽固醇數值。

展示圖表5-1是NCEP提供高血膽固醇患者飲食治療的指導方針。

這一章對於預防冠狀動脈疾病的低膽固醇（low-cholesterol）以及修正脂肪（fat-modified）兩種飲食模式提供了可供參考的諮商策略（counseling strategies），在設計修正脂肪飲食模式中好的基礎營養扮演了最主要的角色。食品營養委員會（Food and Nutrition Board）在飲食建議攝取量（Recommended Dietary Allowance, RDA）中並沒有對飲食中的總脂肪量做建議。[3] 足量的脂質在飲食中可提供身體所需要的必需脂肪酸（Essential fatty acid, EFA）及攜帶脂溶性（fat-soluble）維生素。一般而言，一天攝取15至20克脂肪即可達到人體需要量。

人類及動物研究中，證明亞麻油酸（linoleic acid）攝取量佔總熱量1%～2%則可提供必需脂肪酸。[4] 一份 1500仟卡的飲食可提供1.5～3克的亞麻油酸，這可經由使用烹調用蔬菜油及沙拉醬而輕易攝取足量。每一湯匙的玉米油（corn oil）、大豆油（soy oil）、椰子油（cottonseed oil）含有6至8克亞麻油酸，蛋黃醬（mayonnaise）含有6克，而人造奶油（margarine）含有1～5克亞麻油酸。

聯合國飲食推薦委員會（United Nations Committee on Dietary Allowances）制定出每日多元不飽和脂肪酸（Polyunsaturated fat）最大攝取量為不超過飲食總熱量的10%較恰當。[5]

表5-1 美國不同種族男性與女性血清膽固醇平均值百分位表（1978-1980）

男性

種族、年齡(歲)	檢驗的人數	估計的母體數(千人)	樣本平均數	中位數之標準誤	百分位*								
					5th	10th	15th	25th	50th	75th	85th	90th	95th
所有種族†													
20-74	5604	63611	211	1.2	144	156	165	179	206	239	258	271	291
20-24	676	9331	180	1.7	129	136	145	155	176	202	215	227	246
25-34	1067	15895	199	1.5	141	152	159	172	194	220	240	254	275
35-44	745	11367	217	2.0	153	166	173	187	215	244	262	275	293
45-54	690	11114	227	1.8	159	176	182	197	223	255	271	283	303
55-64	1227	9607	229	1.8	164	176	184	198	225	254	277	288	307
65-74	1199	6297	221	1.8	153	167	175	191	217	246	265	279	301
白人													
20-74	4883	55808	211	1.2	145	157	166	179	207	239	258	271	291
20-24	581	8052	180	1.8	131	138	146	155	176	202	216	229	244
25-34	901	13864	199	1.7	144	153	161	172	194	220	239	254	273
35-44	653	9808	217	1.8	153	166	173	187	214	244	260	272	291
45-54	617	9865	227	1.8	160	177	181	198	222	254	271	283	303
55-64	1086	8642	230	2.0	164	178	185	190	225	255	278	289	307
65-74	1045	5576	222	2.0	153	167	175	191	217	250	266	281	301
黑人													
20-74	607	6102	208	2.5	133	146	156	171	200	238	260	273	301
20-24	79	1043	171	3.7†	‥†	128	134	149	170	193	210	211	‥†
25-34	139	1546	199	4.1†	129	136	144	163	192	226	248	259	301
35-44	70	1112	218	8.3†	‥†	156	168	176	202	238	275	283	‥†

45-54	62	1044	229	7.1†	...†	174	184	195	232	261	268	279	279 ...†
55-64	129	801	223	4.8†	157	168	172	183	218	254	271	299	312
65-74	128	555	217	4.2	149	163	173	183	216	244	261	277	299
調整後的年齡值													
所有種族 20-74	:	:	211	1.1	:	:	:	:	:	:	:	:	:
白人 20-74	:	:	211	1.1	:	:	:	:	:	:	:	:	:
黑人 20-74	:	:	209	2.5	:	:	:	:	:	:	:	:	:
女性													
所有種族†													
20-74	6260	69994	215	1.2	143	156	166	179	210	245	266	282	305
20-24	738	9994	184	1.9	132	140	145	157	180	204	216	230	250
25-34	1170	16856	192	1.4	135	145	154	164	188	215	233	243	263
35-44	844	12284	207	1.8	147	158	164	177	202	231	248	260	276
45-54	763	11918	232	2.2	164	178	188	199	228	257	275	290	306
55-64	1329	10743	249	2.0	180	193	203	215	242	277	299	314	336
65-74	1416	8198	246	1.6	173	189	198	214	241	274	295	309	327
白人													
20-74	5418	60785	216	1.3	143	156	166	179	210	246	267	282	305
20-24	624	8408	184	2.1	133	140	147	159	181	204	215	230	249
25-34	1000	14494	192	1.5	135	145	153	164	188	215	235	244	261
35-44	726	10584	207	1.9	147	157	164	177	203	231	248	259	277
45-54	647	10369	232	2.6	166	179	188	199	228	257	274	290	308
55-64	1176	9601	249	1.7	180	193	203	215	244	277	298	312	330
65-74	1245	7329	246	1.7	174	190	199	214	242	275	296	309	328

(續) 表5-1 美國不同種族男性與女性血清膳固醇平均值百分位表 (1978-1980)

種族、年齡(歲)	檢驗的人數	估計的母體數(千人)	中位數	樣本平均數之標準誤	百分位*								
					5th	10th	15th	25th	50th	75th	85th	90th	95th
黑人													
20-74	729	7579	212	3.1	140	154	166	176	205	237	263	279	308
20-24	94	1304	185	4.9†	...†	136	144	156	178	204	220	237	...†
25-34	145	1953	191	4.1†	129	144	156	167	190	212	226	235	267
35-44	103	1415	206	4.5†	143	158	170	175	194	233	254	274	279
45-54	100	1215	230	7.2†	150	172	181	200	226	263	277	291	306
55-64	135	959	251	8.0†	178	185	198	211	233	280	318	336	345
65-74	152	733	243	4.2	173	189	198	211	237	269	290	308	323
調整後的年齡族													
所有種族													
20-74	...	...	215	1.2	...	...	...	...	...	...	...	...	...
白人													
20-74	...	...	215	1.2	...	...	...	...	...	...	...	...	...
黑人													
20-74	...	...	214	2.7	...	...	...	...	...	...	...	...	...

*血清膽固醇值單位為mg/dl。為了將每公升的值換算成毫莫耳,須乘上0.02586。

†包含未個別顯示的種族資料。

資料來源:Data taken from Total Serum Cholesterol Levels of Adults 20-74 Years of Age: United States, 1976-1980, Vital and Health Statistics by The National Center for Health Statistics, Series II, No. 236, U.S. Department of Health and Human Services Publication, PHS 86-1686.

表5-2 美國不同種族、性別、年齡介於20至74歲成人†禁食12小時之後血清低密度脂蛋白膽固醇* 百分位表 (1976-1980)

種族、年齡（歲）	檢驗的人數	估計的母體數（千人）	中位數之標準誤	標準差	選擇的百分位*								
					5th	10th	15th	25th	50th	75th	85th	90th	95th
男性													
20-74	1037	21262	140	39	80	92	100	113	136	164	181	194	208
20-24	72	1852	109	36	‡	70	74	88	104	129	149	154	‡
25-34	174	5186	128	33	76	87	94	108	128	148	161	171	189
35-44	130	3866	145	40	81	96	105	116	138	176	192	203	206
45-54	106	3543	150	36	99	103	112	119	146	171	189	195	211
55-64	267	3943	148	39	84	101	108	118	147	171	191	206	217
65-74	288	2872	149	40	87	105	109	120	144	174	188	199	217
女性													
20-74	1246	27102	141	43	81	91	98	110	136	164	186	199	220
20-24	105	3325	114	33	69	74	83	94	106	136	149	155	179
25-34	194	5517	121	33	72	83	90	98	116	139	154	166	187
35-44	166	4800	129	34	78	90	97	107	126	150	163	171	191
45-54	168	5155	157	45	94	104	116	125	156	184	200	213	226
55-64	282	4644	159	42	101	113	118	129	150	188	205	219	237
65-74	331	3661	162	44	98	109	122	135	158	186	207	226	245

*血清低密度脂蛋白膽固醇＝血清總膽固醇—高密度脂蛋白膽固醇—（三酸甘油脂／5）。血清三酸甘油脂值大於400mg/dL 的人未包含在內。

†包括黑人及白人以外的其他種族。

‡樣本太小不足以產生可靠的統計結果。

資料來源：Data taken from Total Serum Cholesterol Levels of Adults 20-74 Years of Age: United States, 1976-1980, Vital and Health Statistics by The National Center for Health Statistics, Series II, No. 236, U.S. Department of Health and Human Services Publication, PHS 86-1686.

展示圖表5-1　NCEP對高血膽固醇飲食治療之指導

營養素	推薦攝取量	
	第一階段飲食	第二階段飲食
總脂肪	少於總熱量30%	
飽和脂肪酸	少於總熱量10%	少於總熱量7%
多元不飽和脂肪酸	提高至總熱量10%	
單元不飽和脂肪酸	佔總熱量10%～15%	
碳水化合物	佔總熱量50%～60%	
蛋白質	佔總熱量10%～20%	
膽固醇	少於300mg／天	少於200mg／天
總熱量	達到及保持理想體重	

資料來源：N.D. Ernst, et al., "The National Cholesterol Education Program: Implications for Dietetic Practitioners from the Adult Trement Panel recommendations." Copyright (The American Dietetic Association. Reprinted by permission from Journal of the American Dietetic Association, vol. 88:1988, p.1405.

✿ 營養與冠狀動脈心臟疾病之理論及因素

　　食用大量的膽固醇和脂肪會提升血液中不同的脂質攜帶微粒（lipid-carrying particles），有一種情況稱為高血脂症（hyperli-pidemia），另外高血脂蛋白症（hyperlipoproteinemia）是一個比較特殊的術語，用來定義血漿脂蛋白質（plasma lipoprotein）之升高時的狀況。在臨床上對高血脂蛋白症（hyperlipoproteinemia）較感興趣的原因是因為它和冠狀動脈心臟疾病有密切關係。雖然在病原學（Etiology）上冠狀動脈心臟疾病包括許多複雜因素，而在流行病學研究（epidemiological studies）上卻很確定高血脂蛋白症是冠狀動脈心臟疾病的主要危險因子。[6-15] 這些研究中使用膽固醇做為研究中的單一評估標準。然而，使用多樣性測量法（multiple measurement）去測量血漿膽固醇濃度則可以增強提早鑑定出冠狀動脈心臟疾病的危險性之能力。

脂蛋白之研究

雖然血漿總膽固醇量可做為冠狀動脈心臟疾病的一種指標，然而攜帶膽固醇的特定微粒更可做為診斷罹患冠狀動脈心臟疾病危險性之依據。運送膽固醇的脂蛋白顆粒將討論於下。

不溶性化的膽固醇由肝臟送出進入血漿之前，它必須先經特殊的機制形成可溶性化的物質。肝臟發展出具有包裹住膽固醇以形成一個大分子複合物的能力，這個特殊蛋白質稱為蛋白原（apoprotein, aP），它會和磷脂（phospholipid, PL）作用再攜帶脂質（lipid）而形成可溶性型態，這個合成的微粒稱為脂蛋白（lipoprotein），它們將脂質包在核心中而將未酯化膽固醇（free cholesterol, FC，又稱游離膽固醇）、磷脂（phospholipid, PL）及蛋白原圍在像薄膜的外套層。

由肝臟分泌的主要脂蛋白稱為極低密度脂蛋白（very-low-density lipoprotein, VLDL），最新分泌出的極低密度脂蛋白在它的核心中含有三酸甘油酯（triglyceride），很快地進入血漿，接著極低密度脂蛋白開始轉換。首先，在它的核心位置需要更多膽固醇酯

（cholesterol esters, CE）。高密度脂蛋白質出現了將膽固醇酯直接移轉進入極低密度脂蛋白的核心，這個過程是經由脂蛋白解脂酶（lipoprotein lipase）將三酸甘油脂進行脂肪分解（lipolysis）作用改變而完成。當水解作用（hydrolysis）進行時，游離脂肪酸（free fatty acid, FFA）被釋放出來，極低密度脂蛋白的體積縮小而且密度增加，因而形成新的脂蛋白，稱爲中密度脂蛋白（intermediate-density lipoprotein, IDL），中密度脂蛋白再轉換成低密度脂蛋白。在組織培養研究中，當脂蛋白加入培養皿的細胞中，則細胞可以由所攝入的這些中密度脂蛋白微粒衍生出大部分的膽固醇。圖5-1用圖示說明膽固醇運輸過程之機制，Brewer提供了對脂質及脂蛋白代謝過程更詳細的描述，包括 β 一脂蛋白（beta-lipoprotein），前一β一脂蛋白（pre-beta-lipoprotein）及 α 一脂蛋白（alpha-lipoprotein）。[16]

Brewer[17] 等人及Eisenberg[18] 認爲高密度脂蛋白質促使末稍細胞的膽固醇移動（和膽固醇轉移途徑正好相反），因而保護對抗動脈硬化（atherosclerosis）。在這種狀況下，它將膽固醇由末稍組織轉移至肝，第二個機轉是高密度脂蛋白質可能在動脈管壁細胞和所攝取的低密度脂蛋白競爭，因而潛在地保護動脈對抗動脈硬化症。[19]

表5-2包含20至74歲不同年齡、性別的膽固醇濃度平均值。一般對脂蛋白質的限制描述於表5-3 。

膽固醇、脂肪酸之研究及其對脂蛋白之影響

研究者發現飲食中膽固醇和冠狀心臟疾病的發病率及致死率有關連。[20-25] 一群研究員測試不同脂肪酸對脂蛋白濃度之影響。結果所有研究者推論減少飽和脂肪酸（Saturated fatty acid）對降低總膽固醇量是有意義的。[26] 研究者提出議題討論什麼樣的能量來源可以取

關鍵字

aP	＝	蛋白原
CE	＝	膽固醇酯
FC	＝	游離膽固醇
FFA	＝	游離脂肪酸
HDL	＝	高密度脂蛋白質
PL	＝	磷脂
TG	＝	三酸甘油酯
VLDL	＝	非常低密度脂蛋白質

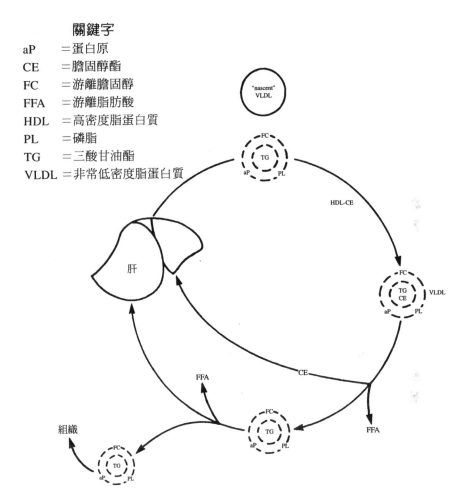

圖5-1 膽固醇在血漿中之運送

代飽和脂肪酸，結果有三個替代者：碳水化合物（carbohydrate）、
多元不飽和脂肪酸（polyunsaturated fatty acid）及單元不飽和脂肪
酸（monounsaturated fatty acid）。

表5-3　國家膽固醇教育計畫中心成人治療小組推薦將病人分類之
　　　　總表

依膽固醇總量分類	依低密度脂蛋白─膽固醇量分類
＜200 mg/dL (＜5.20 mmol/L) 理想的血膽固醇	130 mg/dL (＜3.35mmol/L) 理想的低密度脂蛋白─膽固醇
200-239 mg/dL (5.20-6.15 mmol/L) 高血膽固醇臨界值	130-159mg/dL(3.35-4.10 mmol/L) 高危險低密度脂蛋白─膽固醇臨 界值
≧240 mg/dL (≧6.20 mmol/L) 高血膽固醇	≧160 mg/dL (≧4.15 mmol/L) 高危險低密度脂蛋白質─膽固醇

資料來源：N.D. Ernst, et al., "The National Cholesterol Education Program:
　　　　　Implications for Dietetic Practitioners from the Adult Treatment Panel
　　　　　Recommendations." Copyright © The American Dietetic Association.
　　　　　Reprinted by permission from *Journal of the American Dietetic
　　　　　Association*, vol. 88: 1988, p. 1405.

　　對大多數的人而言，當碳水化合物取代飽和脂肪酸時，低密度
脂蛋白─膽固醇（LDL-cholesterol）濃度會下降，其下降的效果與
使用單元不飽和脂肪酸或多元不飽和脂肪酸相同。[27-29] 如果限制脂肪
攝取量佔總熱量30%以下或是以碳水化合物取代脂肪，則高密度脂
蛋白─膽固醇（HDL-cholesterol）數值有上升趨勢，而低密度脂蛋
白─膽固醇（LDL-cholesterol）有下降的趨勢。[30-33] 有些研究者認爲
後者的改變是無害的，可是有些人對此種觀點不同意。[34]
　　在多元不飽和脂肪酸中有二個主要的種類是Ω-6脂肪酸及Ω-3
脂肪酸。Ω-6脂肪酸主要的是亞麻油酸（linoleic acid）。用亞麻油酸

取代飲食中飽和脂肪酸則可降低低密度脂蛋白——膽固醇值。[35-37] 富含亞麻油酸的油類有：大豆油、玉米油；含有高量亞麻油酸的有紅花（safflower）以及紅花籽油（safflower seed oil）。魚油是 Ω-3脂肪酸主要來源。已證實高量攝取魚油時，可降低血中三酸甘油酯。[38, 39]

　　研究人員相信屬於最主要的單元不飽和脂肪酸的油酸（Oleic acid）可以和多元不飽和脂肪酸的亞麻油酸一樣，取代飲食中的飽和脂肪酸，並且可以降低低密度脂蛋白—膽固醇值。[40-43]

遵從低脂、低膽固醇飲食型態之研究

　　將焦點放在如何改變飲食習慣的方法包括了低膽固醇及修正脂肪的飲食型態。與其相關的研究摘要於下：

　　在多元危險因素介入試驗中（Multiple Risk Factor Intervention Trial, MRFIT），發現將介入項目集中焦點於發展終身的採購、烹調及吃的型態上會比一個特殊設定飲食更有效。[44] 在個別營養諮商中，使用週而復始的監控方法之後，膽固醇明顯地降低，同時控制組的風險亦下降。[45] 一個全面性的社區健康促進計畫在芬蘭的North Karelia實行，實行後發覺有執行介入行為的實驗州比無執行介入的實驗州產生較明顯的膽固醇下降結果。[46] 然而在North Karelia計畫的設計中，事先排除因為健康教育課程造成的改變。

　　在對心肌梗塞後（postmyocardial infarction）的患者做營養教育的評估中，Karetti及Hamalainen發覺在課程中若有討論及食物準備的示範教學，則患者會有明顯改善。雖然和刺激行為改變的方法相比較，這兩種方法皆無法達到更明顯的效果，但是這個研究指出有系統的營養教育課程，對冠狀動脈心臟病人是重要的。[47] 一般健康專業的個別接觸或諮詢對使用教育素材，或是增加大眾傳播媒體介入的方法有爭論，有些研究報告對此做了比較。[48-59] 在這些研究案例中，教育課程若包括了人與人之間接觸的方法會更成功。

許多為團體設計的計畫中強調了社會支持（social support）。例如Witschi等人發現家人參予對降低大量膽固醇有改善的效果，雖然這個研究的對象於外在介入因子中斷後其膽固醇並未繼續保持減少的狀況。[60] 事實上研究中不斷地發現當外在介入因素未繼續持續時，已改善的飲食習慣及已降低脂質濃度則無法被維持下去。[61-63] Bruno等人在一個長達6個月持續性聚會的研討會中獲得81％參加者高持續性的參與。[64] 對於飲食中脂質介入要達到長時間的益處則需要更進一步發展進階者課程（booster session）、自我監控技巧（self-monitoring technique）及強化技巧（reinforcement technique）。Glanz認為一個人要維持對低膽固醇及修正脂肪飲食的遵守因素為：社會支持參與、保持週期性接觸、鼓勵自我監控，以及對堅持者提出反饋。[65]

✿ 不適當的飲食行為

當事人對於修正脂肪及膽固醇飲食模式的錯誤訊息會導致不當的飲食行為。

一個很普通的問題是當事人面臨使用商業產品，面對新的含脂肪商品資訊時，必須靠營養師及當事人持續努力並肩作戰。當事人及諮商師可發展及使用購物指南（shopping guide）去計算新商品是含有高脂肪量還是低脂肪量，在展示圖表5-2中，這些數據是摘自食物標籤得到的，特殊數據可以寫信向廠商取得。

一個常發生的狀況是錯誤地認為植物油所含的飽和脂肪酸很

低，當事人可能很興奮大叫：「棕櫚油（palm oil）因為是植物油，所以在我飲食中可以放心使用了。」不幸的是，棕櫚油是高飽和脂肪酸。另一個誤解是只有蛋會升高膽固醇濃度。當事人可能會聲明：「只要往後一生，我飲食中不再有蛋，我就不再需要擔心了。」事實上，含低膽固醇及高飽和脂肪酸的食物，例如棕櫚油、椰子油，皆可提高血清膽固醇濃度。

有些當事人覺得一些食物含有奇妙的力量可以消除膽固醇，因而降低血中膽固醇的濃度。他們視某單一食物為萬靈藥，有些當事人也許會說：「我吃大量的蔬菜和水果，所以我不擔心我的膽固醇攝取量了。」當評估脂肪及膽固醇攝取時，必須考量整個飲食情況。單一食物無法排除飲食中脂肪及膽固醇的影響。

還有另一個錯誤想法是總脂肪量並不是真的有關係，只要食物是高脂肪而無膽固醇，當事人就會很錯誤地認為可以無限量地吃。當事人可能誇耀地聲明：「我吃了很多花生醬，因為它無膽固醇。」這個說法沒有錯，但是大量脂肪提高了熱能，會導致體重增加。

這種不正確的想法絕非只是單一個當事人的心聲，它是有問題的飲食行為中非常普遍的情形，營養師卻只看到少部分的每日飲食行為，所以如果自我報告方法中能夠使用三日飲食日記，如此一來，當事人不須花很長時間就可以發現他所消耗含飽和脂肪的商品。

當事人遵守控制脂肪及膽固醇飲食型態時，他會和過量的問題搏鬥。社會壓力會促使當事人去吃一些他們明知會提升膽固醇的食物，常見的辯解是：「昨晚宴會上我就是不能停止吃一口酪餅。」這些飲食控制也可能表示，必須嚴厲地控制當事人平時習慣吃的食物量，他們可能會批評：「沒有人可以靠這麼少量的肉活著。」不正常的飲食行為也有可能直接源自兒童時期過食。強壯的農夫可能會抗議地說：「我長這麼大，每天都吃3顆蛋。」

展示圖表 5-2　市面販售之低脂與無脂肪湯品

下表爲市面販售之低脂與無脂肪湯品一覽表。別忘了檢核最近出廠的產品成份標示以確認其中所含的脂肪量。

加熱後可立即食用的速食湯

健康的選擇（廠牌名稱）湯品系列產品

高湯爲底的湯品
- 火腿豆子湯
- 牛肉馬鈴薯湯
- 雞肉義大利麵湯
- 雞肉梗米粥
- 鄉村蔬菜湯
- 健康雞湯
- 義大利扁連豆湯
- 通心粉蔬菜濃湯
- 火腿豌豆湯
- 古早味雞汁麵條湯
- 蔬菜牛肉湯

奶油濃湯
- 雞蓉玉米海鮮奶油濃湯（巧達湯）*譯者註3*
- 雞汁麵條濃湯
- 奶油蘑菇湯
- 新英格蘭蛤肉海鮮奶油濃湯（巧達湯）
- 加白色梗米及黑色野米的火雞肉湯 *譯者註4*

番茄爲湯底的湯品
- 墨西哥碎牛肉湯
- 田園蔬菜湯
- 田園番茄湯

康寶Campbell's 湯品系列產品

康寶健康訴求的湯品
- 番茄湯
- 培根豆子湯
- 健康通心粉蔬菜濃湯
- 雞蓉玉米海鮮奶油濃湯（海鮮巧達湯）
- 健康雞汁麵條湯
- 健康雞肉蔬菜湯
- 健康蔬菜湯
- 健康牛肉蔬菜湯
- 新英格蘭蛤肉海鮮奶油濃湯（巧達湯）
- 美國西南部蔬菜湯
- 火腿豌豆湯
- 番茄蔬菜義大利麵湯
- 加白色梗米及黑色野米的火雞肉湯

Progresso 湯品系列產品
- 傳統營養雞汁麵條湯
- 傳統營養義大利扁連豆湯
- 傳統營養新英格蘭蛤肉海鮮奶油濃湯（巧達湯）
- 傳統營養田園番茄蔬菜湯
- 蔬菜湯
- 雞肉通心粉蔬菜濃湯
- 火腿豆子湯
- 通心粉豆子湯

Pritikin 湯品系列產品
- 雞肉梗米粥
- 健康蔬菜湯
- 義大利扁連豆湯
- 通心粉蔬菜濃湯
- 豌豆湯
- 墨西哥三豆湯
- 素食蔬菜湯

譯者註3：Chowder爲用蛤（或魚）加馬鈴薯、洋蔥等燉煮的濃湯。
譯者註4：Wild Rice 爲野生採集的黑色細長米，質地較硬且較無黏性。

Hain
湯品系列產品（未添加
鹽）
- 雞肉蔬菜湯
- 牛肉蔬菜湯
- 蒜蓉義大利麵湯
- 義大利扁連豆湯
- 家常原味奶油蘑菇湯
- 豌豆湯

- 田園番茄蔬菜湯

健康谷（Health Valley）
湯品系列產品
- 黑豆蔬菜湯
- 紅蘿蔔義大利扁連豆
  湯
- 豆子蔬菜湯

- 紅蘿蔔豌豆湯

Pepperidge Farm
湯品系列產品
- 雞肉野米湯
- 法式洋蔥湯

沖泡式脫水速食湯

Fantastic Foods
湯品系列產品

健康湯品
- 墨西哥恰恰豆湯
- 鄉村義大利扁連豆湯
- 北非牛肉丸義大利扁
  連豆湯
- 綜合豆子湯
- 通心粉蔬菜濃湯
- 墨西哥黑跳豆湯
- 豌豆湯
- 大麥蔬菜湯

奶油濃湯
- 起司青花椰菜奶油濃
  湯
- 馬鈴薯玉米海鮮奶油
  濃湯（巧達湯）
- 奶油蘑菇濃湯
- Parmesano起司番茄
  梗米湯

"Just a Pinch" 杯湯
- 北非牛肉丸義大利扁
  連豆湯
- 西班牙米綜合豆子湯

稻米與豆類（胚芽米／
豆類／蔬菜與香料）：
- 孟買咖哩湯
- Cajun湯
- 加勒比海湯
- 北義大利湯
- 四川酸辣湯
- 德州墨西哥湯

北非牛肉丸湯品（北非
牛肉丸加香料）
- 黑豆墨西哥辣醬湯
- 甜玉米湯
- Nacho起司玉米片
  Cheddar起司湯
- 路易斯安那法式
  Creole蔬菜湯

立頓Lipton's
湯品系列產品

立頓烹調祕訣
（可用來烹調做為前菜
或一份主菜之用；外包
裝附建議烹調食譜）
- 檸檬香草湯
- 洋蔥湯
- 祭典香料紅椒湯
- 香薄荷大蒜湯
- 洋蔥牛肉湯
- 洋蔥蘑菇湯
- 蘑菇牛肉湯

立頓壺湯產品
- 豌豆湯
- 雞肉野米湯

立頓杯湯產品
- 含肉的雞汁麵條湯
- 奶油雞肉或蘑菇
- 雞肉蔬菜湯

（續）展示圖表 5-2 市面販售之低脂與無脂肪湯品

• 番茄湯 • 麵條圈湯 • 青豆湯 • 春季蔬菜湯	**Knorr牌 湯品系列產品** **高湯為底的湯品** • 雞汁蔬菜湯 **健康湯品系列** • 健康義大利扁連豆湯	• 海軍豆子湯 **奶油濃湯** • 奶油馬鈴薯蔥蒜濃湯 **其他低脂類湯品** • 黑豆湯 • 健康通心粉蔬菜濃湯

濃縮湯品

**康寶Campbell's
湯品系列產品**
• 雞汁麵條湯
• 曼哈頓蛤肉海鮮奶油
  濃湯（巧達湯）
 	
康寶健康訴求湯品
（可用來烹調做為前菜
或一份主菜之用；建議
烹調食譜列印於罐頭標
籤上）
	有創造力的主廚湯品
	• 香薄荷烤雞肉奶油濃
	  湯
	• 烤大蒜香料奶油蘑菇
	  濃湯
	• 庭園香料番茄湯
	
	康寶含2%脂肪湯品
	• 低油脂奶油蘑菇濃湯
	• 低油脂青花椰菜奶油
	  濃湯
		• 低油脂青花椰菜起司
		  奶油濃湯

Courtesy of the Women's Health Initiative, 1996, Seattle, Washington.

　　廠商開始對必須遵守限制脂肪飲食的當事人提供支援，提供了「填滿」產品，或幾乎不含脂肪的代用品，這個「填滿」食物例如將動物脂肪抽出，加入多元不飽和脂肪。也有些商品是抽出動物脂肪，也不添加多元不飽和脂肪替代，這可使產品差不多是無脂肪。不幸的是，在許多實例中，當事人期望這些新商品和原來食物有相同的味道，當期望達不到時，結果是產生挫折及生氣。在絕望中，當事人可能回復舊有的飲食習慣，包括高量動物脂肪。

　　當事人將過量及醫學上的預防問題用等號來處理，例如：「我使用大量的油及人造黃油，它們含大量的多元不飽和脂肪，因為我知道多元不飽和脂肪可降低膽固醇。」這不正確的飲食行為將導致熱量過多，當事人首先必須學會計算減少飽和脂肪的方法。

✤ 飲食行為之評估

　　對當事人諮商另一種飲食型態時，瞭解當事人最近怎麼吃是很重要的。藉由瞭解當事人目前飲食的嚴謹度，將有利於營養師調整飲食攝取以降低血膽固醇量。例如，透過三日飲食日記得知當事人最近每天消耗600mg膽固醇，表示當事人如果每天改吃200mg膽固醇，而且不飽和脂肪酸攝取量對飽和脂肪酸攝取量的比例是1.0，則可很明顯地降低血膽固醇量。相反地，當事人每天攝取200mg膽固醇，若改為每天攝取100mg膽固醇的飲食型態及不飽和脂肪酸攝取量對飽和脂肪酸攝取量比例是1.0，則可能是降低血膽固醇所需要的。理想狀況是一個七日飲食日記加上量化食物頻率表可以提供良好資料給目前的飲食型態。**飲食型態中五個重要成份必須要評估：**

　　1.膽固醇
　　2.飽和脂肪
　　3.多元不飽和脂肪
　　4.單元不飽和脂肪
　　5.飲食總脂肪量

　　在短時間，**展示圖表**5-3是種快速估計脂肪及膽固醇攝取量的方法，這個表格可以依飲食型態資料的需要而增加或縮短。

展示圖表5-3　脂肪和膽固醇攝取量監控表

姓名 _____　訪客編號 _____　日期 _____

	量	膽固醇（毫克）	脂肪總量（公克）	飽和脂肪（公克）	多元不飽和脂肪（公克）	單元不飽和脂肪（公克）	最小攝取單位量
雞蛋							1/2／1口
培根							4條／1口
臘腸							2盎司／1口
肉　午餐							
晚餐							
早、午餐肉類							視臘腸而定
小蝦							2盎司／1口
豬肝或牛肝							3盎司／6口
雞肝							1盎司／2口
肉醬汁							1杯／1口
牛奶，全脂							1/2杯／1週
2%							1杯／1週
乳酪							
鬆軟白乾酪							1盎司／2週
鮮奶油 — 淡味，酸							1/2杯／2週
重味							1湯匙／1口
半淡半重味							1湯匙／1口
非乳製品							1湯匙／1週
奶精							1湯匙／1週

食物	份量
冰淇淋	1/2杯／1口
冰牛奶	1杯／1口
奶油	1茶匙／2週
人造奶油（塗抹用）	1茶匙／1週
油（烹調用）	1茶匙／1週
生菜沙拉調味醬	1茶匙／1週
*裹麵包屑炸食物	1湯匙／1週
*油炸洋芋	1茶匙／1週
*烘烤食物	1份／1口
*點心食物	1份／1口
巧克力	1/2盎司／1週
花生醬	1湯匙／1週
堅果類	4湯匙／1口

總量 ＿＿＿＿＿

*計算使用：

	產生
3～4英吋薄煎餅	1茶匙脂肪
1個煎蛋	1茶匙脂肪
1湯匙生菜沙拉調味醬	1½茶匙脂肪
1盎司不煎肉、魚、家畜肉	1/2茶匙脂肪
1盎司裹粉炸煎肉、魚、家畜肉	1茶匙脂肪
15片法國油炸洋芋 （1½英吋×1½英吋×1/2英吋）	2茶匙脂肪

多元不飽和脂肪÷飽和脂肪（P/S）＝ ＿＿＿＿＿

	產生
1/2杯油炸洋芋	2茶匙脂肪
糖霜蛋糕（一片，2英吋×3英吋×2英吋）	3茶匙脂肪
派（一塊，9英吋的1/8）	4茶匙脂肪
餅乾（四塊，3英吋直徑）	2茶匙脂肪
油炸圈餅及甜捲（一塊，4英吋直徑）	2茶匙脂肪
薄脆餅及碎片（包括低脂12片）	3茶匙脂肪

Courtesy of Joan Bicket, Karen Smith, Linda G. Snetselaar, and Laura Vailas.

　　飲食數據應證實真正發生的主要問題是關於膽固醇含量、飽和脂肪酸含量,或是兩者皆是。證實哪一個因素過量之後才能制定出計畫,以改變不正確的飲食型態。

　　如果營養師能夠採用展示圖表5-3的主要食物頻率監控單,及在表單內所提到有關飲食中所有營養質量的問題,那麼當事人可能會填寫得更詳細,包含一切的食物頻率記錄單,可用以估算當事人飲食內的營養含量。遵從行為工具5-1是一個問卷調查表,該表格的焦點為強調食物準備及食物型態中脂肪及膽固醇的攝取量。

　　大眾傳播媒體常散佈一些與脂肪有關的不正確消息,因此去瞭解當事人所聽到的一些不正確訊息是很重要的,可以問當事人:「這是真的還是假的?所有的植物油皆有助於降低膽固醇嗎?」用短句去問當事人對或錯可以做為討論不正確資訊用的基礎方法。遵從行為工具5-2——脂肪因素或非因素,是用一個簡短、又有趣的方式去討論有關低—膽固醇飲食,以及控制脂肪飲食型態的不正確觀念。這個工具適用於公開討論經由傳播媒體所促成的不正確想法,而不適用於做為測驗用途。

　　對於其它飲食型態而言,評估當事人對低膽固醇飲食以及控制脂肪飲食型態的遵守性是很重要的,這包括7日飲食記錄表或是非常簡單的核對系統,就如遵從行為工具5-3的檢查表可以證明是否遵守了推薦於午餐的2盎司肉類。由飲食日記中做飲食攝取量的分析可提供對於飲食遵守性有價值的資訊。遵從行為工具5-4及遵從行為工具5-5所提供的圖表用以圖解當事人對飲食遵守的情形。調查廚房中的食物項目可以揭露出不正確暗示所引發出的不正確攝食行為。遵從行為工具5-6是一種監控方法可幫助確認當事人的廚房中有什麼高脂肪食物。由當事人寫下食物,可檢定出食物中含有大量的何種脂肪。

✿ 各種治療策略

治療的策略包含下列三種問題：缺乏知識（lack of knowledge）、易忘（forgetfulness）與缺乏承諾（lack of commitment）。

處理缺乏知識的各種策略

飲食設計一方面是要避免到最後一刻匆促做決定，另一方面也希望確保個案持續地遵行低膽固醇及調整食物中油脂含量的膳食。遵從行為工具5-7提出了一份規劃菜單的公式。向個案展示說明他們的疾病要能成功地控制的話，必須挑選食用低膽固醇及低脂肪的食物。諮商師可以指出在個案原來的高膽固醇、高脂肪的飲食型態中所含有的總膽固醇量（total cholesterol）、飽和脂肪（saturated fat）、多元不飽和脂肪（polyunsaturated fat）與單元不飽和脂肪（monounsaturated fat）的含量。接著，個案的飲食型態可以和根據個案偏愛但是遵照低膽固醇與低脂肪要求的食物做比較。遵從行為工具5-8是一份簡要列出的有關外食的建議清單，遵從行為工具5-9提供了在家與在外面餐廳吃飯時食物中所含的高膽固醇與高脂肪及低膽固醇與低脂肪的各種範例。遵從行為工具5-10將各種油脂所含的成份依照所含有的P（多元不飽和脂肪）／S（飽和脂肪）比例列表標明。在做膳食中成份說明示範時，使用食物的模型、塊狀的人造奶油（margarine）模型與真的條狀人造奶油能夠提供更具體清楚的範例。這樣的說明方式，可以讓個案印象更深刻且持久。

經過清楚的說明問題後，諮商師能夠依據個案個別的需求設計適合的膳食。調整出合適的膳食不只是依據一份標準的低膽固醇、調整油脂成份的膳食指示單張就夠了。主要的是依據醫囑，計算個案所需的各種營養成份，並參照個案過去每日的飲食行為而訂出。下列是一個在一種情境下如何設計出有效之膳食的假設例子：

> S太太每星期吃七顆蛋且每天吃六盎司（170公克）的肉、只喝脫脂牛奶、使用四茶匙的人造奶油（桶裝、軟質、不含奶製品）和約兩茶匙的Mazola牌的植物油。她熱愛吃雞蛋且只吃高脂肪的肉類，如義大利香腸（bologna）、蒜味義大利辣味臘腸（salami）、維也納牛肉香腸等等。依據她的血液檢查數值與過去的健康史，醫療團隊共同為她開立的膳食建議量為膽固醇200毫克（mg）、P/S比（多元不飽和脂肪／飽和脂肪）為1.0，而脂肪佔總卡路里攝取量的20%到25%。

表5-4提供了一份參照所得到的基本資料與符合醫囑設計的可能膳食模式。這張表提供了如何依據個案過去的飲食行為設計出一份成功的建議菜單。

個案應該被提醒的是為符合其個別需要的醫囑下，在製作這份設計時總是需要做一些妥協與修改。例如，一種修改S太太的膳食可能是減少她一週吃七顆蛋的數量。她可能必須去嘗試吃各種低脂肪的食物，如喜瑞爾穀片（cereal）與英式鬆餅（English muffins）。

當個案和諮商師對飲食的型態有共同的看法後，飲食行為的建議就可以開始了。這個部分包含預先規劃好的逐項步驟、從最容易完成的任務先開始做，直到執行最困難的工作；這種過程被稱為發動飲食行為指導。例如，S太太不愛吃乳製品，但偶爾會吃一次高脂肪的乳製品。她的計畫可以從消除食用所有這些乳製品開始，並安排其他種類的替代食品。下一步則是改變所吃的肉類的量與種類。

表5-4　量身定做模式之範例

	膽固醇*	脂肪總量**	飽和脂肪**	多元不飽和脂肪**	單元不飽和脂肪**
3顆蛋／週	91	2.27	.69	.30	.86
4盎斯肉／天	119	15.90	9.00	1.12	5.78
0乳類（脂肪）		—	—	—	—
3茶匙Fleischmann牌的桶裝人造奶油／天		11.20	1.90	3.90	5.20
3茶匙的Mazola牌的植物油／天		14.00	2.00	8.00	4.00
總計	210	43.37	13.59	13.32	15.84
（佔1500卡的百分比）		（26%）	（8%）	（8%）	（10%）

*數字四捨五入到整數。
**數字計算四捨五入到小數點後二位。

Values were calculated using Jean A.T. Pennighton, Bowes and Church's Food Values of Portions Commonly Used (Philadelphia：JB Lippincott, 1994). The meat values are a composite score including red meats, poultry, and fish.

最後，「蛋」是她的「最愛」，所以要消除雞蛋的食用或找到其他的替代品將會很困難。這三個部分的改變均可經由直接面談或電話討論，藉著漸漸進行的方式而完成。不管其中哪一種方法，在個案進入更困難的改變之前，應該要給個案充裕的時間，讓她在日常生活中驗證這些概念。

　　除了缺乏知識以外，諮商師也應該注意錯誤觀念的影響。其中一些在本章前段已討論過了，其他的包括如下：

* 「應該完全避免吃牛肉，因為它含有太高的飽和性脂肪。」。事實上，飼養方式的改變能生產低脂肪的牛肉，因此可以適度地食用這類的牛肉。

- 「低膽固醇膳食中完全禁止食用豬肉。」實際上，豬的瘦肉所含的飽和性脂肪較牛肉還少。
- 「假如將市面販售的豬肉香腸煎到焦黃，所有的脂肪就都會被煎出來了。」要從像豬肉香腸這樣高脂肪含量的肉類中拿掉所有的脂肪，那是不可能的。
- 「我使用了許多人造鮮奶油甜點粉末狀包裝半成品（nondairy powdered whipped toppings），因為它們是椰子油製品而非乳類脂肪。」椰子油是一種含有很高飽和性脂肪的植物油，所以個案應該避免大量食用。

為了協助個案澄清其錯誤的概念，諮商師可以提供一份如**展示圖表5-2**般的低油脂及無油脂食品（包括市面販售的商品及自製的）的參考表。

營養諮商師可以藉由信函向製造食品的工廠蒐集食物產品的成份分析表（如**展示圖表5-4**）建立一份資料庫。這些信函應該是簡潔、直接且具體地要求廠商提供需要的資訊。在**展示圖表5-4**中唯一有興趣的是油脂的含量。有時候其他的一些資料也可能需要，例如碳水化合物或蛋白質的成份。

當得到市面販售食品的相關知識後，個案也必須知道如何在偶爾發生的社交場合中如何調整舊有的飲食習慣。在過去，食物在一些特殊的場合中被當做一種感恩、愛與慶賀之用。在這樣的場合中，要改變原來的飲食習慣會是令人很不愉快的，或甚至根本辦不到。事先打電話詢問宴會的女主人，也能夠協助個案決定哪些食物是最適合吃的，也可以因為這樣做了後，而避免攝取與膳食處方要求相差太多的食物。

展示圖表5-4　建立資料庫的第一步

1997年8月11日
Bonnell湯品公司
1000 East Main Street
Anytown, US 99999

敬啓者：

　　因爲我們的工作需要諮商數百名需要食用修正膽固醇及油脂膳食的病人，我們常常需要對工廠製造的食品進行瞭解。希望您能協助我們對貴公司的產品有更進一步的瞭解，俾使我們能找出哪些食物所含有的成份適合我們將它們安排到病人的膳食中，以及哪些需要被禁止。

　　能否請您將有關貴公司生產的「義大利牛肉丸通心麵」每份所含的膽固醇、單元不飽和脂肪、多元不飽和脂肪及飽和脂肪成份的最新資料郵寄給我們。對我們最有用的是以重量爲單位的資料表。

　　感謝你在百忙中讀信，並期盼能盡快收到你的回覆。謝謝您的協助與合作！

　　　　　　　敬祝
　　　　　　　商祺！

　　　　　　　　　　　　　　　　John Smith, R.D., M.S.
　　　　　　　　　　　　　　　　研究營養師敬上

✿ 處理易忘的各種策略

　　攝取低膽固醇、修正油脂含量食物的各種提醒卡，能夠協助個案改變他們放入冰箱中存放的食物種類。將高脂肪含量的乳酪及沙拉沾醬改爲低脂產品，可做爲一項提醒自己隨時吃適當的食物的提醒物。在食品櫥櫃的門上貼著提醒卡，上面寫著：「別忘記吃低脂食物！」也可以做為一種提醒物。在冰箱門上貼上便條紙，提醒自己在參加宴會前要記得打電話給女主人，也是很有價值的提醒物。

　　一個單獨進食而無法將血液中膽固醇下降到標準指數以內的個案，可能需要服用藥物如cholestyramine，這是一種粉末狀藥物，可作用以增加膽酸的分泌，因此而降低血液中膽固醇的量。服用cholestyramine的患者，可能需要一些提醒物或提示裝置。一份標示何時該服藥的日曆也可做為提醒物，以提醒個案按時服藥。遵從行為工具5-3提供了一份一個月及一個星期的日曆設計範例。這份工具可以用來找出個案一天中忘記服藥的模式與一週裡忘記服藥的時間。例如，星期五的午餐時間，因為沒有把藥戴在身上而沒有服藥。一張貼在冰箱上的便條紙寫著：「別忘了在星期五的中午把該吃的cholestyramine帶在身上。」月曆可用來觀察這種策略是否能增強遵從行為。

處理缺乏承諾的各種策略

　　承諾漸漸減弱的表達常常會是：「我最近在餐廳吃飯會覺得比以往更有困難。」或「我很想吃所有我過去能吃的『好』東西。」或「我厭倦吃低脂肪的食物。」諮商師對這些意見的反應需要的不只是針對字面所說的意思，更需要仔細地評估真正的問題所在。為何承諾會減退？是否是個案生活的改變導致遵從行為的降低。是否這個家庭正面臨經濟問題？假如家庭正面臨財務上的危機，則財務問題將成為優先面對的問題。如果家庭正面臨離婚、婚姻或再婚的混亂，家庭中出現新的成員或親近的親人死亡都可能會造成遵從行為減退與對醫療上必需的食物療法缺乏承諾。失去工作或開始一個新工作也會造成遵從行為的問題。

　　對面臨因生活改變而產生困難的個案，可能需要一段時間的放

鬆規則。展示圖表5-5爲一紙合約,它提供了一個做爲處理這類問題
的範例。在行爲改變的過程中,檢視行爲復發(relapse)應該理所
當然地被視爲例行步驟而與個案做討論。具體地與個案討論所遭遇
的所有失敗(slips)。利用過去記錄的資料展示讓個案看他過去這段
時間做得多麼好。強調現在的生活事件會過去,而生活將會回到它
正常的狀態。

當承諾變低的時候,正向的自我對話對於增加遵從的行爲會是
很重要的。藉由評估吃東西之前和之後的思考過程,諮商師可以觀
察個案的負面自我對話並教導個案將它們改變爲正向的自我對話。
經由如此做,遵從行爲會出現合理的進展。例如,吃了一小片
Cheddar乳酪的個案可能會說:「就是這樣!我把飲食控制搞砸啦!
沒有用的!我就是不能遵照指示吃東西。我放棄啦!」對這樣的看
法,個案可能是大吃一通,他可能吃了三片或更多的乳酪。從負面
的轉換成正向的可能導致如下的自我對話:「我吃了一小片的乳
酪。我知道它含有很高的飽和性脂肪。我只是吃了一片乳酪。我感

展示圖表 5-5　合約

我將在訴請離婚出庭的兩天中(1997年1月21~22日),不服用降低血
液中膽固醇的藥 cholestyramine。在1月23日我將再開始完全遵照醫囑按時
服藥,並同時以當天晚上去看電影做爲自我獎勵。我的營養諮商師將會在1
月24日晚上七點鐘打電話給我以確認我重新開始服藥的情形。

　　如果我在1月23日沒有按時服藥,我將因沒有遵守承諾而取消去看電影
的獎勵。

個案 _____

營養諮商師 _____

醫師 _____

覺很棒的是我能夠停止不再吃另一片。我在今天的一天中都會很小心，保持不要超過我的膳食中可以吃的食物的限度。」大部分正向的思考包括正向的自我獎賞。這一類的自我獎賞可以與從其他人那兒來的正增強併用。

　　家庭或其他重要他人的支持，對個案的遵從行為是很重要的。有時家人會因為在飲食習慣上必須降低飽和性脂肪的攝取而感覺惱怒。如果個案能告訴朋友與親人為何新的飲食型態是必需的，改變飲食行為會較容易些。例如，個案可以解釋說明減少膽固醇與飽和性脂肪的攝取能預防冠狀動脈心臟疾病。這種理論的說明能鼓勵籌備餐會的主人提供低膽固醇與低飽和性脂肪的食物。對個案自己來說，他們可以找到一個正向的步驟去學習避免進食高脂肪且（或）高膽固醇的食物。即使是那些低脂肪、低膽固醇的食物也能有限制地控制吃的量。展示圖表5-6是一份可以在節日吃的食物清單。

　　家庭對個案遵行修正食物中油脂含量的膳食能有很大的協助。營養諮商師可以邀請個案的家庭成員參與教導個案如何準備飲食及接受膳食建議的面談討論。例如，一個沈默的高血脂症（hyper-lipidemic）的青少年可能會有一個媽媽志願負責回應與接收所有相關的訊息，而讓個案與諮商師之間根本無任何交談機會。營養諮商師可以決定在面談中挪出一段時間單獨和個案談話，或是以不直接的削弱技術（extinction techniques）與非口語的姿勢（例如，不注視對方）減少那位母親過度的參與。營養諮商師可能會在一開始諮商面談時說：「J太太，在今天的面談中我希望能夠從與妳兒子的討論裡找出他在學校的飲食習慣。」此時，很重要的是要保持與她兒子適當的目光接觸，以鼓勵他談話而非由他母親回答。

　　諮商師應該指導個案的朋友或其他的家庭成員（如果可能的話）如何對個案提供正增強，以提高其個人遵行修正攝取脂肪的質與量

展示圖表5-6　注意在宴會時所吃食物種類的燈號

綠燈
儘管吃

黃燈
慢慢的吃

紅燈
停止

宴會正式開始前的蔬菜盤
細長條紅蘿蔔
細長條芹菜
白花椰菜
小櫻桃紅蘿蔔
葉萵苣（西生菜）
甘藍菜（包心菜）
番茄
洋菇
醃黃瓜
朝鮮薊
酪梨

沾醬與抹醬
雞尾酒醬
甜酸醬
花生醬

水果
所有種類的：
　新鮮水果
　冷凍水果
　罐頭水果

低脂小點心
鹹脆圈
裸麥脆片
鹹蘇打餅乾
無奶油爆玉米花
白麵包、裸麥麵包
　與粗裸麥麵包
低油牡蠣口味餅乾
　（加於湯類中）
全麥餅乾
烤脆的麵包片
細棍狀脆麵包

糖果
小水果膠糖
各種口味硬式糖果
花生糖

飲料
不含酒精的各種飲
　料
綜合果汁
含酒精的飲料（不
　含蛋或鮮奶油）

肉類開胃菜
蝦
螃蟹
雞肉或火腿沙拉
咕咾肉
魚

宴會小點心
洋芋片
起司口味脆片
玉米片
綜合奶油餅乾

沾餅乾等薄片的沾醬
（一天中其他時間
　只喝脫脂牛奶）
低脂優格調製的沾
　醬

比薩

水果麵包及各式蛋糕

雞肝
包在培根中的雞肉
　或火腿沙拉
雞尾酒會用的小維
　也納
香腸與其他臘腸
燻肝腸
切碎的肝類、肝
乳酪與巧克力餡烤
　酥皮派
巧克力乳酪鍋
　（除非你能只吃一
　口就停下來）
各種巧克力
各種市面販售有重
　油酥外皮的點心
　（炸春捲、蛋塔等
　等）

之膳食。下列為一份家庭成員可以使用的各種正增強技術的檢核表：

- 稱讚個案減低攝取肉類、乳酪、蛋，與其他高脂肪、高膽固醇之食品的量。
- 避免嘲弄或引誘個案攝食高脂肪、高膽固醇的食品。
- 記錄他們對個案在飲食上所做的正向及負面的評論之次數，而且盡量嘗試增加正向的評論，減少負面的評論。

避免將低膽固醇、低脂肪食物稱為「不同」或「奇怪」的食物。

✤ 結論

總之，促使個案對低膽固醇食物之攝取、修正食物中脂肪的飲食型態之遵從行為，需要個案對食物中膽固醇與脂肪之知識有充分的瞭解。在個案增加了相關知識的同時，營養諮商師藉由提供更適當的提醒物設計的建議以催化其遵從行為。對這樣的飲食型態缺乏承諾，是造成飲食遵從行為上退回的主因。營養諮商師在這方面有許多增強膳食改變承諾的行為策略。

◆第五章回顧◆

（答案在附錄H）

1.列出六種與低膽固醇、修正食物中脂肪的飲食型態有關而導致不適當飲食行為的錯誤概念與暴飲暴食的行為。

    a._____

    b._____

    c._____

    d._____

    e._____

    f._____

2.列出在指導個案修正食物中之脂肪的膳食前，必須評估的基礎膳食中五種特殊的飲食成份中之三種。

    a._____

    b._____

    c._____

3.列出三種可以協助個案遵守脂肪與膽固醇控制的飲食型態之策略。

    a._____

    b._____

    c._____

4.下面是一個用來協助你將之前討論的概念應用的練習（依據展示圖表5-3所蒐集的資料）。

Jim，48歲，是一名郵差。他除了出外應酬（他常常參加應酬），其他的時間均在家吃飯。他熱愛吃肉類，但很少吃蛋或乳製品。請規劃出適合Jim的飲食型態並說明兩種可以用來協助個案在社交場合的膳食遵從行為之諮商策略。進食的食物要求是P/S比1.0的膽固醇200毫克，20%的卡路里來自脂肪。

	膽固醇	全部脂肪	飽和性脂肪	多元不飽和脂肪	單元不飽和性脂肪
___ 顆蛋／每週	___	___	___	___	___
___ 盎司肉／每天	___	___	___	___	___
___ 盎司全脂牛奶／每天	___	___	___	___	___
___ _____ 人造奶油／每天	___	___	___	___	___
___ _____ 人造奶油／每天	___	___	___	___	___
總計（2,400卡之百分比）		(___%)		(___%) (___%)	P/S ___

策略：_____

_____

註釋

1. National Center for Health Statistics, "Births, Marriages, Divorces, and Deaths for May 1989," *Monthly Vital Statistics Report* 38, no. 5 (Hyattsville, MD: U.S. Department of Health and Human Services, 1989), Publication No. (PHS) 89–11200.

2. "Summary of the Second Report of the National Cholesterol Education Program (NCEP) Expert Panel on Detection, Evaluation and Treatment of High Blood Cholesterol in Adults (Adult Treatment Panel II)," *Journal of the American Medical Association* 269 (1993): 3015–3023.

3. National Research Council, Food and Nutrition Board, *Recommended Dietary Allowances*, 10th ed. (Washington, DC: National Academy of Sciences, 1989), 44–51.

4. R. T Holman et al., "The Essential Fatty Acid Requirements of Infants and the Assessment of their Dietary Intake of Linoleic by Serum Fatty Acid Analysis," *American Journal of Clinical Nutrition* 14 (1964): 70.

5. National Research Council, Food and Nutrition Board, *Diet and Health: Implications for Reducing Chronic Disease Risk. Report of the Committee on Diet and Health, Food and Nutrition Board* (Washington, DC: National Academy Press, 1989), 750.

6. R.S. Renaud and M. de Lorgeril, "Dietary Lipids and Their Relation to Ischaemic Heart Disease: From Epidemiology to Prevention," *Journal of Internal Medicine* 225 (1989): 39–46.

7. J. Stamler and R. Shekelle, "Dietary Cholesterol and Human Coronary Heart Disease: The Epidemiologic Evidence," *Archives of Pathology in Laboratory Medicine* 112 (1988): 1032–1040.

8. R.B. Shekelle and J. Stamler, "Dietary Cholesterol and Ischaemic Heart Disease," *Lancet* 1 (1989): 1177–1179.

9. S.M. Grundy et al., "Workshop on the Impact of Dietary Cholesterol on Plasma Lipoproteins and Atherogenesis," *Arteriosclerosis* 8 (1988): 95–101.

10. D.M. Hegsted and L.M. Ausman, "Diet, Alcohol and Coronary Heart Disease in Men," *Journal of Nutrition* 118 (1988): 1184–1189.

11. K. Liu et al., "Dietary Lipids, Sugar, Fiber and Mortality from Coronary Heart Disease: Bivariate Analysis of International Data," *Arteriosclerosis* 2, no. 3 (1982): 221–227.

12. D. Kromhout et al., "The Inverse Relation between Fish Consumption and 20-Year Mortality from Coronary Heart Disease," *New England Journal of Medicine* 312 (1985): 1205–1209.

13. T.L.V. Ulbricht and D.A.T. Southgate, "Coronary Heart Disease: Seven Dietary Factors," *Lancet* 338 (1991): 985–992.

14. D. Steinberg et al., "Antioxidants in the Prevention of Human Atherosclerosis: Summary of the Proceedings of a National Heart, Lung, and Blood Institute Workshop: September 5–6, 1991, Bethesda, Maryland," *Circulation* 85, no. 6 (1992): 2338–2345.

15. K.F. Gey et al., "Inverse Correlation Between Plasma Vitamin E and Mortality from Ischemic Heart Disease in Cross-Cultural Epidemiology," *American Journal of Clinical Nutrition* 53 (1991): 326S–334S.

16. H.B. Brewer, Jr., "Lipid and Lipoprotein Metabolism," in *Drug Treatment of Hyperlipidemia*, ed. B.M. Rifkind (New York: Marcel Dekker, 1991), 1–15.

17. H.B. Brewer, Jr., et al., "High Density Lipoproteins: An Overview," in *Report of the High-Density Lipoprotein Methodology Workshop*, ed. K. Lippel (Washington, DC: U.S. Department of Health, Education and Welfare, NIH Publication No. 79-1661, 1979), 29–42.

18. S. Eisenberg, "High-Density Lipoprotein Metabolism," *Journal of Lipid Research* 25 (1984): 1017–1058.

19. Eisenberg, "High-Density Lipoprotein Metabolism."

20. P.M. Clifton et al., "Relationship between Sensitivity to Dietary Fat and Dietary Cholesterol," *Arteriosclerosis* 10 (1990): 394–401.

21. M.B. Katan and A.C. Beynen, "Characteristics of Human Hypo- and Hyperresponders to Dietary Cholesterol," *American Journal of Epidemiology* 125 (1987): 387–399.

22. M.B. Katan et al., "Congruence of Individual Responsiveness to Dietary Cholesterol and to Saturated Fat in Humans," *Journal of Lipid Research* 29 (1988): 883–892.

23. M.B. Katan et al., "Differences in Individual Responsiveness of Serum Cholesterol to Fat-Modified Diets in Man," *European Journal of Clinical Investigation* 18 (1988): 644–647.

24. Grundy, "Workshop on the Impact of Dietary Cholesterol on Plasma Lipoproteins and Atherogenesis."

25. S.L. Connor and W.E. Connor, "The Importance of Dietary Cholesterol in Coronary Heart Disease," *Preventive Medicine* 12 (1983): 115–123.

26. S.M. Grundy and M.A. Denke, "Dietary Influences on Serum Lipids and Lipoproteins," *Journal of Lipid Research* 31 (1990): 1149–1172.

27. S.M. Grundy, "Comparison of Monounsaturated Fatty Acids and Carbohydrates for Lowering Plasma Cholesterol," *New England Journal of Medicine* 314 (1986): 745–748.

28. S.M. Grundy et al., "Comparison of Monounsaturated Fatty Acids and Carbohydrates for Reducing Raised Levels of Plasma Cholesterol in Man," *American Journal of Clinical Nutrition* 47 (1988): 965–969.

29. H.N. Ginsberg et al., "Reduction of Plasma Cholesterol Levels in Normal Men on an American Heart Association Step 1 Diet or a Step 1 Diet with Added Monounsaturated Fat," *New England Journal of Medicine* 322 (1990): 574–579.

30. Grundy, "Comparison of Monounsaturated Fatty Acids and Carbohydrates for Lowering Plasma Cholesterol."

31. J.T. Knuiman et al., "Total Cholesterol and High Density Lipoprotein Cholesterol Levels in Populations Differing in Fat and Carbohydrate Intake," *Arteriosclerosis* 7 (1987): 612–619.

32. E.A. Brinton et al., "A Low-Fat Diet Decreases High Density Lipoprotein (HDL) Cholesterol Levels by Decreasing HDL Apolipoprotein Transport Rates," *Journal of Clinical Investigation* 85 (1990): 144–151.

33. C.E. West et al., "Boys from Populations with High-Carbohydrates Intake Have Higher Fasting Triglyceride Levels Than Boys from Populations with High-Fat Intake," *American Journal of Epidemiology* 131 (1990): 271–282.

34. National Cholesterol Education Program, *Second Report of the Expert Panel on Detection, Evaluation, and Treatment of High Blood Cholesterol in Adults* (Bethesda, MD: National Institutes of Health, National Heart, Lung, and Blood Institute, NIH Publication No. 93-3095, II-8, September 1993).

35. A. Keys et al., "Serum Cholesterol Response to Changes in the Diet. IV. Particular Saturated Fatty Acids in the Diet," *Metabolism* 14 (1965): 776–787.

36. D.M. Hegsted et al., "Quantitative Effects of Dietary Fat on Serum Cholesterol in Man," *American Journal of Clinical Nutrition* 17 (1965): 281–295.

37. R.P. Mensink and M.B. Katan, "Effects of Dietary Fatty Acids on Serum Lipids and Lipoproteins: A Meta-Analysis of 27 Trials, *Arteriosclerosis and Thrombosis* 12 (1992): 911–919.

38. W.S. Harris, "Fish oils and Plasma Lipid and Lipoprotein Metabolism in Humans: A Critical Review," *Journal of Lipid Research* 30 (1989): 785–807.

39. W.E. Connor, "Hypolipidemic Effects of Dietary Omega-3 Fatty Acids in Normal and Hyperlipidemic Humans: Effectiveness and Mechanisms," in *Health Effects of Polyunsaturated Fatty Acids in Seafoods*, ed. A. Simopoulos, et al. (Orlando, FL: Academic Press, 1986), 173–210.

40. Mensink and Katan, "Effects of Dietary Fatty Acids on Serum Lipids and Lipoproteins: A Meta-Analysis of 27 Trials."

41. D.M. Dreon et al., "The Effects of Polyunsaturated Fat vs Monounsaturated Fat on Plasma Lipoproteins," *Journal of the American Medical Association* 262 (1990): 2462–2466.

42. E.M. Berry et al., "Effects of Diets Rich in Monounsaturated Fatty Acids on Plasma Lipoproteins—Jerusalem Nutrition Study: High MUFAs and High PUFAs," *American Journal of Clinical Nutrition* 53 (1991): 899–907.

43. A.W. Caggiula et al., "The Mutiple Risk Factor Intervention Trial (MRFIT). VI. Intervention on Blood Lipids," *Preventive Medicine* 10 (1981): 1269–1272.

44. T.A. Dolecek et al., "A Long-Term Intervention Experience: Lipid Responses and Dietary Adherence Patterns in the Multiple Risk Factor Intervention Trial," *Journal of the American Dietetic Association* 86 (1986): 752–798.

45. Multiple Risk Factor Intervention Trial Research Group, "Multiple Risk Factor Intervention Trial: Risk Factor Changes and Mortality Results," *Journal of the American Medical Association* 248 (1982): 1465–1477.

46. A. McAlister et al., "Theory and Action for Health Promotion: Illustrations from the North Karelia Project," *American Journal of Public Health* 72 (1982): 43–50.

47. R.L. Kavetti and H. Hamalainen, "Long-Term Effect of Nutrition Education on Myocardial Infarction Patients: A 10-Year Follow-Up Study," *Nutrition Metabolism and Cardiovascular Disease* 3 (1993): 185–192.

48. A.C. Buller, "Improving Dietary Education for Patients with Hyperlipidemia," *Journal of the American Dietetic Association* 72 (1978): 277–281.

49. R.F. Heller et al., "Secondary Prevention after Acute Myocardial Infarction," *American Journal of Cardiology* 72 (1993): 759–762.

50. M. Stern et al., "Results of a Two-Year Health Education Campaign on Dietary Behavior," *Circulation* 54 (1976): 826–833.

51. World Health Organization European Collaborative Group, "European Collaborative Trial of Multifactorial Prevention of Coronary Heart Disease: Final Report on the 6-Year Results," *Lancet* 2 (1986): 869–872.

52. G. Rose, "European Collaborative Trial of Multifactorial Prevention of Coronary Heart Disease," *Lancet* 1 (1987): 747–751.

53. L. Wilhelmsen et al., "The Multifactor Primary Prevention Trial in Goteborg, Sweden," *European Heart Journal* 7 (1986): 279–288.

54. J.W. Farquar et al., "Effects of Communitywide Education on Cardiovascular Disease Risk Factors: The Stanford Five-City Project," *Journal of the American Medical Association* 264 (1990): 359–365.

55. J. Tuomilehto et al., "Decline in Cardiovascular Mortality in North Karelia and Other Parts of Finland," *British Medical Journal* 293 (1986): 1068–1071.

56. E. Engblom et al., "Exercise Habits and Physical Performance during Comprehensive Rehabilitation after Coronary Artery Bypass Surgery," *European Heart Journal* 13 (1992): 1053–1059.

57. G. Schuler et al., "Regular Physical Exercise and Low-Fat Diet: Effects of Progression of Coronary Artery Disease," *Circulation* 86 (1992): 1–11.

58. N.D. Barnard et al., "Adherence and Acceptability of a Low-Fat, Vegetarian Diet among Patients with Cardiac Disease," *Journal of Cardiopulmonary Rehabilitation* 12 (1992): 423–431.

59. W.L. Haskell et al., "Effects of Intensive Multiple Risk Factor Reduction on Coronary Atherosclerosis and Clinical Cardiac Events in Men and Women with Coronary Artery Disease: The Stanford Coronary Risk Intervention Project (SCRIP)," *Circulation* 89 (1994): 975–990.

60. J.C. Witschi et al., "Family Cooperation and Effectiveness in a Cholesterol-Lowering Diet," *Journal of the American Dietetic Association* 72 (1978): 384–389.

61. R.S. Reeves et al., "Effects of a Low Cholesterol Eating Plan on Plasma Lipids: Results of a Three-Year Community Study," *American Journal of Public Health* 73 (1983): 873–877.

62. Stern et al., "Results of a Two-Year Health Education Campaign on Dietary Behavior."

63. Witschi et al., "Family Cooperation and Effectiveness in a Cholesterol-Lowering Diet."

64. R. Bruno et al., "Randomized Controlled Trial of a Nonpharmacological Cholesterol Reduction Program at the Worksite," *Preventive Medicine* 12 (1983): 523–532.

65. K. Glanz, "Nutrition Education for Risk Factor Reduction and Patient Education: A Review," *Preventive Medicine* 14 (1985): 721–752.

遵從行為工具 5-1
個案膽固醇與脂肪控制飲食型態問卷

本問卷為一項監控設計,做為在臨床營養計畫上有效地蒐集病人的資料。它有幾項功能。

首先,它是一項很有用的篩選設計或動機的測驗。不願花時間填寫此份問卷的人們,可能也不會花時間全力地參與飲食控制的行為改變與膽固醇修正的方案。

接著,這些問題的答案可能對治療師在初次面談及接著的營養諮商面談中非常有用處。體重的改變記錄可以個案自己的觀點系統化地檢視他們的體重問題(如果有的話)與環境影響他們的感覺,這些對他們飲食行為的改變很重要。過去曾嘗試過在飲食型態上改變的歷史、他們曾經持續參與飲食修正計畫的時間長度,以及過去失敗的理由都很有用。還有他們在過去飲食控制期間的情緒改變亦能協助你參與及面對治療期間可能增加的問題。

有關社交與家庭史方面的問題提供了可在醫療上使用的額外訊息:例如,父母的死因及家人體重史。

經由這份問卷得到的訊息在美國絕大多數的州都被認定為保密的文件。沒有經由個案書面的同意,這些訊息不能洩漏給有興趣的個人、醫師、保險公司或執法機構。

資料來源:Adapted from J.M. Ferguson, *Learning To Eat : Behavior Modification for Weigh Control*, with permission of Bull Publishing Company, © 1975. Questions 50-56 are reprinted from "Food Preparation Questionnaire" with permission of Nutrition Coordinating Center, University of Minnesota.

姓名：_____ 性別：女　男　年齡：_____　生日：_____
地址：_____
家中電話：_____　辦公室電話：_____

體重史

1.在下表中標示你成長過程中曾經體重過重的時期。如果你從未體重
　過重，跳過前面的題目直接由第15題開始作答。在適當空格處填入
　你在每一時期最高的體重及超重多少公斤（磅）。以五年爲一單
　位，簡短地描述你在這段期間任何用過的減重方法（例如：飲食控
　制、注射、藥丸）。也列出任何你覺得與你體重增加或減少有關的
　重大生活事件（例如：大學甄試、結婚、懷孕、生病）。

年齡	最重體重	超重磅數	減重使用方法	影響體重改變的重大事件
出生				
0－5				
6－10				
11－15				
16－20				
21－25				

年齡	最重體重	超重磅數	減重使用方法	影響體重改變 的重大事件
26－30				
31－35				
36－40				
41－45				
46－50				
51－55				
56－60				
61－65				

2.您目前的體重 ＿＿＿＿＿＿＿ 身高＿＿＿＿＿＿＿

3.描述您目前的體重（勾選其一）

　＿＿＿＿體重過重很多

　＿＿＿＿體重過重一點

　＿＿＿＿適中

4.您是否對目前的體重所形成的身材滿意？（勾選其一）

　＿＿＿＿完全滿意　　　　＿＿＿＿滿意　　　　　　＿＿＿＿沒特別感覺

　＿＿＿＿不滿意　　　　　＿＿＿＿非常不滿意

5.你覺得過去最佳的體重是多少或你認為你將會覺得最好？＿＿＿＿

6.您希望減重多少？＿＿＿＿＿＿＿＿＿＿＿＿＿＿＿＿＿＿＿＿＿＿

7.你是否覺得你的體重影響你每日的活動？（勾選其一）

　＿＿＿　沒影響

　＿＿＿　一些影響

　＿＿＿　常常干擾

　＿＿＿　非常大的影響

8.為何現在這段期間你想要減重？＿＿＿＿＿＿＿＿＿＿＿＿＿＿＿

9.下列這些人對您的減重會是什麼態度？

	負向 （他們不允許或憤慨）	冷淡 （不在乎或不幫忙）	正向 （他們鼓勵我及瞭解）
丈夫			
妻子			
孩子			
父母			
老闆			
朋友			

10.是否這些態度影響你的體重減少或增加？是＿＿＿　否＿＿＿

　　如果答是，請說明：＿＿＿＿＿＿＿＿＿＿＿＿＿＿＿＿＿＿＿

　　＿＿＿＿＿＿＿＿＿＿＿＿＿＿＿＿＿＿＿＿＿＿＿＿＿＿＿＿＿＿

　　＿＿＿＿＿＿＿＿＿＿＿＿＿＿＿＿＿＿＿＿＿＿＿＿＿＿＿＿＿＿

11.下面列出了一些不同的減重方法。請在適當的空格中標明你曾經
　　用過的方法。

	使用年齡	使用次數	減掉最高重量	說明 （維持減重的時間； 成功次數；困難情形）
TOPS（技巧的減少磅數）				
公司的減重計畫				
藥丸				
監督的飲食控制				
沒有監督的飲食控制				
飢餓法				
行為改變技術				
心理治療				
催眠				
其他				

12.哪一種方法你用過最長的時間？＿＿＿＿＿＿＿＿＿＿＿＿＿

＿＿＿＿＿＿＿＿＿＿＿＿＿＿＿＿＿＿＿＿＿＿＿＿＿＿＿＿

13.在一次減輕很多體重期間或之後你是否曾經有重大的情緒改變？

	一點也不	有一點	中度	非常	強烈的

a.沮喪、傷心、低落、
　不快樂、憂鬱

b.焦慮、緊張、焦躁
　不安，隨時都焦慮

c.身體虛弱

d.興奮或快樂

e.易惱怒、困擾或生氣

f.疲乏、精疲力竭、
　隨時都會疲倦

g.缺乏自信

14.你在施行減重計畫時哪些部份常常出問題？ _____

_____

_____

15.你在身體上的活動性如何？（勾選其一）

____非常有精力的   ____適中   ____非常不活動

____有精力的   ____不活動的

16.你從事什麼樣的體能活動，而且多久做一次？

活動 （例如：游泳、慢跑、跳舞）	頻率 （每日、每週、每月）

醫療史

17.你最近的一次全身健康檢查是多久以前？_____

18.你目前的醫生是誰？ _____

19.你現在有哪些健康問題？_____

_____

_____

20.你規律地服用哪些藥物、維生素或礦物質？_____

_____

_____

_____

如果可能的話，請將標籤貼在這裡。

21.列出任何可能使你過敏的藥物或食物：＿＿＿＿＿＿＿＿＿＿＿

＿＿＿＿＿＿＿＿＿＿＿＿＿＿＿＿＿＿＿＿＿＿＿＿＿＿＿

＿＿＿＿＿＿＿＿＿＿＿＿＿＿＿＿＿＿＿＿＿＿＿＿＿＿＿

22.列出任何住院或手術記錄。標示出每一次進入醫院時的年齡。

年　齡　　　　　　　　　住院的理由

＿＿＿＿＿＿＿　　　＿＿＿＿＿＿＿＿＿＿＿＿＿＿＿

＿＿＿＿＿＿＿　　　＿＿＿＿＿＿＿＿＿＿＿＿＿＿＿

＿＿＿＿＿＿＿　　　＿＿＿＿＿＿＿＿＿＿＿＿＿＿＿

23.列出您曾患的重病，但是不需住院，確定您生病時的年齡。

年　齡　　　　　　　　　疾病

＿＿＿＿＿＿＿　　　＿＿＿＿＿＿＿＿＿＿＿＿＿＿＿

＿＿＿＿＿＿＿　　　＿＿＿＿＿＿＿＿＿＿＿＿＿＿＿

＿＿＿＿＿＿＿　　　＿＿＿＿＿＿＿＿＿＿＿＿＿＿＿

24.描述任何因為體重過重併發的醫療問題。

＿＿＿＿＿＿＿＿＿＿＿＿＿＿＿＿＿＿＿＿＿＿＿＿＿＿＿

＿＿＿＿＿＿＿＿＿＿＿＿＿＿＿＿＿＿＿＿＿＿＿＿＿＿＿

25.你通常每週喝多少酒？＿＿＿＿＿＿＿＿＿＿＿＿＿＿＿＿＿

26.列出任何你過去曾經或現在正在進行的精神醫療的接觸、個別的
諮商或婚姻諮商。

年　齡　　　　　　　　　接觸的理由與治療的模式

＿＿＿＿＿＿＿　　　＿＿＿＿＿＿＿＿＿＿＿＿＿＿＿

＿＿＿＿＿＿＿　　　＿＿＿＿＿＿＿＿＿＿＿＿＿＿＿

＿＿＿＿＿＿＿　　　＿＿＿＿＿＿＿＿＿＿＿＿＿＿＿

社交史

27.圈選出去年你就讀的學校年級（或最高學歷）：

　　1 2 3 4 5 6 7 8　　　9 10 11 12　　　1 2 3 4　　　碩士　　　博士
　　　　國民教育　　　　　中學　　　　　大學

　　其它＿＿＿＿＿＿＿＿＿＿＿＿＿＿＿＿＿＿＿＿＿＿＿＿＿＿＿

28.描述你目前的職業：＿＿＿＿＿＿＿＿＿＿＿＿＿＿＿＿＿＿＿＿

＿＿＿＿＿＿＿＿＿＿＿＿＿＿＿＿＿＿＿＿＿＿＿＿＿＿＿＿＿＿

29.你現在的工作到目前已做了多久？＿＿＿＿＿＿＿＿＿＿＿＿＿＿

30.目前婚姻狀態（勾選其一）

　　＿＿＿ 單身

　　＿＿＿ 已婚

　　＿＿＿ 離婚

　　＿＿＿ 寡居

　　＿＿＿ 分居

　　＿＿＿ 訂婚

31.請依每一次婚姻回答下列問題：

　　結婚日期　　　　　　＿＿＿＿＿＿　＿＿＿＿＿＿　＿＿＿＿＿＿

　　結束日期　　　　　　＿＿＿＿＿＿　＿＿＿＿＿＿　＿＿＿＿＿＿

　　原因（死亡、離婚等）　＿＿＿＿＿＿　＿＿＿＿＿＿　＿＿＿＿＿＿

　　小孩數量　　　　　　＿＿＿＿＿＿　＿＿＿＿＿＿　＿＿＿＿＿＿

32.配偶的年齡＿＿＿＿＿＿　　　體重＿＿＿＿＿＿　　　身高＿＿＿＿＿＿

33.描述你配偶的工作：＿＿＿＿＿＿＿＿＿＿＿＿＿＿＿＿＿＿＿＿

＿＿＿＿＿＿＿＿＿＿＿＿＿＿＿＿＿＿＿＿＿＿＿＿＿＿＿＿＿＿

34.描述你配偶的體重（勾選其一）

_____體重過重很多

_____體重有些過輕

_____體重過重一點

_____體重過輕很多

_____適中

35.列出你孩子的年齡、性別、身高、體重，並圈出他們是否體重過重、標準體重或體重過輕。包括先前婚姻所生的孩子，不管他們是否與你同住。

年齡	性別	體重	身高	體重過重			體重不足	
____	____	____	____	非常	輕微	正常	輕微	非常
____	____	____	____	非常	輕微	正常	輕微	非常
____	____	____	____	非常	輕微	正常	輕微	非常
____	____	____	____	非常	輕微	正常	輕微	非常
____	____	____	____	非常	輕微	正常	輕微	非常
____	____	____	____	非常	輕微	正常	輕微	非常

36.誰在家中與你同住？ _____

_____

家庭史

37.你的父親是否健在？ ____是 ____否

父親現在的年齡或死亡時的年齡 _____

38.你的母親是否健在？ ____是 ____否

母親現在的年齡或死亡時的年齡 _____

39.描述你父親的職業 _____

40. 描述你母親的職業 _____

41. 描述你在成長時父親的體重（勾選其一）。如果你從未有過體重過重，跳到第50題作答。

    _____體重過重很多

    _____體重有些過輕

    _____體重過重一點

    _____體重過輕很多

    _____適中

42. 描述你在成長時母親的體重（勾選其一）。如果你從未有過體重過重，跳到第50題作答。

    _____體重過重很多

    _____體重有些過輕

    _____體重過重一點

    _____體重過輕很多

    _____適中

43. 列出你兄弟與姊妹的年齡、性別、身高、體重，並圈出他們是否體重過重、標準體重或體重過輕。

年齡	性別	體重	身高	體重過重			體重不足	
――	――	――	――	非常	輕微	正常	輕微	非常
――	――	――	――	非常	輕微	正常	輕微	非常
――	――	――	――	非常	輕微	正常	輕微	非常
――	――	――	――	非常	輕微	正常	輕微	非常
――	――	――	――	非常	輕微	正常	輕微	非常
――	――	――	――	非常	輕微	正常	輕微	非常

44.請加入任何你覺得可能與你目前飲食行為有關的額外訊息。其中包括與你家人及朋友的互動,而這些互動可能會妨害飲食修正計畫,以及你覺得可能協助我們瞭解你的飲食行為之額外家庭或社交史。

_____

_____

_____

_____

_____

_____

準備食物的習慣

45.你是否在進餐時往食物裡撒鹽?(勾選其一)

____總是

____偶而

____從未有

46.當坐在餐桌前用餐時,如果你要加鹽調味,你會評量自己加鹽的份量為何?(勾選其一)

____少量

____適中

____很重

47.當坐在餐桌前用餐時,你是否會使用像少鈉鹽(Lite)、低鈉鹽(Low-Salt)或無鈉鹽(No-salt)等一般食鹽的代用品嗎?(勾選其一)

_____經常

_____偶爾

_____從未

如果使用了的話，請註明使用的品牌：_____

48.當坐在餐桌前用餐時，你是否經常使用其他的調味鹽如洋蔥鹽（onion salt）或大蒜鹽（garlic salt）？（勾選其一）

_____否

_____是　　　請註明使用的種類：_____

49.檢核在烹調下列食物項目時，你是否總是會添加食鹽或食鹽代用品：

	食鹽	食鹽代用品	調味鹽	不使用
義大利麵點類：如麵條、通心粉	[ ]	[ ]	[ ]	[ ]
米飯	[ ]	[ ]	[ ]	[ ]
各種馬鈴薯	[ ]	[ ]	[ ]	[ ]
其他蔬菜	[ ]	[ ]	[ ]	[ ]
肉類	[ ]	[ ]	[ ]	[ ]
水果	[ ]	[ ]	[ ]	[ ]
其他（例如咖啡）	[ ]	[ ]	[ ]	[ ]
請註明：_____	[ ]	[ ]	[ ]	[ ]
_____	[ ]	[ ]	[ ]	[ ]

如果使用了食鹽替代品的話，請註明使用的品牌：_____

50.是否使用下列的餐桌上或烹調用油脂（每項勾選其一）？

奶油　　　　_____是（請註明：_____一般的，_____無鹽的）

　　　　　　_____否

人造奶油　　_____是（請註明：_____一般的，_____無鹽的）

　　　　　　_____否

請註明使用的品牌：

_____　___條狀___桶裝___低脂___塗抹麵包類用的

_____　___條狀___桶裝___低脂___塗抹麵包類用的

_____　___條狀___桶裝___低脂___塗抹麵包類用的

植物油（例如：玉米油、大豆油、紅花油、葵花油等等）（勾選其一）

___是　（請註明使用的種類與／或廠牌：_____）

___否 _____

_____

罐裝噴灑式人造鮮奶油（shortening）（如Pam牌的產品）

___是　（請註明廠牌：_____）

___否 _____

_____

打發了的固態人造鮮奶油（solid shortening）（如Crisco、Spry、Fluffo等廠牌的產品）（勾選其一）

___是　（請註明使用的種類與／或廠牌：_____）

___否 _____

_____

其他的烹調用油脂（例如：豬油、煎培根釋出的油、醃肥豬肉、家禽類的油脂等等）（勾選其一）

___是　（請註明：_____）

___否 _____

_____

51.檢核在烹調下列食物項目時，你最常使用的油脂：

	沒有使用	牛油	雞油	豬油	培根油	植物性人造鮮奶油（vegetable shortening, 如Crisco, Fluffo, Spry等廠牌的產品）	烹調油如Wesson, Mazola牌植物油	罐裝噴灑式液態人造鮮奶油（shortening）	人造奶油（乳瑪琳）	奶油
煎荷包蛋	[ ]	[ ]	[ ]	[ ]	[ ]	[ ]	[ ]	[ ]	[ ]	[ ]
炒蛋	[ ]	[ ]	[ ]	[ ]	[ ]	[ ]	[ ]	[ ]	[ ]	[ ]
法式土司	[ ]	[ ]	[ ]	[ ]	[ ]	[ ]	[ ]	[ ]	[ ]	[ ]
玉米麵包	[ ]	[ ]	[ ]	[ ]	[ ]	[ ]	[ ]	[ ]	[ ]	[ ]
馬鈴薯泥	[ ]	[ ]	[ ]	[ ]	[ ]	[ ]	[ ]	[ ]	[ ]	[ ]
薯條	[ ]	[ ]	[ ]	[ ]	[ ]	[ ]	[ ]	[ ]	[ ]	[ ]
煎馬鈴薯片或絲	[ ]	[ ]	[ ]	[ ]	[ ]	[ ]	[ ]	[ ]	[ ]	[ ]
綠葉蔬菜	[ ]	[ ]	[ ]	[ ]	[ ]	[ ]	[ ]	[ ]	[ ]	[ ]
其他非綠葉蔬菜	[ ]	[ ]	[ ]	[ ]	[ ]	[ ]	[ ]	[ ]	[ ]	[ ]
白色的豆類（如斑豆pinto）	[ ]	[ ]	[ ]	[ ]	[ ]	[ ]	[ ]	[ ]	[ ]	[ ]
勾芡的肉汁醬	[ ]	[ ]	[ ]	[ ]	[ ]	[ ]	[ ]	[ ]	[ ]	[ ]
白色的調味醬	[ ]	[ ]	[ ]	[ ]	[ ]	[ ]	[ ]	[ ]	[ ]	[ ]
派皮（pie crust）	[ ]	[ ]	[ ]	[ ]	[ ]	[ ]	[ ]	[ ]	[ ]	[ ]

52. 檢核在準備下列食物時，你最常使用的烹調法。如果你要煎炸其中任何一項，請說明你是否會在炸之前先沾麵粉、麵糊或麵包粉，以及你會用哪種油脂來煎炸該項食物。同樣地，也請檢核是否會預備肉汁沾醬。

項目	烹調法 （例如：煎、燒烤、油炸）	使用的油脂 （如果有使用）
漢堡		
牛排		
肉排		
家禽		
魚		
甲殼類 （蝦、蟹等）		
肝臟		
其他，請註明		

53. 你是否會在肉類上加上調味肉汁醬？（勾選其一）

____是 ____否

54. 如果你製作調味肉汁醬時，你是否常用（勾選其一）：

____玉米澱粉 ____麵粉

是否常加入液體（勾選其一）：____牛奶 ____水 ____其他

（請註明：_____）

55.請說明在烹調或進食肉類前，你是否會先將肉上的脂肪先剔除下來（勾選其一）：

＿＿剔下大部分　　＿＿剔下一些　＿＿通常都不剔除

56.檢核在進食下列沙拉時，最常使用的沙拉醬：（請註明廠牌）

	美乃滋類（廠牌例如：Miracle Whip, Spin Blend）	一般的美乃滋（廠牌例如：Hellmann's, Kraft）	仿美乃滋類（廠牌例如：Bright Day）	Weight Watchers' 譯者註5 出產的美乃滋	其他 請註明如法式、義大利式、農莊式
馬鈴薯沙拉					
高麗菜沙拉 譯者註6					
生菜沙拉					
通心粉沙拉					
其他（請註明）					

譯者註5：Weight Watchers為專做減重食品、開辦各種減重計畫課程、出版有
　　　　關書籍及開辦減肥中心之機構。
譯者註6：Cole Slaw高麗菜與少許胡蘿蔔切細絲，或許加上一些葡萄乾。

遵從行為工具 5-2
脂肪因素及非因素（監控設計）

	對	錯
1.所有的植物油有較低的膽固醇。	＿＿＿＿	＿＿＿＿
2.飽和脂肪只在動物性產品中發現。	＿＿＿＿	＿＿＿＿
3.氫化作用有助於減少脂肪飽和度。	＿＿＿＿	＿＿＿＿
4.花生醬中可發現膽固醇。	＿＿＿＿	＿＿＿＿
5.所有的動物產品皆有膽固醇。	＿＿＿＿	＿＿＿＿
6.所有食物中含有高飽和脂肪者亦含高膽固醇。	＿＿＿＿	＿＿＿＿

遵從行為工具 5-3
一個月及一週記錄誌（監控設計）

一個月記錄誌

星期日	星期一	星期二	星期三	星期四	星期五	星期六
1 ✓	2	3 ✓	4 ✓	5	6 ✓	7 ✓
8	9	10	11	12	13	14
15	16	17	18	19	20	21
22	23	24	25	26	27	28
29	30	31	1	2	3	4

_____ 年 ____ 月　　　　如果有任何疑問，請來電：_____

一週記錄誌

姓名：_____

注意事項：_____　　謝謝您！

遵從行為工具 5-4

每日膽固醇量及脂肪量之圖表（監控設計）

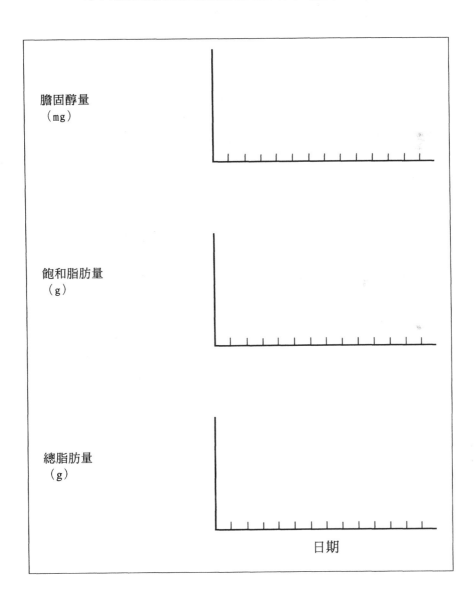

遵從行為工具 5-5

血清脂質值之圖表（監控設計）

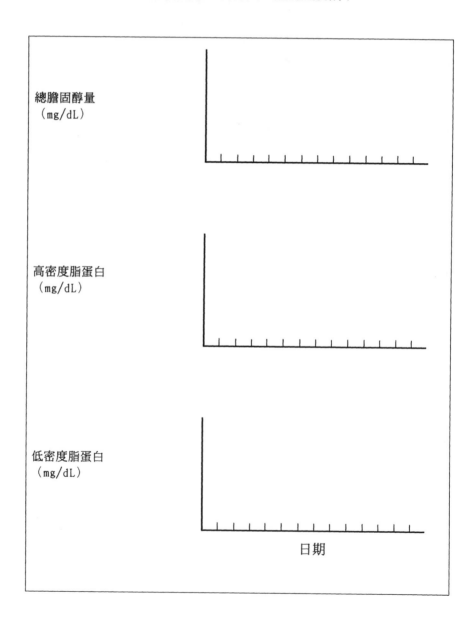

總膽固醇量
（mg/dL）

高密度脂蛋白
（mg/dL）

低密度脂蛋白
（mg/dL）

日期

遵從行為工具 5-6
食品儲藏室盤點表（監控設計）

食物	飽和脂肪 （氫化植物性脂肪）	多元 不飽和脂肪	單元 不飽和脂肪

遵從行為工具 5-7
病人餐食計畫表（知識性設計）

餐食計畫可以幫助你維持低脂肪及低膽固醇攝取量，在你下一次面談前，先計劃三天，以避免高脂肪極高膽固醇食物。

	第一天	第二天	第三天
早餐			
點心			
午餐			
點心			
晚餐			
點心			

遵從行為工具 5-8

在外面餐廳用餐的提示（知識性設計）

從下列的建議中挑選：

開胃菜

清湯（bouillon，法式有肉的清湯、consomme，無脂肪的法式清燉肉湯）、水果或蔬菜、果汁、海鮮雞尾酒[譯者註7]（除了蝦以外的海鮮）、去掉半邊殼的生蠔或蛤。（確定要將所吃的海鮮列入你的肉類容許攝取量中。）

沙拉

葉萵苣及其他的蔬菜、各種水果、水果與農舍乳酪[譯者註8]、果凍。使用檸檬汁、醋與油、法式沙拉醬或美乃滋做為你的沙拉醬。

前菜

烘烤的、水煮的，或燒烤的魚、家禽、瘦肉、農舍乳酪。

蔬菜

所有沒有加奶油、肉類脂肪或鮮奶油醬汁烹調的蔬菜。

馬鈴薯及替代物

沒有淋上調味醬的烘烤或水煮的馬鈴薯、沒有加奶油的馬鈴薯泥、白飯、各種形狀的通心粉或條狀義大利麵。

甜點

新鮮或罐裝的水果、糖水煮過的水果、雪酪[譯者註9]、果凍、沒有抹上糖霜或鮮奶油裝飾的天使蛋糕。

飲料

咖啡或茶（不加鮮奶油或奶精）、碳酸發泡飲料、新鮮果汁、牛奶（如果被允許的話），以及含酒精的飲料（除非因為健康問題而不被允許）。

早餐的喜瑞爾穀片

除了椰子口味外的所有穀片、配上被允許的牛奶種類進食。

雜項食品

核果類（除了核桃與榛子外）、蜂蜜、果醬、糖漿、硬糖果、棉花糖、可嚼的水果糖、硬水果糖、豆狀外包糖衣的各種口味軟糖、薄荷糖（不含巧克力或夾心糖）、辛香料，以及可容許的各種風味調味品。

應避免的食品

什錦菜、油炸或鮮奶油烹煮的食物、全脂牛奶產品所製造的食物、奶油、起司或勾芡肉醬汁。不要吃糕餅類（各式烤甜捲、各種派、各種蛋糕、小甜餅、甜甜圈、威化餅）、肥膩的肉類（培根、香腸、肉捲、奶油濃湯、洋芋片或玉米片。

※ 詢問在菜單上所列食物的脂肪及其他成份的含量，接著在你挑選要吃的食物烹調法上給予明確指導。

譯者註7：海鮮雞尾酒（seafood cocktail）為一種川燙海鮮淋上番茄醬為主調製的甜酸醬料，通常放在酒杯內的冷盤開胃菜。

譯者註8：農舍乳酪（cottage cheese）是一種白色較清淡口味的軟質溼乳酪；計入牛奶的容許攝取量。

譯者註9：雪酪（sherbet）為似冰淇淋的水果雪泥冰。

遵從行為工具 5-9
高膽固醇、高脂肪菜單與低膽固醇、低脂肪菜單之比較
（知識性設計）

家庭中高膽固醇、高脂肪菜單

早餐1

蛋（一個）
培根（兩片）
土司（兩片）
Blue Bonnet牌條狀人造奶油
（兩茶匙）
全脂牛奶（八盎司）
柳橙汁（四盎司）

午餐1

義大利香腸（一盎司）
麵包（兩片）
美乃滋（一湯匙）
Blue Bonnet牌條狀人造奶油
（兩茶匙）
洋芋片（一杯）
Mr. Goodbar條狀巧克力（一條）
全脂牛奶（八盎司）

晚餐1

烤牛肉（五盎司）
馬鈴薯泥（半杯）
玉米（半杯）
麵包（兩片）
Blue Bonnet牌條狀人造奶油（六茶匙）
櫻桃餅（Cherry Cobbler）（一杯）
冰淇淋（半杯）
全脂牛奶（八盎司）

附註：營養價值（nutrient values）摘自多種資料來源，包括Jean A.T. Pennington, *Bowes and Church's Food Values of Portions Commonly Used* (Philadelphia: J.B. Lippincott, 1994), labels and Nutrient Data System (NDS), University of Minnesota. 個別飲食型態的實際計算包括多種目前可供營養諮商師使用的資料表。

早餐1

	數量	膽固醇(mg)	全部脂肪(g)	多元飽和脂肪(g)	單元不飽和脂肪(g)	不飽和脂肪(g)	P/S比
蛋	一個	213	5.30	1.60	0.70	2.00	
培根	兩片	11	6.24	2.20	0.74	3.30	
土司	兩片	—	—	—	—	—	
Blue Bonnet牌條狀人造奶油	兩茶匙	—	5.33	1.00	1.00	1.33	
全脂牛奶	八盎司	34	8.15	5.08	0.29	2.78	
柳橙汁	四盎司	—	—	—	—	—	
總計		258	25.02	9.88	2.73	9.41	0.28

午餐1

	數量	膽固醇(mg)	全部脂肪(g)	多元飽和脂肪(g)	單元不飽和脂肪(g)	不飽和脂肪(g)	P/S比
義大利香腸	一片(23g)	13	6.52	2.68	0.24	3.60	
麵包	兩片	—	—	—	—	—	
美乃滋	一湯匙	8	10.96	1.60	5.70	3.10	
Blue Bonnet牌條狀人造奶油	兩茶匙	—	5.33	1.00	1.00	1.33	
洋芋片	一杯	8	8.60	3.42	1.02	4.16	
Mr. Goodbar條狀巧克力	一條	10	16.10	9.00	0.80	5.70	
全脂牛奶	八盎司	34	8.15	5.08	0.29	2.78	
總計		73	55.66	22.78	9.05	20.67	.40

（續）遵從行為工具5-9

晚餐1

	數量	膽固醇 (mg)	全部脂肪 (g)	多元不飽和脂肪 (g)	單元不飽和脂肪 (g)	不飽和脂肪 (g)	P/S比
烤牛肉（中等肥瘦）	五盎司	130	21.10	9.15	5.50	6.45	
馬鈴薯泥*	半杯	—	—	—	—	—	
玉米*	半杯	—	—	—	—	—	
麵包	兩片	—	—	—	—	—	
Blue Bonnet牌條狀人造奶油	六茶匙	—	16.00	3.00	3.00	4.00	
櫻桃餅	一杯	—	—	—	—	—	
冰淇淋	半杯	30	7.16	4.46	0.27	2.43	
全脂牛奶	八盎司	34	8.15	5.08	0.29	2.78	
總計		194	52.41	21.69	9.06	15.66	0.42

*記號的這些食物烹調方式是以使用Blue Bonnet牌條狀人造奶油的量計算。

一天食物的總攝取量──膳食1

	膽固醇 (mg)	全部脂肪 (g)	多元不飽和脂肪 (g)	單元不飽和脂肪 (g)	不飽和脂肪 (g)	P/S比
膳食1	525	133.09	54.35	20.84	45.74	0.38
占2,770卡的百分比*		43%	18%	7%	15%	
建議攝取量	200	25%	8.3%	8.3%	8.3%	1.00

*本頁與接下來的數頁之所有卡路里值均為推估值，也包含未列入的無脂肪（fat-free）食物。

餐廳中高膽固醇、高脂肪菜單

早餐2
蛋堡（一個）
柳橙汁（四盎司）
全脂牛奶（八盎司）

午餐2
麥香堡（Big Mac）（一個）
薯條（中號一份；中薯）
全脂牛奶（八盎司）
蘋果派（一個）

晚餐2
牛腰肉（一份）
薯條（中號一份；中薯）
全脂牛奶（八盎司）

(續) 遵從行為工具5-9

早餐2

	數量	膽固醇 (mg)	全部脂肪 (g)	多元 飽和脂肪 (g)	單元 不飽和脂肪 (g)	不飽和脂肪 (g)	P/S比
蛋堡	一個	226	11.20	3.80	1.30	6.10	
柳橙汁	四盎司	—	—	—	—	—	
全脂牛奶	八盎司	34	8.15	5.08	0.29	2.78	
總計		260	19.35	8.88	1.59	8.88	0.18

午餐2

	數量	膽固醇 (mg)	全部脂肪 (g)	多元 飽和脂肪 (g)	單元 不飽和脂肪 (g)	不飽和脂肪 (g)	P/S比
麥香堡	一個	103	32.40	10.10	1.50	20.90	
薯條	中號一份	12	17.10	7.20	0.70	9.20	
全脂牛奶	八盎司	34	8.15	5.08	0.29	2.78	
蘋果派	一個	12	14.80	4.80	0.90	9.10	
總計		161	72.45	27.18	3.39	41.98	0.12

晚餐2

	數量	膽固醇(mg)	全部脂肪(g)	多元不飽和脂肪(g)	單元不飽和脂肪(g)	不飽和脂肪(g)	P/S比
牛腰肉	一份	90	24.99	6.42	5.55	13.02	
薯條	中號一份	12	17.10	7.20	0.70	9.20	
全脂牛奶	八盎司	34	8.15	5.08	0.29	2.78	
總計		136	50.24	18.70	6.54	25.00	0.35

一天食物的總攝取量——膳食2

	膽固醇(mg)	全部脂肪(g)	多元飽和脂肪(g)	單元不飽和脂肪(g)	不飽和脂肪(g)	P/S比
膳食2	557	142.04	54.76	11.52	75.86	0.21
占2,500卡的百分比		51%	20%	4%	27%	—
建議攝取量	200	25%	8.3%	8.3%	8.3%	1.00

（續）遵從行為工具5-9

家庭中低膽固醇、低脂肪菜單

早餐3
英式鬆餅（一個）
加拿大培根（一盎司）
脫脂牛奶（八盎司）
Fleischmann牌桶裝人造奶油（乳瑪琳）（兩茶匙）
柳橙汁（四盎司）

午餐3
火雞（一盎司）
麵包（兩片）
低脂美乃滋（一茶匙）
洋芋片、玉米片（半杯）
洋絲瓜譯者註10
蛋糕（一份）
脫脂牛奶（八盎司）

晚餐3
魚肉（五盎司）
馬鈴薯泥（半杯）
玉米（半杯）
生菜沙拉（將沙拉醬與蔬菜先拌好的蔬菜沙拉）（一杯）
沙拉醬（一湯匙）
Fleischmann牌桶裝人造奶油（一茶匙）
雪酪（半杯）
脫脂牛奶（八盎司）

譯者註10：洋絲瓜（zucchini）為一種非蔓生瓜類，口感介於瓠瓜與南瓜之間。

早餐3

	數量	膽固醇 (mg)	全部脂肪 (g)	多元不飽和脂肪 (g)	單元不飽和脂肪 (g)	不飽和脂肪 (g)	P/S比
英式鬆餅	一個	—	—	—	—	—	
加拿大培根	一盎司	25	2.84	0.87	0.28	1.69	
脫脂牛奶	八盎司	5	0.44	0.29	0.02	0.13	
Fleischmann牌桶裝人造奶油	兩茶匙	—	6.00	1.00	2.67	1.67	
柳橙汁	四盎司	—	—	—	—	—	
總計		30	9.28	2.16	2.97	3.49	1.4

午餐3

	數量	膽固醇 (mg)	全部脂肪 (g)	多元不飽和脂肪 (g)	單元不飽和脂肪 (g)	不飽和脂肪 (g)	P/S比
火雞	一盎司	22	1.10	0.33	0.26	0.51	
麵包	兩片	—	—	—	—	—	
低脂美乃滋、玉米片	一茶匙	1	1.63	0.24	0.88	0.51	
洋芋片、玉米片	半杯	—	4.67	0.59	2.72	1.36	
洋絲瓜（zucchini）蛋糕	一份	—	4.67	0.59	2.72	1.36	
脫脂牛奶	八盎司	5	0.44	0.29	0.02	0.13	
總計		28	12.51	2.04	6.60	3.87	3.2

(續) 遵從行為工具5-9

晚餐3

	數量	膽固醇 (mg)	全部脂肪 (g)	多元飽和脂肪 (g)	單元不飽和脂肪 (g)	不飽和脂肪 (g)	P/S比
魚肉（6%脂肪）	五盎司	113	5.70	1.50	1.32	2.88	
馬鈴薯泥	半杯	—	3.78	0.69	1.68	1.41	
玉米	半杯	—	3.78	0.69	1.68	1.41	
生菜沙拉	一杯	—	—	—	—	—	
沙拉醬	一湯匙	—	4.67	0.61	1.87	2.19	
Fleischmann牌桶裝人造奶油	一茶匙	—	3.00	0.50	1.33	0.83	
水果雪泥冰	半杯	—	—	—	—	—	
脫脂牛奶	八盎司	5	0.24	0.14	0.00	0.10	
總計		118	21.17	4.13	7.88	8.82	1.91

一天食物的總攝取量——膳食3

	膽固醇 (mg)	全部脂肪 (g)	多元飽和脂肪 (g)	單元不飽和脂肪 (g)	不飽和脂肪 (g)	P/S比
膳食3	176	42.96	8.33	17.45	16.18	2.09
占1,923卡的百分比		20%	4%	8%	8%	
建議攝取量	200	25%	8.3%	8.3%	8.3%	1.00

餐廳中低膽固醇、低脂肪菜單

早餐4
蘋果丹麥奶油酥皮麵包（一個）
柳橙汁（四盎司）
脫脂牛奶（八盎司）

午餐4
麥香雞堡（一個）
柳橙飲料（十二盎司）
草莓聖代（一份）

晚餐4
燒烤鱈魚（十三盎司）
烤馬鈴薯（一個）
生菜沙拉（將沙拉醬與蔬菜先拌好的蔬菜沙拉）（二杯）
沙拉醬（一湯匙）
Fleischmann牌桶裝人造奶油（二茶匙）
糖煮新鮮水果（一杯）
脫脂牛奶（八盎司）

(續) 遵從行為工具5-9

早餐4

	數量	膽固醇 (mg)	全部脂肪 (g)	多元 飽和脂肪 (g)	單元 不飽和脂肪 (g)	不飽和脂肪 (g)	P/S比
蘋果丹麥奶油酥皮麵包	一個	25	17.90	3.50	2.00	10.80	
柳橙汁	四盎司	—	—	—	—	—	
脫脂牛奶	八盎司	5	0.44	0.29	0.02	0.13	
總計		30	18.34	3.79	2.02	10.93	0.58

午餐4

	數量	膽固醇 (mg)	全部脂肪 (g)	多元 飽和脂肪 (g)	單元 不飽和脂肪 (g)	不飽和脂肪 (g)	P/S比
麥香雞堡	一個	43	28.60	5.40	11.60	11.40	
柳橙飲料	十二盎司	—	—	—	—	—	
草莓聖代	一份	5	1.10	0.60	—	.40	
總計		48	29.70	6.00	11.60	11.80	1.93

晚餐4

	數量	膽固醇 (mg)	全部脂肪 (g)	多元飽和脂肪 (g)	單元不飽和脂肪 (g)	不飽和脂肪 (g)	P/S比
燒烤鱈魚（6%）	三盎司	68	3.84	0.87	1.26	1.71	
烤馬鈴薯	一個	—	—	—	—	—	
生菜沙拉	一杯	—	—	—	—	—	
沙拉醬	一湯匙	—	4.54	0.71	2.60	1.23	
Fleischmann牌桶裝人造奶油	兩茶匙	—	6.00	1.00	2.67	1.67	
糖煮新鮮水果	一杯	—	—	—	—	—	
脫脂牛奶	八盎司	5	0.44	0.29	0.02	0.13	
總計		73	14.82	2.87	6.55	4.74	2.28

一天食物的總攝取量——膳食4

	膽固醇 (mg)	全部脂肪 (g)	多元飽和脂肪 (g)	單元不飽和脂肪 (g)	不飽和脂肪 (g)	P/S比
膳食4	151	62.86	12.66	20.35	27.47	1.60
占2,455卡的百分比		23%	5%	8%	10%	
建議攝取量	200	25%	8.3%	8.3%	8.3%	1.00

遵從行為工具 5-10

不同脂質（份脂肪）與油脂的P/S比（知識性設計）

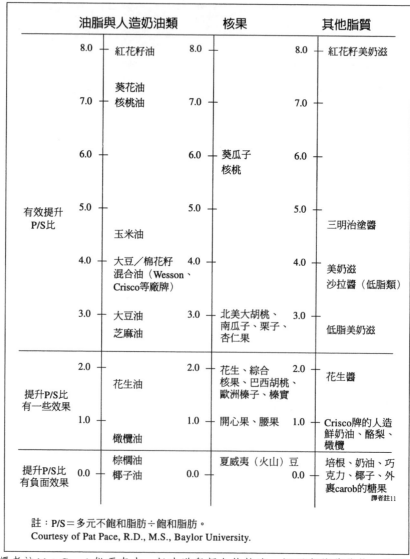

油脂與人造奶油類		核果	其他脂質
有效提升 P/S比	8.0 — 紅花籽油 7.0 — 葵花油 核桃油 6.0 5.0 玉米油 4.0 — 大豆／棉花籽混合油（Wesson、Crisco等廠牌） 3.0 — 大豆油 芝麻油	8.0 7.0 6.0 — 葵瓜子 核桃 5.0 4.0 3.0 — 北美大胡桃、南瓜子、栗子、杏仁果	8.0 — 紅花籽美奶滋 7.0 6.0 5.0 — 三明治塗醬 4.0 — 美奶滋 沙拉醬（低脂類） 3.0 — 低脂美奶滋
提升P/S比 有一些效果	2.0 — 花生油 1.0 — 橄欖油	2.0 — 花生、綜合核果、巴西胡桃、歐洲榛子、榛實 1.0 — 開心果、腰果	2.0 — 花生醬 1.0 — Crisco牌的人造鮮奶油、酪梨、橄欖
提升P/S比 有負面效果	棕櫚油 椰子油 0.0	夏威夷（火山）豆 0.0	培根、奶油、巧克力、椰子、外裹carob的糖果 _{譯者註11}

註：P/S＝多元不飽和脂肪÷飽和脂肪。
Courtesy of Pat Pace, R.D., M.S., Baylor University.

譯者註11：Carob似巧克力，但味道與顏色均較淡，裡面裹著葡萄乾、核果或其他糖果等。

第6章

治療糖尿病患者的營養諮商

◈ 本章目標 ◈

1. 確認一般患者對使用控制碳水化合物、蛋白質、脂肪飲食型態的不當飲食行為之因素。

2. 在提供飲食教育之前確認評估所使用之飲食型態底線所需強調的特殊營養素。

3. 確認策略以幫助對抗不正確的飲食行為。

4. 產生策略以處理使用控制碳水化合物、蛋白質、脂肪飲食型態的病人。

5. 對進行控制碳水化合物、蛋白質、脂肪飲食型態的病人推薦飲食遵從工具。

✿ 營養與糖尿病

美國控制糖尿病及併發症試驗（Diabetes Control and Complication Trial，DCCT）所公佈的結果指出密集治療的重要性，包括飲食型態控制和延緩胰島素依賴型糖尿病（insulin-dependent diabetes，IDDM）的糖尿病型視網膜病變（diabetes retinopathy）、腎臟病變（nephropathy）以及神經病變（neuropathy）。[1] 對糖尿病人提供適當的飲食型態是種挑戰。所有飲食因素包括食物量及內容皆必須很小心控制，病人必須考慮到合理的選擇食物。這一章的設計是為糖尿病患者工作中所遭遇的問題提供可能的解決之道。

美國膳食學會（America Dietetic Association）及美國糖尿病學會（America Diabetes Association）為糖尿病提供醫療上營養治療的基本原則：

- 將血糖濃度達到及保持近於正常值。
- 達到最理想血脂質濃度。
- 包括適當熱量。
- 預防、延緩或處理營養相關的危險因子例如：血糖過少、短期身體不適、運動相關問題、腎臟病、自律神經病變、高血壓及心血管疾病。
- 經由最理想的營養狀態表改善或保持身體健康。[2,3]

治療糖尿病的飲食分為二種，其決定於病人是屬於胰島素依賴型糖尿病（IDDM）或是屬於非胰島素依賴型糖尿病（NIDDM）。

這一章提供的資訊是有關於非胰島素依賴型糖尿病及胰島素依

賴型糖尿病相關的學說及因素。對於特定營養素、甜味劑、酒精及運動與血糖之影響皆會提到。透過血糖監控、胰島素飲食療法、飲食介入法來管理糖尿病人的方法及手段在此章會做總評論。在章節中亦會討論遵守糖尿病的飲食型態之研究。另外，包括不適當飲食行為對遵守糖尿病飲食型態的影響。評估飲食型態比推薦糖尿病飲食會較先被討論到。這一章的討論將對於一般修飾飲食與血糖之影響，以及脂肪攝取及體重獲得之相關知識缺乏瞭解的人提出治療對策。關於健忘及缺乏承諾亦提供策略設計。

❖ 營養與非胰島素依賴型糖尿病之理論與因素

非胰島素依賴型糖尿病人大都是肥胖症者及神經末梢對胰島素有阻抗力者，選擇用低熱量飲食治療可以降低胰島素阻抗力並降低或維持血糖但是會導致體重下降。對一位肥胖症且非胰島素依賴型糖尿病人而言，最單純又重要的目標是經由低於熱能消耗量的熱能攝取量使其保持理想體重。體重減輕時血糖可以維持正常化。

非胰島素依賴型糖尿病人飲食中的巨量營養素（macronutrient）比胰島素依賴型糖尿病人較不重要。為了降低體重，飲食必須限制熱量但是營養素必須充足。患者使用低熱量飲食及適度的微量營養素，則另外供給維生素及礦物質是需要的。若病人無法遵守減重飲食，則使用胰島素或口服藥物去降血糖值是需要的。這樣的人一般是屬於胰島素不敏感性及對外因性胰島素的反應很差。口服降血糖藥物降低血糖的功能是經由兩種方式：(1)它們刺激 β 細胞釋放胰島素；(2)增強細胞接受器的敏感性。在三種口服藥物中，tolbutamide（Orinase）是最弱的；tolazamide（Tolinase）和特泌胰（chlorpro-

pamide；Diabinese）比較強。第二代口服降血糖藥包括glyburide及
泌樂得（glipizide）。

　　磺醯尿素混合物（sulfonylure）環繞在血漿白蛋白且在肝中代
謝，再由腎排出。有些肝中代謝物有降低血糖效果。肝臟病及腎臟
病患者禁忌使用口服藥物。在胰島素依賴型糖尿病絕對禁忌使用口
服藥。病人必須產生內因性胰島素時，這些藥物才是有效的。

　　對於肥胖非胰島素依賴型糖尿病人而言，使用口服藥、規律性
用餐及餐食和身體活動力之間的相關性是很重要的。不規律運動和
飲食型態會導致嚴重性血糖過低，對非胰島素依賴型糖尿病人而
言，減少體重是控制病情之關鍵點。

　　影響食物消化的新藥物可以緩和非胰島素依賴型糖尿病的問
題，Acarbose是一種澱粉阻擋物（starch blocker），現今除了在美國
之外，臨床上常被使用而在美國正被討論中。Acarbose是一種（α-
glucoside hydrolase inhibitor, α 一配醣體水解酵素抑制劑）會經由阻
擋澱粉、蔗糖、糊精及麥芽糖消化成可吸收的單醣而造成低血糖效
果。對葡萄糖及其它單醣類的吸收則沒有影響，因此最後的結果是
導致降低餐後血糖值的上升。[4]

✿ 營養與胰島素依賴型糖尿病之理論與因素

　　胰島素依賴型糖尿病是 β 細胞已完全衰竭，無法產生胰島素而
易造成酮酸中毒，故需要外因性胰島素（exogenous insulin）。治療
包括胰島素、飲食及運動。近來，對胰島素依賴型糖尿病之研究很
蓬勃。[5-7] 飲食已知是控制不正常血糖及預防低血糖症的重要因素。
胰島素治療效果中欲避免極端的血糖過高及過低情形，則需要一個

標準化的每日食物攝取飲食法。幾個飲食控制因素很重要，包括：
(1)用餐時間；(2)飲食成份；(3)熱量攝取；(4)身體活動量的規律性
及程度。[8,9]

即使病人遵守一個密集飲食療法，每一餐均配合正規胰島素，
用餐時間及規律性也很重要。開業醫師必須視每一位病人為獨立個
體，瞭解其生活型態、身體活動力及胰島素用法。他們強調正規飲
食及運動型態是病人接受胰島素的目標，用餐與運動若不一致性，
就會使得胰島素劑量的規律性變得很困難而且常常導致血糖忽高忽
低。

對糖尿病飲食處方內營養素的分配常有爭論。美國膳食學會
（The American Dietetic Association）推薦營養素分配如下：

1.病人每日熱量的10%至20%應由蛋白質供給，且有腎臟病者不
可以低於成人飲食建議攝取量（RDA）（0.8公克／公斤／每
天）；再調整適用於幼兒、懷孕及哺乳婦女，及一些年長
者。

2.每日由脂肪提供熱量的百分率必須根據營養評估及治療目標
而個別處理。大於二歲者飽和脂肪酸應低於總熱量的10%。
這個數值降至低於7%時，將提高低密度脂蛋白（low-density
lipoprotein, LDL）。多元不飽和脂肪佔總熱量的10%。大部分
脂肪應該用單元不飽和脂肪。全部脂肪需要量因治療目標而
異：一般標準體重者建議脂肪佔30%（<10%飽和脂肪）；肥
胖症者建議脂肪低於30%（<7%飽和脂肪）並提高低密度脂蛋
白。

3.每日熱量由碳水化合物提供的百分率必須個別處理，根據病
患飲食習慣。每日由碳水化合物提供的熱量百分率可由蛋白

質及脂肪確定後而獲得。百分率及分配會依胰島素攝生法及
治療目標而不同。[10,11]

　　這些是一般性的建議量，另有彈性的需求。最主要的目標是使
血糖正常化，使糖化血紅素（HbAlc）處於標準範圍。（見表6-1及
「血糖監視作用」一文，對糖化血紅素有更詳細討論。）

表6-1　糖尿病人血糖脂控制

生化指數	非糖尿病患	目標	行動建議
餐前血糖（mg/dL）	<115	80-120	<80, >140
睡前血糖（mg/dL）	<120	100-140	<100, >160
糖化血紅素（%）	<6	<7	>8

注意事項：這些數據適用於非懷孕者。「行動建議」（Action suggested）依病
　　　　　人個別情況而定。非糖尿病患的糖化血紅素（HbA1c%）範圍是
　　　　　4.0%～6.0%（平均值是5.0%；標準差為0.5%）。[*] 在DCCT
　　　　　（Diabetes Control and Complications trial）實驗中，實驗組的糖化
　　　　　血紅素值近乎7.0%，而標準組的值是9.0%。[**]

[*]"American Diabetes Association Position Statement: Standards of Medical Care
for Patients with Diabetes Mellitus, "Diabetes Care, Vol. 17, pp. 616-624, 1994.
[**]The Diabetes Control and Complications Research Group, "The Effect of
Intensive Treatment of Diabetes on the Development and Progression of Long-
Term Complications in Insulin-Dependent Diabetes Mellitus," The New
England Journal of Medicine, Vol.329, pp.977-986, 1993.

✤ 特殊營養素、甜味劑、酒精及運動對血糖濃度之影響

碳水化合物（醣類）

可消化碳水化合物

習慣上，糖尿病人的飲食建議重視複合碳水化合物（complex carbohydrate）而減少單純碳水化合物（simple carbohydrate），因為他們假定後者很快被吸收而造成血糖不穩。[12,13] 後來的研究證明血糖及胰島素對不同的簡單或複合碳水化合物有不同反應。[14,15] 其它因素如進食速度、進食份量、食物是如何加工與烹調以及食物組合皆有重要影響。

碳水化合物一般是指化學式為 $C_n(H_2O)_n$ 之組成，易消化的飲食碳水化合物習慣上被分為簡單類醣（單醣、雙醣、寡醣）和複合類醣（多醣）。許多食物並不是只含單一種醣類，而是混合在一起。在人類營養上單醣類最重要的是六碳醣 —— 葡萄糖、果糖、半乳糖。葡萄糖，亦稱為右旋糖（dextrose）或玉米糖（corn sugar），它存在於甜水果中，例如：莓果、葡萄、西洋梨、橘子與一些蔬菜，特別在玉米及胡蘿蔔中。相對之下蜂蜜中含量相當多，玉米漿中的右旋糖在商業上常用來當食物甜味劑。果糖又稱為左旋糖（levulose）或水果糖（fruit sugar），它亦存在許多水果蔬菜中，半乳糖在食物中並不單獨存在，它是牛奶中主要的醣類 —— 乳糖的主成份。

兩個單醣化學鍵結形成雙醣（disaccharide）。葡萄糖和果糖鍵

結形成的雙醣稱爲蔗糖（sucrose）或砂糖（table sugar），蔗糖存在許多水果蔬菜中，而且它是焦糖、楓糖、糖蜜的主要成份。許多加工品使用蔗糖當甜味劑。葡萄糖和半乳糖鍵結形成的雙醣稱爲乳糖（lactose），乳糖是唯一來自動物性的醣，存在於奶類與奶製品中。麥芽糖（maltose）是另一個重要的雙醣，由兩個相同葡萄糖鍵結形成，麥芽糖存在於發芽種子，如早餐用的穀類及發酵品如啤酒中。

寡醣（Oligosaccharide）是由3至10個單醣所組成。寡醣、水蘇糖（stachyose）、棉實糖（raffinose）少量地存在於豆科植物中，例如菜豆、扁豆，寡醣被認爲無法進行代謝作用，它們與存在於人體小腸、結腸內的細菌作用而造成腸道產生氣體。

多醣（polysaccharide）是由一些單醣鍵結形成的。多醣的植物來源最爲人所熟悉的是澱粉（starch），澱粉有許多種類。含有碳水化合物的食物（例如玉米、小麥、蘋果）亦含有不同的澱粉，例如，顆粒澱粉（Amylose）是由上百個葡萄糖單位鍵結成一條直且長的鏈而形成的。支鏈澱粉（Amylopectin）是另一種植物澱粉，也是由葡萄糖環繞著支鏈單獨組成，不同的植物皆包含有這兩種澱粉，只是比例不相同。最大量的多醣類是纖維素（而且可能是地球上最普遍的有機分子），一種植物細胞壁的成份。身體無法消化纖維素是因爲人類消化系統沒有能力去打斷纖維素的鍵結組織。顆粒澱粉的結構是可以消化的。總之，結構上一點點的不同就會造成分子特性不同。

動物性的多醣類是肝醣，它無法在食物中提供至很可觀的量。儘管它是儲存在動物組織中當做熱能來源（肌肉及肝），但當動物死亡時，肝醣亦消失，只殘留微量肝醣於肝臟及新鮮魚貝類中。肝醣對人類的重要性是在葡萄糖代謝過程中被製造。[16] 在消化過程中，即使大分子的碳水化合物，例如澱粉，最後被水解成單醣類，其消化過程是經由酵素作用及包括胃酸的化學作用，飲食中碳水化合物因而轉化成三種單醣（圖 6-1）。

在糖尿病處理過程中，一個頗受爭議的話題是飲食中碳水化合物消耗的種類。在過去，普遍被接受的想法是糖是個小分子，它們比複合碳水化合物（complex carbohydrate）更快速地被消化及吸收。研究者相信大分子的複合碳水化合物需要更多的時間被吸收，導致血糖會慢慢緩和地上升。因此糖尿病人被勸告避免使用簡單碳水化合物而被鼓勵增加攝取複合碳水化合物。在1970年代和1980年代，研究人員開始挑戰這種飲食信條，認為血糖改變和消耗碳水化合物的分子結構沒有關係。[17-19]

一些研究人員研究糖尿病人後指出，血糖反應（glycemic response）並不只是和所消化碳水化合物的分子結構有關。Bantle及

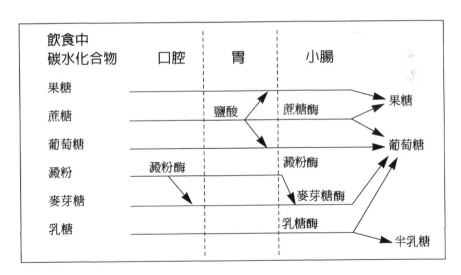

圖6-1 碳水化合物消化過程概要圖

資料來源：From P.A. Kreutler, *Nutrition in Perspective*, 2nd ed. Copyright © 1987 by Allyn and Bacon. Reprinted by permission.

他的同事發現在第I型糖尿病或是第II型糖尿病患者飲食中使用較多澱粉或是簡單糖類，其結果是在葡萄糖的代謝上並沒有不同。[20-22] 其它的研究顯示蔗糖對血糖並沒有負向之影響。[23-29]

雖然想要充分地解釋碳水化合物如何影響糖尿病之控制需要更多的研究，而研究亦已提供一些很有趣的現象。[30] 過去幾年，研究報告指出下列因素為複合碳水化合物對控制血糖值之相關性。

- 天然澱粉
- 蛋白質—澱粉交互作用
- 纖維以外的抗營養素物質
- 物質的型式
  1. 烹調方法
  2. 顆粒大小（混合或碾磨等）

Crapo及其同事研究血糖及胰島素對食物中所含碳水化合物之反應，實驗包括將麵包、米、馬鈴薯及玉米使用於正常者及葡萄糖不耐症自願者身上。他們發現並證實這些食物的不同反應是因為澱粉的不同消化力。[31-34] 研究中亦發現因為化學結構不同，支鏈澱粉比顆粒澱粉更快速被消化，顆粒澱粉中的葡萄糖是以氫鍵鍵結而成，使得顆粒澱粉比支鏈澱粉更不易被酵素接觸到。支鏈澱粉中的葡萄糖具有許多支鏈。[35] 確實，生豆類澱粉含高量顆粒澱粉，在老鼠實驗中比玉米澱粉更不易被消化。[36]

食物中蛋白質與澱粉的交互作用亦會影響澱粉消化率及血糖對澱粉的影響。[37] Anderson等發現從麵粉中拿掉蛋白質可以提高消化率。[38]

除了食物中的澱粉及蛋白質成份之外，抗營養素物質（天然酵素抑制劑、植物凝集素（lectins，列克丁）、 植酸（phytates）及單寧酸（tannin）也可能影響消化率及血糖反應。酵素抑制劑、植物凝集素及植酸，顯示出會造成老鼠血糖過低及降低成長。[39-43] 而且，抗營養物質可能抑制澱粉在腸胃道中的消化作用。[44-47] 複合碳水化合物的天然構造亦影響血糖反應。報告指出食用煮熟澱粉會比食用生澱粉更快速地提高血糖。研究者發現生的植物食物比熟的植物食物易降低血糖反應。[48-50] 研究者亦注意到烹調法是採用濕熱法還是乾熱法。Jenkins發現將扁豆水煮20分鐘和將扁豆置於烤箱乾熱烹調12小時之後做比較，結果後者明顯地增強了試管消化作用中的血糖反應。[51]

　　澱粉顆粒大小對澱粉消化性亦非常重要。將豆子先磨碎再烹調會比豆先烹調再磨碎更增加消化性。[52] O'Dea及其他人發現將整顆蘋果攪碎成濃汁或將果汁經萃取處理皆可以提高血糖反應。[53-55]

不能消化的碳水化合物

　　纖維（Fiber）是碳水化合物中無法被人類消化酵素所水解的。它構成植物細胞壁，本身由三種多醣類——纖維素（cellulose）、果膠物質（pectic substance）、半纖維素（hemicellulose）以及非碳水化合物的木質素（lignin）所組成。纖維只存在植物食物中，在動物食物來源中並未被發現。

　　瞭解飲食中加入純化纖維（purified fiber）的效果與存在食物中天然纖維的效果有何差別是很重要的。一般而言，有黏性的水溶性纖維，例如瓜耳豆（guar）及果膠（pectin，純化纖維），使用於正常志願者及糖尿病志願者後發覺具有最佳穩定餐後血糖效果以及降低糖尿病實驗者尿液中流失葡萄糖的效果。這種作用的部分原因是源自於纖維延緩胃排空時間及減少小腸吸收作用比例，可能是因為增加了直接鄰接至小腸吸收面水層的厚度。

　　存在食物中的天然纖維能夠減緩小腸消化作用乃是經由幫助消

化的酵素來阻礙食物滲透性，例如纖維呈黏狀型態。然而，卻瓦解了澱粉與纖維的相關性，例如碾磨過的小麥產物，則可能會大大地降低纖維對餐後血糖的影響。

人們由習慣使用的低纖維飲食轉變為較高量纖維飲食時，其身體內維生素和礦物質的狀況逐漸被重視。關於成人實驗研究中實驗者使用高纖維飲食時，身體維生素和礦物質狀況並沒有被發現有缺乏的情形。[56-58] 在兩個高危險群，小孩[59-61] 及懷孕婦女[62,63] 亦沒有呈現出有害的影響。另一個高危險群是中年以上的人，但是目前尚未有研究討論評估這個年齡層礦物質吸收不良的情形。中年族群使用高纖維飲食必須小心謹慎。[64] 至於胃輕癱（gastroparesis）患者必須禁止使用高纖維飲食。[65]

糖尿病研究報告中提到許多天然食物纖維可增強血糖控制。[66-68] 在這個研究中有一個限制性因素就是很難去得知是哪個因素造成這種改善的結果 —— 是因為纖維成份或是微量營養素同時造成了改變。Anderson證實大部分瘦型身材的糖尿病患者吃高碳水化合物纖維飲食以降低胰島素需要量時，其飲食內容包含70%碳水化合物及12%脂肪，而只有分配少量的纖維。[69] 研究中包括可溶性纖維補充物 —— 瓜耳豆及果膠被證實可以改善血糖控制。[70,71] 相反的，非水溶性纖維補充物，例如小麥麩及纖維素通常無法產生明顯的改變。[72-73]

研究證實大量的膳食纖維可以改善血糖控制，大量膳食纖維（一天超過50公克）在西方國家是很難達到的。在1994年對糖尿病人的飲食建議量中並沒有建議高纖維飲食，原因之一就是要增進控制血糖的膳食纖維需要量是很難從一般食物中獲得的。[74-75]

以血糖指數分類碳水化合物

如前所述，研究員發現在簡單及複合碳水化合物中，某些特定食物用以測試攝食後期血中葡萄糖過程中血糖變化是有差異性的。Wolever及他的夥伴提供一個根據食物對血糖濃度影響的食物分類法。[76]

理論上，血糖指數（glycemic index, GI）愈高表示食物攝取之後血中葡萄糖值愈高。血糖指數的結果和先前所相信碳水化合物對血糖濃度的影響是相反的。例如，研究員訝異速食洋芋片的血糖指數120竟然高於冰淇淋的血糖指數69（表6-2）。

在分類上，豆科植物產生較平穩的血糖反應，其原因可能是在消化過程中緩慢地釋放碳水化合物勝於延緩碳水化合物的吸收。[77,78] 血糖指數是這樣定義的：

$GI=100 \times F/R$

F= 試驗食物（test food）

R= 參考食物 （reference food ，例如麵包）

回顧研究中顯示出當飲食血糖指數（GI）值下降，則具有改善血中葡萄糖的結果。[79,80]

血糖指數（GI）觀念已被廣泛接受使用於糖尿病餐食計畫中。教育病人的工具尚未被發展出來。然而，病患會很希望強調已被證實有較低血糖指數的食物（扁豆及豆類）群，生的及未剝皮食物亦具有較低的血糖反應。不過，餐食計畫不應該排除或是只考慮血糖指數。[81] 任何飲食的改變皆會產生變化；因此，諮商師必須考慮整體的飲食及它對每一個人的適用性。

脂肪

對糖尿病人而言，飲食中脂肪含量是很重要的，此乃是基於兩個觀點。第一點，糖尿病人比非糖尿病人高出2至3倍的動脈硬化的

表6-2 特選食物的血糖指數

食物	血糖指數	食物	血糖指數
麵包		**豆科食物**	
白麵包	100	菜豆，罐裝	74
全餐	100	扁豆，綠色，罐裝	74
黑麵包	68	白扁豆燒醃肉，罐裝	70
麵團		菜豆，乾燥	43
義大利麵條，白色，		扁豆，綠色，乾燥	36
煮15分鐘	67	大豆，罐裝	22
義大利麵條，棕色，		大豆，乾燥	20
煮15分鐘	61	**水果**	
義大利麵條，白色，		香蕉	84
煮5分鐘	45	橘子汁	71
穀粒		柳橙	59
黍	103	蘋果	52
稻米，棕色	81	蘋果汁	45
稻米，速食，煮1分鐘	65	**醣類**	
珍珠大麥	36	麥芽糖	152
早餐穀類		葡萄糖	138
玉米片	121	蔗糖	83
爆米花	110	乳糖	57
破碎小麥	97	果糖	26
燕麥粥	89	**乳製品**	
所有麥麩	74	冰淇淋	69
根用蔬菜		優酪乳	52
洋芋，速食	120	脫脂牛奶	46
洋芋泥	98	全脂牛奶	44
洋芋，新鮮／白色，煮過	80	**點心食物**	
洋芋，甜	70	洋芋片	99
蔬菜		炸洋芋片	77
胡蘿蔔，煮熟的	92		
豌豆，煮熟的	74		

資料來源：Data from TMS, Wolever. *World Review of Nutrition Dietetics*, Vol. 62, pp.120-185, copyright © 1990.

機會以及心血管死亡的風險，而且減少壽命5至7年。[82] 較低的飽和脂肪酸、膽固醇及總脂肪量有助於預防冠狀動脈的併發症。第二點，O'Dea研究第II型糖尿病，發現脂肪及碳水化合物混合餐會降低對碳水化合物餐後的葡萄糖反應但是對胰島素反應沒有效果。[83] 而作用的機制過程目前瞭解有限。有一種可能性是小腸對葡萄糖吸收延緩下來，原因是脂肪延緩胃排空時間。

　雖然脂肪和延緩胃空時間有關，但是把脂肪加入碳水化合物量中並不是改變它對血液中葡萄糖濃度之影響所必須的。脂肪對血液中葡萄糖濃度影響的研究報告顯示出不同的反應。[84] 有個研究顯示脂肪對消化速率及血中葡萄糖的反應是沒有作用的。[85] 其他人卻發現在同一時間食用飽和脂肪和碳水化合物會降低血中葡萄糖的反應，但是和降低胰島素反應沒有相關性。[86,87] 另有研究顯示當實驗者攝取脂肪量小於上述研究中所描述的攝取量時，其對餐後急速血糖反應及胰島素值沒有顯著的改變。然而，這些實驗證明在高脂肪早餐之後4小時食用標準餐對碳水化合物耐量（carbohydrate tolerance）造成損傷。[88] 這種反應進行的機制還不清楚。Ferrannini及其夥伴證實當血漿中游離脂肪酸提高時，會造成對促進葡萄糖使用的胰島素產生抑制作用。[89]

　Brackenridge強調食物複合性（food combination）會轉變碳水化合物的消化及吸收，而緩和餐後葡萄糖提高的型態。[90] 當這個作用發生時，雖然釋放入血液的葡萄糖總量不變，但是餐後葡萄糖提升狀況會延緩或是較遲鈍。這個反應會改變胰島素的需求及有效性。展示圖表6-1顯示兩餐中碳水化合物固定而脂肪及纖維含量不同，這兩餐在餐後2小時葡萄糖濃度產生明顯的不同。餐後葡萄糖試驗（postmeal glucose testing）可以提供數據給特殊餐食用以決定餐前胰島素最理想的大小及時間。

蛋白質

　　蛋白質在糖尿病飲食中也很重要。攝取的動物性蛋白約有58%最後轉變爲葡萄糖，但是速度比碳水化合物慢。[91-93] 於糖尿病的飲食中推薦使用高蛋白質飲食治療對一些糖尿病人已產生了正面的效

展示圖表6-1　不同碳水化合物餐食

	品名	醣（克）	脂肪（克）	纖維（克）
餐食1：	8盎司橘子汁	27	0	<1
	2片白麵包	26	2	2
	2盎司低脂乳酪	2	8	<1
	1盎司炒米飯	13	0	<1
	4盎司脫脂牛奶	6	0	<1
	沒加奶精之咖啡	0	0	0
	總計	74	10	~4
餐食2：	1個蘋果（3／磅）	18	1	3
	2片全麥麵包	26	4	6
	2茶匙軟馬琪琳	1	10	<1
	1/2杯100%麥麩	23	2	13
	4盎司低脂牛奶	6	3	<1
	總計	74	~20	~22

資料來源：Reprinted from B. Brackenridge, "Carbohydrate Counting for Diabetes Therapy," in *Handbook of Diabetes Medical Nutrition Therapy*, M.A. Power, ed., p.262. Copyright © 1996, Aspen Publishers, Inc.

果。但是這些飲食尚未很科學化地被研究。除非很小心地選擇食物，否則伴隨著高蛋白質飲食而來的將是增加脂肪及膽固醇含量。糖尿病人帶有腎臟疾病且處於洗腎前期者，則需限制高蛋白飲食。

熱能

飲食的熱能含量是非常重要的，胰島素依賴型糖尿病人初期會快速減輕體重。飲食必須有足夠的熱能以提供孩童時期正常的生長及發展以及中年人理想的體重。對懷孕的糖尿病人而言，熱能攝取必須調整維持正常生長以及胎兒的發育，過重的體重會產生胰島素抗阻性（insulin resistance）。第四章的討論策略可用以幫助減少熱量。

甜味劑

許多甜味劑（Sweeteners）已提供給避免使用葡萄糖甜味劑的糖尿病人選擇使用，在美國三種低熱能甜味劑現在已被認可使用，包括醋磺內酯鉀（acesulfame potassium；ACE-K），阿斯巴甜（aspartame），糖精（saccharin）。低熱能甜味劑已批准及接近批准期的有alitame、環璜酸鹽（cyclamate）及甜精。

醋磺內酯鉀

醋磺內酯鉀甜度比蔗糖高200倍，對熱安定，而且和其他營養的及非營養的甜味劑可相混合使用。在人類及動物研究中顯示醋磺內酯鉀不會在動物體中代謝及堆積。因為它不會代謝，因此它沒有熱量值，所以對血中葡萄糖、膽固醇、甘油總量或是游離甘油值沒有影響。[94] 就安全性而言，即使提供高於人類飲食中最大考慮量的一千倍，也沒有數據證實有負面效果。對糖尿病人而言，它是真正的安全。[95,96] 一包的甜味劑其甜度相當於兩茶匙（teaspoon）蔗糖，卻只含有10毫克鉀。（一個中形大小的香蕉含有440毫克鉀量）。

阿斯巴甜

阿斯巴甜的甜味感是慢慢開始且較具持久性，它在乾燥食物中很穩定，但是在液體中及曝露於高溫中較長時間就會分解。阿斯巴甜在胃腸道中代謝產生天門冬酸（aspartic acid）、苯丙胺酸（phenylalanine）以及甲醇（methanol），天門冬酸主要的功能是在克里伯氏循環（Krebs cycle）中經由轉換為二氧化碳產生熱能，苯丙胺酸主要的功能是合成身體蛋白質，或是轉成酪胺酸（tyrosine）。而甲基（methyl group）經由腸道酯酶（esterases）水解為甲烷（methane）。阿斯巴甜的代謝作用和它等值的天然成份是相同的。在推薦的攝取量內，其每一個成份快速代謝而不會堆積。[97] 因為身體不斷地清除系統所產生的副產物，所以要攝取到非常大量而產生毒素是很困難的。[98,99] 一天攝取2.7公克的阿斯巴甜並不會影響血中葡萄糖的控制。[100] 美國食品及藥物管理局發現除了苯丙胺酸不耐者必須避免含有阿斯巴甜的產品之外，阿斯巴甜對一般人是很安全的甜味劑，包括孕婦及小孩。[101，譯者註12]

糖精

糖精是由甲苯（toluene）合成的白色顆粒粉狀物，甜度比蔗糖高300倍，品嚐之後帶有微苦味，它一直是受大眾歡迎的調味用代糖（tabletop sweetener，人工甘味劑）。糖精微溶於水而且在許多情況下很安定，它和其他甜味劑具有協同作用（synergistic），例如阿斯巴

譯者註12：意指苯酮尿症者（phenyldetonuria）不可食用。

甜，它一直被使用的原因是它具有長時間耐儲性、低價位及熱穩定性。糖精是不被代謝及無變化的，可經由腎臟隨著尿液被排泄出體外。[102] 研究員發現「使用各種代糖（人工甘味劑）者及環璜酸鹽者極少產生尿道癌的風險。」[103] 美國醫學學會（The American Medical Association）認為糖精應該是被認可的有效添加物。[104] 美國膳食學會（American Dietetic Association）及美國糖尿病學會（American Diabetes Association）認為糖精不具有健康上的傷害性。[105,106]

食品藥物管理局認可期間的甜味劑

Alitame。Alitame是雙鹽基醯胺（dipeptide-based amide）所形成的，由1－天門冬酸（1-aspartic acid）及d－丙胺酸（d-alanine）構成。它的甜度比蔗糖高2,000倍，對熱很安定，對pH值亦有很寬的適應性範圍，但是在酸中則不安定。可使用於蘇打、水果飲料、烘烤食品、西點及餐桌使用甜味劑。[107] Alitame會代謝成為構成它的兩個蛋白質及其他物質。胺基酸會進行一般代謝而剩餘物將排泄掉。

環璜酸鹽。環璜酸鹽是環乙基胺基磺酸（cyclohexylsulfamic acid）的衍生物，甜度比蔗糖高30倍。它可以增強其他甜味劑的甜度，耐熱性高，將糖精當做第二個甜味劑時環璜酸鹽可以減輕糖精餘留的苦味，增加產品穩定性及耐儲時間，且降低一般產品的成本。[108] 環璜酸鹽在消化道代謝而副產物則由腎排出。它主要的代謝物是環己胺（cyclohexylamine），一些科學家相信這個比環璜酸鹽更毒。環己胺是由不能吸收的環璜酸鹽被胃腸道的細菌發酵形成的，並不是所有的人都能夠代謝環璜酸鹽，而只能代謝所消耗的環璜酸鹽者[109]，顯示出環璜酸鹽對血中葡萄糖並沒有明顯效應。[110] 食品及藥物管理局繼續討論除了致癌性之外其他安全爭論上的數據（例如基因的損壞及睪丸萎縮）。[111] 然而，環璜酸鹽對人類使用之安全性是倍受支持的。[112]

　　甜精。甜精的甜度比蔗糖高600倍，它是由糖製造而成，經由選擇性地由三個氯元素取代糖分子中三個氫氧基而形成，它品嚐起來很像糖卻沒有不愉快的餘味（after-taste），而且它沒有熱能。在溶液中、不同pH值及溫度皆很穩定。它可以使用於烹調及烘焙。甜精本質上是不經過代謝的，它很快速通過身體而不分解。它在腸胃道中不消化，只有少量在小腸被吸收（大約佔攝取量的15%）。剩餘量通過消化系統而且排泄於糞便中。甜精不會在組織中堆積，也不會主動運輸穿越血液─腦部障礙（blood-brain barrier）達到中樞神經系統，也不能穿越胎盤障礙物，亦不能經由乳腺進入母奶。[113] 研究顯示甜精可以很安全地讓每一個人使用，包括懷孕及哺乳期婦女、小孩，以及第Ⅰ型及第Ⅱ型的糖尿病人。[114] 甜精並不會造成牙齒蛀蝕。[115] 食品及藥物管理局現在重新討論於15種食物及飲料類中使用甜精。[116]

酒精

　　攝取酒精（Alcohol）會造成低血糖症，因為酒精代謝常用的酶──酒精脫氫酶（alcohol dehydrogenase，ADH）會抑制肝中的糖質新生作用（gluconeogenesis）。一位禁食的人，飲用2盎司蒸餾酒就會引起低血糖症。一個控制不錯而哺餵中的糖尿病人，在一餐時攝取8盎司啤酒、4盎司不甜的葡萄酒（dry wine）、2盎司蒸餾酒之後，看起來並沒有很明顯地影響血糖濃度。[117] 個案如果攝取少量食物則在飲酒後6至36小時會造成低血糖症。[118] 在喝酒前後以及使用可能使人發生潛在性低血糖症的餐食之後應自我監控血糖濃度以避免發生血糖過低症。

酒精可能造成哺餵者高血糖症（hyperglycemia），原因是肝中糖質分解作用（glycogenolysis）及末梢胰島素抗阻作用。[119] 血糖會提升取決於消耗的酒精量及肝中儲存肝醣的可使用量。[120]

酒醉會導致個案降低對胰島素及其它低血糖因素管理的能力，並且缺乏安排適當餐食時間及計畫的能力。另外，酒醉作用會遮掩掉低血糖症狀而防礙了及時做適當處理。另一個潛在的代謝結果是攝取酒精會提高血中三酸甘油酯（triglyceride）的濃度。因為糖尿病和提高了高血脂症（hypertriglyceridemia）有相關性，營養諮商師應該考慮所有糖尿病人飲食治療中酒精對血中三酸甘油酯濃度的影響。對原本血中三酸甘油酯值較高的病人就必須審慎地減少酒精攝取量。在糖尿病飲食計畫中必須考慮欲攝取酒精量所產生的熱量。最後，因為攝取酒精會引起低血糖症，應該警告病人注意這個潛在性的問題並給予策略。[121]

總而言之，糖尿病人應該避免濫用酒精，諮商師能夠對糖尿病人解釋特定的風險，中度的攝取酒精對糖尿病人而言是個關鍵點，必須注意它對熱能平衡的影響、對血中三酸甘油酯值的控制，以及減少作用時間。

運動

運動可以調整身體對胰島素的敏感性及增強末梢葡萄糖的利用，因而增進糖尿病人的代謝控制。對糖尿病人而言，其運動目標為：

1.維持或改善糖尿病人心血管的健康及預防或減少長期心血管併發症。
2.增強靈活性，靈活性會隨著肌肉膠原轉變為glycated而減損。

3. 增強肌肉，肌肉會由於神經病變及使用葡萄糖當燃料而退化。

4. 保證胰島素依賴型糖尿病患者可以安全地參與及享受身體的及運動的活動力。

5. 協助非胰島素依賴型糖尿病患者管理葡萄糖及控制體重。

6. 允許糖尿病患者像無糖尿病一樣可以經歷規律性運動課程所帶來的益處。[122]

在營養上造成爭論而仍未有解答的是無法決定性地去確定糖尿病飲食中理想的巨量營養素含量（macronutrient content）。營養諮商師的責任是探討飲食攝取量及視血糖的相應性以決定修飾胰島素及飲食在將來相配性的機會。這個領域發展地非常快，新的論調不斷地在研究中出現，營養上的建議需不斷地修正。研究者不斷地向前推進，新的數據會幫助確定最理想的飲食成份。

✿ 糖尿病之管理

為了管理糖尿病，諮商師必須瞭解血糖測定、胰島素型態和它們對血糖的影響，以及管理計畫。

血糖監控

有效、準確又方便的自我測量血糖的方法如下。用一個叫做 autolet 的裝置由手指取得一小滴血液放在試紙（Chemstrip or Dextrostick）上，接著蘸發生反應而改變顏色，將這個試紙與標準比色紙比色或是用機器讀出數據，因而取得血中葡萄糖的量。監看病人進行周密的監控教導是很重要的，應該由受過醫學教育者來施行。居家自我血糖測定（home blood glucose monitoring）方式可能因為完全錯誤而無法反應出正確的血糖值。

監視血糖值需要測量禁食及早餐、午餐、晚餐後2至3小時的血糖值。禁食血糖值（fasting blood glucose level）是糖尿病人前一天晚上是否有效的控制血糖值之指南。餐後血糖值證實胰島素和所吃食物互相配合的情形。監控的目的是為了預防餐後高血糖症及低血糖症。實施多次注射正規胰島素（regular insulin）時，最好每餐前測量血糖值（在餐前大約30分鐘使用一次靜脈注射輸注法），這會比餐後2小時測量更好。如果病人可以配合在餐前30分鐘及餐後2小時皆可測量，則可以幫助血糖值正常化。要改變胰島素攝生法關鍵在於血糖測定，一般是採用三天血糖模式。

除了血糖監視之外，測定糖化血紅素（glycosylated hemoglobin）可證實糖尿病在長時間控制的程度。血糖和蛋白質中游離胺基酸的作用是一種穩定而不可逆的非酵素反應過程，其稱為糖化作用（glycosylation）。因此葡萄糖是附著在蛋白質上和蛋白質共生存，血紅素（hemoglobin）是幾個進行糖化作用的蛋白質之一，其具有100至120天的壽命。血中的糖化血紅素的百分率反映出先前2至3個月血糖的平均值。[123-126] 表6-1列出糖化血紅素最理想的值。

胰島素依賴型糖尿病人的尿中酮體是個重要證據，當血糖值失去控制或是個案得急症時，酮體是一個早期警告徵兆，表示即將發生糖尿病酮體酸中毒（ketoacidosis）。在生病的日子裡，對病人而言，使用胰島素、頻繁的血糖測驗、將平時所食用的碳水化合物的量分為多餐及點心來食用是很重要的。如果血糖值超過250mg/dL，則平時碳水化合物的食用量不能再使用，攝取流體物的次數亦須加以建議。

胰島素型態

為達到正常血糖值，飲食及胰島素必須搭配適當。目前使用的胰島素分為四種類：

1. 速效型胰島素（Rapid short-acting insulin，爲胰島素類似物，稱爲lispro）——注射5分鐘後達顛峰期，而且2小時內排出於循環系統外。

2. 短效型胰島素（Short-acting insulin）——注射3至4小時後達顛峰時刻，效力持續達8小時。包括正規胰島素。

3. 中效型胰島素（Intermediate-acting insulin）——注射8至10小時後達顛峰時刻，效力持續達18至24小時。中性魚蛋白胰島素（neutral-protamine Hagedom, NPH）及Lente屬於中效型胰島素。

4. 長效型胰島素（Long-acting insulin）——注射14至16小時後達顛峰時刻，效力持續達36小時。魚精蛋白鋅（Protamine zinc，PZI）及Ultralente屬於長效型胰島素。

上面所敘述的四種胰島素中，最新的是稱爲lispro的胰島素類似物（Hamalog），它允許糖尿病人注射後即可進食，這樣排除了必須在飯前30分鐘注射胰島素的限制，減少時間束縛後會增加了病人選擇食物的彈性及自發性，那是正規胰島素注射醫療中無法做到的。

胰島素製造廠商發展中性魚蛋白胰島素（NPH）及正規胰島素預混比率。最常見的預混比率是70/30（70%中性魚蛋白胰島素及30%正規胰島素，這個規格是根據三分之二至三分之一的標準指導方針而定的）。也有使用50/50胰島素，這可以降低餐後高血糖症之後伴隨而來的低血糖症之危險性。

　　每日多次注射法（Multiple daily injection, MDI）及連續性皮下灌注胰島素（constant subcutaneous infusion insulin, CSII）唧筒以提供營養師在飲食的規定運用上更具靈活度。用餐時間、飲食內容、飲食熱量、身體活動力等因素對於是否成功地使用MDI或CSII是很重要的。醫生、護士及營養師的團隊合作對成功很重要。在控制糖尿病及併發症試驗（Diabetes Control and Complications Trial, DCCT）過程中，此研究實驗中的實驗對象（必須遵守密集性管理協定）可以選擇使用MDI療法一日至少注射3次，或是CSII唧筒。

　　CSII唧筒使用正規胰島素，此唧筒用注射針接到腹部皮下組織注射器再接到唧筒，胰島素流經管線達到注射針注射位置，此唧筒是一種電腦，當程式運作時，允許進入身體的胰島素量相當於胰臟維持一天功能不變的胰島素量。此唧筒也會允許病人在每一餐提高胰島素注射量，同時也會模仿胰臟的正常功能。將胰島素基本劑量設計進入像電腦的唧筒，唧筒就會全日提供少而穩定的正規胰島素。每餐進食可藉由靜脈輸注法或直接在注射唧筒上適當刻度（在唧筒視窗上顯示出來）的按鈕按下以符合該餐需要的正確劑量之短效型胰島素。

　　多次胰島素注射和唧筒（pump）的觀念是非常類似的，正規胰島素經由注射器注射而適用於每一餐。基本的需求是中性魚蛋白胰島素，較常使用於晚餐或是就寢前，以便控制整夜的狀況，也有在早餐前或是在早餐及晚餐前注射一至二次的長效型胰島素Ultralente。

❀ 飲食介入

　　CS II及MDI兩種治療都需要使用飲食交換模式，此飲食必須以個案之需求及喜愛爲根本（例如，心血管疾病問題，在第五章已討論的美國心臟學會所建議之事項可能是必須的）。代換表呈現在**導從行爲工具6-6**，包括特殊個案喜歡的項目，每一項目的食物有相近值的碳水化合物、蛋白質及脂肪含量。對於使用CS II唧筒或是MDI的病人而言，額外的步驟是彈性而不失其準確性地去計算碳水化合物，或是葡萄糖總獲量（total available glucose, TAG）。

　　使用計算碳水化合物的最基本理由爲飲食中碳水化合物是計算每餐胰島素需要量的主要因素，雖然在個別碳水化合物食物中，葡萄糖的移動及速率是不同的。[127] 但是據估計，飲食碳水化合物在餐後數小時內90%～100%已消化爲葡萄糖，並進入血液流動。[128] 這個系統認定蛋白質及脂肪只有小部分代謝成葡萄糖，這些營養素從頭至尾產生的葡萄糖比等量碳水化合物少多了。[129] 當每天的脂肪及蛋白質攝取量都很穩定時，則兩餐之間使用的基礎型或中效型胰島素必須調整至可控制在它們代謝中所釋放出的葡萄糖。在特別餐食或使用小點心時，則必須十分準確地評估胰島素需求，因此，必須用簡單的方法計算碳水化合物的公克數。

　　對使用計算碳水化合物的當事人而言，最基本的餐食計畫是每個正餐及點心的總碳水化合物組成之公克數，有兩個方式可以發展這種計畫。[130] 對第I型糖尿病人而言，最適當的方式是將此計畫符合病人目前的飲食習慣。一個慣用的餐食型態可以由病人數日的食物記錄表中找出。這個型態可應用於解釋當事人每餐或點心中所消耗掉的醣類公克數。此方式亦可使用於第II型糖尿病，這是應用校正平時的攝取量以確定胰島素（內生的或外成的）需要量。對於全面性營養攝取的改善要有任何滿意的改變或是對付特殊危險因素，皆必須透過教育課程來達成。

　　碳水化合物需要量是源自所計算熱量的規定，用所需碳水化合物比例乘以總熱量再除以4，例如：一個病人估計保持體重需要2000大卡，而碳水化合物佔50％比重，用0.5乘以2000大卡得到1000大卡之後再除以4大卡／每公克，則得到一天碳水化合物需要量是250公克，這250公克總量分配到一天內的用餐次數及甜點中，並注意病人比較喜歡的飲食大小及組織，隨後因血糖變化結果再稍微做調整。

　　下一步是使用胰島素對碳水化合物比率分配去計算用餐前正規胰島素的劑量。每位糖尿病病人有明確的碳水化合物攝取公克數與胰島素劑量單位需求量數目的比率，這個比率在不同病人之間相差很大，範圍從每一單位胰島素需碳水化合物5公克至10公克不等。一位150磅第I型糖尿病慢跑者若使用每20公克碳水化合物需要1單位胰島素。而第II型糖尿病婦女200磅，則每使用10公克碳水化合物需要1單位胰島素。在愛荷華州（Iowa）進行的糖尿病控制及併發症試驗中，第I型糖尿病人每攝取10公克至15公克碳水化合物，則需在餐前使用1單位劑量的正規胰島素靜脈輸注法。一般而言，一天胰島素劑量總量越少，則每一單位胰島素可以消耗的碳水化合物數量越多。每個人所需要的精確比率應該個別計算。

　　葡萄糖總獲量（Total available glucose system, TAG）系統[131] 是源自於Munro及Allison在他們著名的教科書《哺乳類蛋白質代謝》（*Mammalian Protein Metabolism*, Vol.I）中，作者在此評述某些蛋白質的糖質新生作用。[132] 胺基酸（Amino Acid）的糖質新生作用很快地降解（degrade）成為三梭酸循環（Tricarbo-xylic acid cycle）糖解

作用的中間產物。當給予大量簡單劑量，相對地，延緩降解作用時，會使胺基酸產生不穩定的結果，可能是因為中間代謝的酵素活動力下降或是因為吸收的緩慢。對試驗的狗餵以蛋白質飲食會產生高葡萄糖現象證實蛋白質轉變成碳水化合物達到最大量。Munro及Allison證實胺基酸進行快速的糖質新生作用，易變的糖質新生作用及非糖質新生作用。

Lusk於1928年報告每100公克肉類蛋白質代謝過程中產生58公克葡萄糖。[133] 他亦研究酪蛋白（Casein）的糖質新生作用，酪蛋白胺基酸組成和混合肉類蛋白質很相似，每100公克酪蛋白產生葡萄糖的最大量是57公克。源自於這個觀念，吾人以每一餐使用一個固定數字的葡萄糖總獲量當做控制血糖的方法。這個數字是由精確計算碳水化合物及動物性蛋白質衍生而來的，是在*Bowes and Church's Food Values of Protein Commonly Used*中發表的。[134] 例如，烹煮牛排3.5盎斯（100公克），含有0.0公克碳水化合物、28.6公克動物蛋白質及14.4公克脂肪。

要計算葡萄糖總獲量（TAG），使用下列公式：
葡萄糖總獲量＝0.0公克碳水化合物＋（28.6公克動物蛋白質 × 0.58）

動物性蛋白質轉變因素是Lusk在動物研究中所發現的數值。葡萄糖總獲量數值接近攝取葡萄糖量，且此量是細胞可使用的有效量。Lusk亦發現脂肪有10%轉變成碳水化合物，有些營養學者加上這個數值用於葡萄糖總獲量計算中。[135] 為簡化計算，如果飲食中含有30%～35%脂肪，那麼這個數值常常不是很高，那就不適合使用此計算。若給每一餐一個葡萄糖總獲量的總量，則個人可以攝取不同脂肪量，而不用看葡萄糖總獲量之建議量。每一個代換單位的葡萄糖總獲量如下：

　　1份水果代換量＝15公克葡萄糖總獲量（TAG）

　　1份肉類代換量＝4公克葡萄糖總獲量（TAG）

　　1份水果代換量＝5公克葡萄糖總獲量（TAG）

　　1份五穀代換量＝15公克葡萄糖總獲量（TAG）

　　1份牛奶代換量＝17公克葡萄糖總獲量（TAG）

　　表6-3呈現每一個代換量的熱量，碳水化合物、蛋白質及脂肪，附錄6-A及附錄6-B呈現每一個代換量的食物相當量，展示圖表6-2提供不同方法的簡單計算。

　　有許多指導方法教導如何遵守胰島素與葡萄糖總獲量之關係，一個單位正規胰島素可使用9公克葡萄糖總獲量，一個人的葡萄糖總獲量及胰島素之間的比例是決定於時間及活動量，這個比例可能早餐和午餐或晚餐皆不相同，一般實用方法是一位糖尿病人應該注射正規胰島素（表6-4）或使用藥物之後30分鐘才用餐。展示圖表6-3包括了對調整胰島素的警告。

　　有人對使用葡萄糖總獲量及計算碳水化合物提出警告，認為這些值並沒有考慮到脂肪或蔬菜蛋白質熱量或是計算碳水化合物時脂肪及總蛋白質量，病人可能消耗高熱量，但是卻有正常血糖值。即使葡萄糖總獲量系統及碳水化合物計算允許彈性些，低脂肪飲食強調營養的適當性是很重要的。最具資格的重要陳述為Munro及Allison如下之說明：計算胺基酸增加碳水化合物是可能的，但卻無法預言這個糖質新生作用是明顯的。[136] 肯順從的病人使用葡萄糖總獲量加上標準代換方式可以良好地控制血糖。

　　為使第I型糖尿病人方便控制，必須先瞭解所有胰島素作用時間曲線，控制糖尿病及併發症試驗中使用38種不同胰島素療法，包括混合式療法，例如ultralente和NPH一起用或是NPH一天使用3次而達到明確的血糖目標。[137] **圖6-2**描繪混合使用不同的胰島素作用之曲線圖。這種作用時間曲線圖是確定適當餐食計畫所必需的,此目標是為了讓食物在最適當時間使用,以預防血糖過高情形。營養師必須加入策略小組以盡可能地控制血中葡萄糖。解決一般血糖型態的方法總結於**表6-5**,提供分類準則以修改餐食組成量及時間。

表6-3 1995年食物代換總表

列表	碳水化合物（公克）	蛋白質（公克）	脂肪（公克）	熱量
碳水化合物				
澱粉	15	3	1或更少	80
水果	15	—	—	60
牛奶				
脫脂	12	8	0-3	90
低脂	12	8	5	120
全脂	12	8	8	150
其他碳水化合物	15	數據不同	數據不同	數據不同
蔬菜	5	2	—	25
肉類／肉類替代物				
非常瘦	—	7	1	35
瘦	—	7	3	55
中脂	—	7	5	75
高脂	—	7	8	100
脂肪	—	—	5	45

資料來源:Data from *Exchange Lists for Meal Planning*, copyright © 1995, The American Dietetic Association and the American Diabetes Association.

展示圖表6-2 舉例說明用不同方法計算注射量

病人：	37歲女性，112磅
計算比例：	15公克醣類（CHO）／單位胰島素或
	1交換單位／單位胰島素

	醣量計算法		
餐食樣本	公克數計算	代換量	葡萄糖總獲量
一個火腿三明治	36公克醣	2份澱粉＝36公克	36公克醣＋ 12.6公克醣 （21公克蛋白質×0.6）
4盎司豆湯	11公克醣	1/2份澱粉＝8公克	11公克醣＋ 1.8公克醣 （3公克蛋白質×0.6）
蔬菜沙拉	5公克醣	無	5公克醣
8盎司低脂牛奶	12公克醣	1份牛奶＝12公克	12公克醣＋ 4.8公克醣 （8公克蛋白質×0.6）
3顆新鮮杏仁	12公克醣	1份水果＝15公克	12公克醣
醣量總計	**76公克**	**65公克**	**95.2公克**
計算餐前短效型胰島素			
劑量或藥量	5.1U[a]	4.3U[a]	6.3U[a,b]

[a] 劑量包括分散的單位，可以用唧筒供給；或是使用注射器或筆來注射，讓劑量接近總單位。

[b] 病人使用方法，例如葡萄糖總獲量，來說明飲食蛋白質在計算胰島素劑量的方法，其一日胰島素總劑量和同一位病人使用簡單醣量計算法做比較時並不會不同。然而，不同的基礎胰島素比例（basal insulin rate）或是胰島素對碳水化合物的比例可以由葡萄糖總獲量方法衍生而來，因為餐前劑量已用不同方式計算了。

資料來源：Reprinted from B. Brackenridge, "Carbohydrate Counting for Diabetes Therapy," in *Handbook of Diabetes Medical Nutrition Therapy*, M.A. Powers (Gaithersburg, MD: Aspen Publishers, 1996), 259.

表6-4　胰島素注射時間與一般、高纖維、高脂肪、高簡單糖等飲
　　　　食之配合

注射時間	一般 飲食	高纖維 飲食	高脂肪 飲食	高簡單糖 飲食
15分鐘		X	X	
30分鐘	X			
45分鐘				X

　　連續性皮下注射胰島素唧筒之效果以圖示呈現在圖6-3，不同的人每一餐適用的胰島素供給量亦不同。必須由醫生花時間及連續性監督找出控制正常血糖值最正確的胰島素而與葡萄糖總獲量相配合，例如，早餐使用3單位正規胰島素，可以適用45公克葡萄糖總獲量，相當於每一單位正規胰島素可用15公克葡萄糖總獲量（45公克葡萄糖總獲量÷3單位正規胰島素＝15公克葡萄糖總獲量／單位正規胰島素），如果此病人計劃這一餐提高食物攝取量至60公克葡萄糖總獲量，或是比建議量多15公克葡萄糖總獲量，那麼就需要多一單位的胰島素。午餐時這位病人使用2單位劑量的正規胰島素於66公克葡萄糖總獲量，則每一單位胰島素配合33公克葡萄糖總獲量（66公克葡萄糖總獲量÷2單位正規胰島素＝33公克葡萄糖總獲量／單位正規胰島素），如果病人計劃午餐只吃33公克葡萄糖總獲量，那麼使用1單位正規胰島素就夠了。晚餐時9單位正規胰島素適用81公克葡萄糖總獲量，則每單位正規胰島素適用9公克葡萄糖總獲量（81公克葡萄糖總獲量÷9單位正規胰島素＝9公克葡萄糖總獲量／單位正規胰島素）。如果計劃晚餐吃47公克葡萄糖總獲量，那麼這位病人適用5.2單位正規胰島素（47公克葡萄糖總獲量÷9公克葡萄糖總獲量／單位正規胰島素＝5.2單位胰島素）。

展示圖表6-3　胰島素之調節

　　營養諮商員幫助糖尿病人解決問題以達理想血糖值時必須牢記下列事項。

1.確定理想血糖值的範圍已經和病人談妥還是正磋商中。否則，病人並不知道必須去達成什麼事情。從前有一個說法：「如果你不知道你要去哪裡，所有的路皆可以讓你到達那裡！」

2.首先穩定禁食狀況。因為非胰島素依賴型糖尿病人可能在一天之內血糖值維持在一定範圍內或是提高，在一天之中非進食時間維持禁食血糖值正常化（fasting blood glucose level），能夠做為病人維持適當的飲食。

3.在一日之內要解決問題時，必須看看先前的治療藥物劑量。例如，如果下午時間出現高血糖模式而早上最後注射的是中性魚蛋白胰島素／正規胰島素，那麼表示需要更多的中性魚蛋白胰島素。

4.觀察血糖值時對一二個比較特殊的數據不要太保守。醫生閱讀血糖記錄表時對於表中的最低及最高數值應該要排除。在考慮作其他的改變之前至少試三天新的療法（增加或減少食物，藥物治療，活動量）。

5.不要主動的責備治療飲食。只是因為你是一位營養師並不是表示你對糖尿病人只考慮飲食。進餐及藥物時間、液體攝取量、選擇場所及胰島素用法的輪替、改變活動量、急性壓力、生病，或是其他的藥物治療可以說明血糖值為何不在範圍內。

6.在做飲食修改時，一次只改變一個或二個因素。如此，才能確認每一個改變因素的影響性。如果一次改變太多因素，則會因為其它變數而無法決定真正的原因。

7.首先校正基礎比例（basal rate）。就那些做密集治療的病人而言（MDI或是CSII），基礎胰島素必須是正確的（Lente、NPH、Ultralente或是胰島素唧筒比例），正規胰島素的劑量才能被精確計算出來。同樣的，除非基礎比例已被正確地調整過，否則胰島素對碳水化合物的比例就沒法精確化。當糖尿病人可以省略一餐不吃而血糖仍能維持穩定狀況（沒有發生低血糖或高血糖的情形），則表示基礎比例是正確的。

資料來源：Reprinted from S.L. Thorn, "Diabetes Medications and Delivery Methods," in *Handbook of Diabetes Medical Nutrition Therapy*, ed. M.A. Powers, p. 102, © 1996, Aspen Publishers, Inc.

注射2次

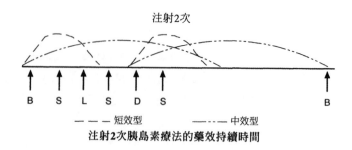

注射2次胰島素療法的藥效持續時間

注射3次

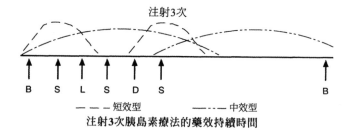

注射3次胰島素療法的藥效持續時間

複合型注射

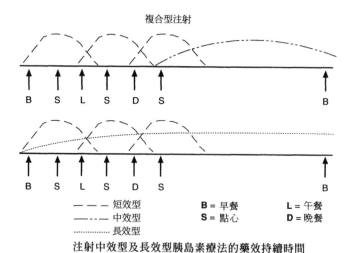

注射中效型及長效型胰島素療法的藥效持續時間

圖6-2　胰島素不同組合療法的藥效持續時間曲線圖

資料來源：Reprinted with permission from *Physician's Guide to Insulin-Depentent (Type I) Diabetes*, 1988. Copyright © 1994 by American Diabetes Association.

表6-5　由血糖監控中發現常見的問題型態

問題	潛在的原因*	解決方法
禁食高血糖值	胰島素抗阻性，**前一晚沒有足夠胰島素，黎明之前反呈現高血糖，被稱爲：Somogyi作用。	調整下午的中效型及長效型胰島素的劑量及時間。減少體重以減少胰島素抗阻性。
早餐之後高血糖	胰島素不適當而產生或是早餐注射的胰島素，其作用高峰期沒有在預期的時間發生。	調整上午的短效型胰島素劑量及時間。減少早餐食物量或是將早餐內的醣量分配至兩個較小型的早餐。
午餐之前的胰島素（低血糖症）	午前短效型胰島素量不夠或其作用高峰期沒有在預期的時間發生。	調整午前的短效型胰島素作用。增加早餐點心或早餐量。
下午的胰島素作用（低血糖症）	午前的中效型胰島素過量，午餐沒吃或午餐量不夠。	調整午前中效型胰島素的時間、種類及劑量。增加下午點心或午餐量。
下午高血糖現象	胰島素不適當而產生或午前的中效型胰島素不夠量，或是點心及午餐過量。	調整午後胰島素的時間或劑量。增加下午點心或午餐量。
晚餐後高血糖現象	胰島素不適當而產生或對晚餐而言胰島素不夠，或是晚餐量太多。	調整午後胰島素的時間或劑量。減少晚餐量或改變晚餐組成份（減少碳水化合物）。
晚上的胰島素作用（低血糖症）	過量的胰島素晚餐量不夠或是晚上點心不夠。	調整晚上或是睡前胰島素的時間、種類或劑量。增加晚餐或是點心的碳水化合物。

*除了食物及胰島素外，其它的因素也會影響血糖（例如運動、生病的日子、傳染）。

**胰島素抗阻性（insulin resistance）和肥胖症（obesity）有關聯，有可能整天都影響病人而導致高血糖值。

資料來源：Adapted from Powers MA, Barr P, Franz M, Holier H, Wheeler ML, Wylie-Rosett J. *Nutrition Guide for Professionals: Diabetes Education and Meal Planning*, p. 6, copyright © 1989, American Dietetic Association/American Diabetes Association.

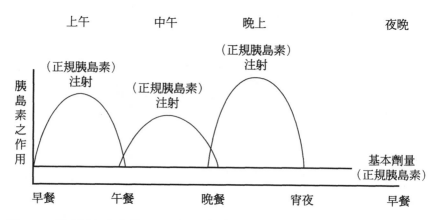

圖6-3　繪圖說明連續性注射胰島素唧筒釋出胰島素與用餐時間相配合之情況

✿ 堅守飲食型態之研究，控制碳水化合物、蛋白質及脂肪之研究

　　堅守規定的飲食計畫是糖尿病管理中最重要方向，但也可能是病人最難學習和順從的。研究人員發現，許多病人並不瞭解他們必須去遵守糖尿病的飲食療法。[138] 爲解決這個問題的方法，臨床醫生開始提倡高度地個別化飲食，飲食管理趨向有彈性且能容許個別差異的飲食習慣及喜好。[139]

　　有些研究調查糖尿病飲食不服從性和知識、健康價值觀、社會及文化因素之相關連性。[140-142] 但是這些研究對糖尿病營養教育並沒有提供很清楚的方向，不過皆一致強調廣泛介入的重要性，包括社會支持、提升自我照顧及主動參與，並且強調如何以及爲什麼去遵從飲食的型態。[143] 因爲接近最理想教育是很錯綜複雜的，一些研究很嚴屬地評估策略的有效性以改進糖尿病人飲食的遵從性。

　　Wienser等人在一個控制糖尿病的實驗中，使用個別化飲食處方、頻繁隨訪與反饋以及社會支持，因而得到病人良好的承諾。[144]。然而，有些控制性教育實驗之中，發現一串的課程比床邊個別教育更有效。[145] 此外，亦有事實證明，程序學習單元（programmed learning）可提高病人知識，而且所需的專業時間比個別諮商講習更少。[146] Dum等人發現綜合性課程亦可導致獲得知識。[147] Webb等人研究使用多種方式課程群以證實課程對增強遵守飲食中碳水化合物、脂肪組成之效果及血糖的控制。[148] 因為一般病患皆接受廣泛性糖尿病教育，包括對糖尿病人複雜的自我關心療法，所以此研究很難確實地告訴營養學家哪一種教育策略對於病人遵從飲食行為最有幫助。研究發現自我監控血糖的技術最能為病人所接受，且增進了血糖的控制。[149-152] 可惜的是，這個策略的研究人員並沒有蒐集飲食數據以確認自我監控行為效果；也沒有另設一組未進行葡萄糖自我監控但是實施相近管理的控制組來做實驗比較。

　　在實施中所牽連的因素，浮現的問題及臨床醫生公開討論的結論如下：最好的飲食遵守性，是來自於此飲食是對個別病人量身定做的，即使教育課程亦需量身定做，Slowie的個案研究中如是說道。[153] 廣泛的教育診斷工具已開發出來了，在教育結束時做有效的知識測驗亦可以加以利用。[154] 電腦化飲食分析和一些簡單推薦單可以印出來提供評估及反饋。[155]

　　家庭成員及其它糖尿病人的支持，對改變生活型態是很重要的。[156] Schwartz等人發現，在無法控制正常血糖的人（禁食血糖值及HbAlc）中有很高比率與他最近生活中發生的事件有關。這些研究員覺得社會支持會降低個人的孤立感及有助於處理生活事件，因而改善了控制情形。[157] 頻繁的隨訪、反饋（包括血糖自我監控）及行為方法例如偶發事件合約，及自我強化作用皆可以改善結果。[158-160]

在健康機構、美國糖尿病學會，及商業機構有許多印刷資料及教育視聽教材，對病人會有所幫助。教育的材料必須很適當地契合參與課程者的理解水準，一個不適當的內容會阻礙對療養法的瞭解。[161]

　　研究者探討病人明確瞭解食物部分及承諾之關係，發現30%～40%的男性糖尿病人瞭解雞肉部分（所吃部分比估計的多出很多），25%～35%男性病人瞭解五穀類部分（所吃部分比估計的還少很多）。[162] 在另外一個研究中當糖尿病人（24位胰島素依賴型及184位非胰島素依賴型）被問及什麼因素造成它們不遵守糖尿病療法，結果發現第I型糖尿病及第II型糖尿病參與者對於遵守程度及不遵守的理由是有些不同的。實驗者報告了對治療法內的飲食及身體活動量遵守不佳之理由。由不斷的詢問中得知無法遵守飲食的最普遍理由是處境因素，例如外食於飯店或其他人提供不適當食物。這些研究建議糖尿病人教育課程中，應該告知病人們高危險處境及提供隱密的模擬訓練及行為排練以增強肯定的技巧。[163,164]

✿ 不當的飲食行為

　　許多胰島素依賴型糖尿病人抱怨在他們的新飲食型態上缺乏了自發性，吃東西的樂趣在於有些部分是令人驚喜的，但是使血糖正常化的重要方式是每天吃的一樣、始終如一，這對胰島素依賴型病人是困境之一，如果沒有辦法貫徹一致的飲食型態，那麼改變胰島素量是很難以調整且危險的。

　　第二個常見的問題包括社交性飲食，主要問題是如何去計算食物中所不知道的組成份。其次，也很重要的是，病人本身具有避免食用大量食物而提高血糖的能力。就像許多病人在使用新飲食型態一樣，胰島素依賴病人最初會覺得有新鮮感且興奮，但是隨著時間過去，飲食的新奇感下降而且渴望「像別人一樣」的慾望將勝過達到好的控制使血糖值正常化的慾望。

✿ 飲食行為評估

　　最初開始周密地評估對未來飲食成功具有決定性。在病人體驗飲食及糖尿病飲食型態之前先評價是很重要的，許多第I型糖尿病人在這之前已遵循減重飲食，即使糖尿病最初的症狀是減輕體重。有些年輕的糖尿病人可能從未遵循飲食，如果是這樣的例子，設定成功地遵守飲食架構是很重要的。

　　小心評估每天的飲食型態是很重要的，時間上可能不允許再做食物紀錄表的蒐集，但是過去飲食習慣中周密的飲食史及食物頻率和食物量可以提供有用的訊息，例如，諮商師應該注意飲食型態的變化，好比由週末血糖可以得知週末飲食型態和普通日飲食型態非常不同，而可提供潛在性問題的線索。

　　飲食史亦可提供諮商師對攝取營養素一個清楚的觀念。許多人尤其是十幾歲青少年也許飲食中的鈣、鐵、維生素A、維生素C很低，而脂肪攝取量很高，且大都是飽和脂肪。膽固醇也可能攝取量高，除了進食頻率及數量或飲食史之外，治療肥胖症的病人低熱量飲食型態問卷調查表，遵從行為工具4-1（第4章），可以有用地證明過去及現在減輕體重及飲食行為結果，一旦病人開始新的飲食型態，那麼食物紀錄表會非常有用，遵從行為工具6-1的食物紀錄表可用以評價對新飲食型態的遵從性。

　　在初期評價階段，家庭支持對最終的成功具有決定性，對青少年正向支持而不要使用專制性口述規定是很重要的。對年長的病人而言，配偶正向支持，或是對他有重大影響的人皆要列入評估。

先前對食物瞭解的知識亦很重要，有些剛被診斷的人可能對糖尿病飲食型態有不同的誤解，「我無法再去吃碳水化合物。」是一個很普通的謬論。諮商師應該確定病人之前遵循的飲食中代換型態和新的糖尿病代換型態是否有衝突，有些由減肥中心學到的觀念將不適用，有些病人可能開始只使用標有「糖尿病專用」的商業產品，諮商師應該確定每個病人瞭解在商業產品中什麼是被限制的，一般是應減少脂肪而不是碳水化合物，必須拒絕含有高量簡單糖的產品。一旦病人被規定使用新飲食型態，那麼持續性的評估對此型態的遵從性是很重要的。進行方法可能包括電話回憶24小時內的飲食紀錄（如果可能，一週訪問2次）或是很短的飲食紀錄表需要簡單的核對系統，例如遵從行為工具6-2。這個工具可以幫助病人監控及避免去吃不是飲食中建議的點心。圖表對追蹤飲食行為是有幫助的。如果推薦葡萄糖總獲量在早餐是40，午餐是40，晚餐是60，用一個月圖表表示攝取量將會很有幫助。遵從行為工具6-3呈現一個例子，在此例中，早餐葡萄糖總獲量出現一條線，一條很深的水平線表示此餐理想的葡萄糖總獲量。

飲食上的不遵守性會反映在生化數據上，例如血中有葡萄糖及糖化血紅素值，畫出這兩個參數，可以呈現出傾向，例如畫一個為期三個月的血糖及糖化血紅素值週記圖，可以呈現出困難控制的週數以及「控制中」的週數（見遵從行為工具6-4）。遵從行為工具6-5提供病人對餐前30分鐘使用劑量做核對紀錄。評估什麼會發生而引起血糖改變，也許是改變遵從性的第一步。

✤ 各種治療策略

遵從糖尿病患者的低糖飲食型態所面對的問題有下列三類：缺乏知識、易忘與缺乏承諾。本節提供一些處理缺乏知識及設計各種提醒物的策略之建議以解決易忘的問題。儘管提供了訊息以協助改善飲食控制之問題，藉由重複出現忽高忽低的血糖值或（及）突然升高的血紅素（hemoglobin）可看出，缺乏承諾持續改變仍然是最難解決的問題。

處理缺乏知識的各種策略

缺乏影響血糖之一般飲食修正的相關知識

諮商師為了能適當地開始營養諮商面談，他（她）必須提供足夠的知識給個案。諮商師應該設計一個結構式的計畫以提供糖尿病患飲食型態的知識，其中包括一週密集的膳食諮商，可能的話，當個案開始新的飲食型態時能夠住院三天。其他有關的知識在接下來的一個月中，當個案來面談時提供給個案。一次應該只提供少量的知識，並在每一次的面談中預留練習的時間讓個案能與營養諮商師一同完成各種練習。這種練習很有價值，它是一種設定個案行為階段的方法，而且最好能在每天的生活中實踐。

其次要說的是，依據個別需求與不同狀況量身定做策略方案，對膳食的遵從行為是很重要的（參閱遵從行為工具6-6）。理想上，應該給予每一位個案一份適合其個人生活之飲食型態的計畫。可利用電腦來創造一份個別化的食物轉換單與飲食型態計畫。對罹患糖

尿病的人來說，這種量身訂作的方式，使得對許多食物種類的學習
變得較省事，並能提供更詳細的內容，也因為創造出了一種能自我
掌握的感覺而刺激學習。

在教導葡萄糖總獲量的概念時，諮商師應該使用具體且適合個
案的例子（參閱展示圖表6-4）。遵從行為工具6-7與遵從行為工具6-8

展示圖表6-4　完全可使用的葡萄糖總獲量之教導

1.範例：

轉換	葡萄糖總獲量
兩份水果	＝30
一份麵包	＝15
一份肉類	＝ 4
一份脂肪	＝ 0
	49　　　＝早餐的葡萄糖總獲量

2.清楚的描述個案能吃的食物：

早餐	早餐的葡萄糖總獲量	
	碳水化合物（公克）	＋動物性蛋白質（公克）×0.58
一個大蘋果（197公克）	30.0	—
一片麵包	11.7	—
一茶匙人造奶油	—	—
一盎司加拿大培根	—	＋（5.6公克×0.58＝3.3）
	41.7	＋3.3＝45.0公克葡萄糖總獲量

同樣的例子只可以用來替換：

早餐	早餐的轉換
一個大蘋果	兩份水果
一片麵包	一份麵包
一茶匙人造奶油	一份脂肪
一盎司加拿大培根	一份肉類

提供了如何使用葡萄糖總獲量的練習與各種提示。遵從行為工具6-9
至遵從行為工具6-11提供能幫助個案計算葡萄糖總獲量的練習及如
何更換菜單中的配菜與份量。在使用葡萄糖總獲量的應用上，個案
應該具備對重量及如何稱重的基本認識（參閱遵從行為工具6-12）。
對於有意將葡萄糖總獲量的知識帶回家的個案來說，遵從行為工具
6-13與遵從行為工具6-14會有所幫助。不過書面的建議與口頭的建
議同樣很重要。

供餐的規畫（meal planning）也是非常的重要。遵從行為工具
6-15提供了使用新的飲食型態計畫的菜單規畫。

諮商師應該強調對市售食品之成份的瞭解十分重要。遵從行為
工具6-16提供了閱讀市面販售食品標籤的練習。

如果個案常常在外面餐廳吃飯，諮商師應該從個案最喜歡的幾
間餐廳中挑選出一份供餐的菜單，計算一份餐中的葡萄糖總獲量，
由個案去規劃應該在一餐中添加注射唧筒的藥劑量，並讓個案從中
挑選一家由諮商師實際與個案到那裡去用餐。如果發生了問題，諮
商師可以經由實際用餐中指導個案。

經由一種方法找出重要的訊息，以協助個案找出最適合其個人
的飲食型態後，諮商師應該配合個案的承諾，發動個案飲食習慣上
的各種改變。此時個案可能立即發現遵照所有飲食的限制是很困難
的。所以先從最不困難的問題著手，同時要求個案以最大的可能繼
續去遵從所有的限制。除此以外，與個案密切地合作，並讓他們決
定哪一個問題對他們來說是最不困難的。下面是一個如何將知識逐
步融入的例子：

個案：「我認為學習經由轉換這些不同種類食物的代換表中計算特
定份量的食物會很困難。」

營養諮商師：「讓我們慢慢開始，在一星期中一次選擇其中一類食物。接下來找出你必須照著做的有哪些種類，但是在一個星期中，從其中一類食物裡每日檢視以學習你最喜歡的食物該吃的份量。」

個案：「聽起來這樣做較行得通。」

缺乏脂肪攝取及體重增加的有關知識

對胰島素依賴型的糖尿病人來說，缺乏相關食物的知識對其體重增加有極大的影響。許多個案因為血糖值開始保持正常，並持續穩定後體重增加而感到生氣。這是因為卡路里不再流失到尿中而轉換成可利用的能量，體重因而開始增加。許多個案對脂肪有錯誤認知，認為脂肪並不會造成血糖值上升。他們認為如果脂肪可以無限制使用，當一天中葡萄糖總獲量的限量或轉換的類型已經用盡不能再增加時，他們便可以在每餐中增加脂肪的攝取。

表6-6說明了一個平均血糖值在正常範圍內的個案，但是依據個案每個月的檢測說明他攝取的脂肪正是造成其體重明顯上升的原因。膳食必須被仔細地檢核以確定是攝取哪種食物的卡路里造成體重的增加。這位個案早餐所進食的每一項食物都是遵照份量轉換與葡萄糖總獲量的換算而取用的。其血糖值也很正常，但不幸的是，其體重與血液中膽固醇因為個案所吃的每份早餐均超過建議熱量的127卡路里而超過標準值。血液中低密度脂蛋白膽固醇（low-density lipoprotein cholesterol）也因為攝取了超出很多的飽和性脂肪（建議攝取的飽和性脂為3.86公克，而個案實際攝取的量高達14.40公克）而太高。

經過詳細地對脂肪及含有飽和性脂肪之特定食物的探討後，個案能夠修正食物的攝取以降低體重及血液中的膽固醇值。表6-7呈現

表6-6　指導前建議的與實際的脂肪攝取量

建議的脂肪攝取量

早餐（公克）	碳水化合物 （公克）	蛋白質 （公克）	脂肪 （公克）	葡萄糖總獲量
一份肉類	—	7	5	4
二份麵包	30	4	—	30
三份脂肪	—	—	15	—
二份水果	30	—	—	30
	60	11	20	64

464千卡

3.86公克飽和性脂肪

5.19公克多元不飽和脂肪

實際的脂肪攝取量

早餐（公克）	碳水化合物 （公克）	蛋白質 （公克）	脂肪 （公克）	葡萄糖總獲量
一盎司香腸 （28公克）	0.5	4.0	8.1	2.8
二個杯狀鬆餅 （40公克）	32.0	6.2	8.0	32.0
四茶匙 人造奶油（margarine）	—	—	16.4	—
一個大蘋果 （197公克）	30.0	0.4	0.7	30.0
	62.5	10.6	33.2	64.8

591千卡

14.40公克飽和性脂肪

2.68公克多元不飽和脂肪

資料來源：Reprinted with permission from J.A.T. Pennington and H.N. Church, *Bowes and Church's Food Values of Portions Commonly Used*, copyright © 1995, Lippincott-Raven Publishers.

表6-7　指導後建議的與實際的脂肪攝取量

建議的脂肪攝取量

早餐	碳水化合物（公克）	蛋白質（公克）	脂肪（公克）	葡萄糖總獲量
一份肉類	—	7	5	4
二份麵包	30	4	—	30
三份脂肪	—	—	15	—
二份水果	30	—	—	30
	60	11	20	64

464千卡

3.86公克飽和性脂肪

5.19公克多元不飽和脂肪

實際的脂肪攝取量

早餐	碳水化合物（公克）	蛋白質（公克）	脂肪（公克）	葡萄糖總獲量
一盎司加拿大培根（28公克）	—	5.6	2.00	3.2
一個英式鬆餅（57公克）	26.2	4.5	1.10	26.2
四茶匙人造奶油	—	—	11.34	—
一個大蘋果（197公克）	30.0	0.4	0.7	30.0
	56.2	10.5	15.14	59.4

403千卡

2.67公克飽和性脂肪

5.14公克多元不飽和脂肪

資料來源：Reprinted with permission from J.A.T. Pennington and H.N. Church, *Bowes and Church's Food Values of Portions Commonly Used*, copyright © 1995, Lippincott-Raven Publishers.

表6-8 建議的膳食與高脂、低脂膳食的比較表

營養素（公克）	建議的膳食	高脂膳食	低脂膳食
碳水化合物	60.00	62.5	56.2
蛋白質	11.00	10.60	10.50
脂肪	20.00	33.20	15.14
飽和性脂肪	3.86	14.40	2.67
多元非飽和脂肪	5.19	2.68	5.14
千卡	464.00	591.00	403.00

出了建議的攝取量及經由指導後的實際攝取量。由曲線圖上顯示低脂飲食的葡萄糖總獲量較低一些。建議可以增加4.6公克的碳水化合物或大約5公克（三分之一份水果）。表6-8比較了建議的高脂肪餐與低脂肪餐的營養攝取成份。它很清楚地描述了如何仔細指導個案注意食物中的脂肪含量，能將體重增加及低密度脂蛋白膽固醇升高的問題降到最低。

圖6-4是一位個案的兩份體重曲線圖。其中一份為攝取高脂肪飲食後的體重增加圖。第二份顯示出改變膳食中脂肪的成份後體重下降的曲線圖。個案清楚地專注於血糖值的監控是非常重要的。一個被諮商的個案如果對血糖值沒有適當地監控，或經由猜測其血糖值，可能無法適當地增加或減少胰島素的使用量與其膳食攝取量。

對一個裝了自動連續皮下注射胰島素唧筒的人來說，每天照三餐吃是很重要的。如展示圖表6-5所示，三餐外的點心可能會造成問題。這個例子描述了幾個規則。首先，裝了自動連續皮下注射胰島素唧筒的個案必須限制一天只吃三餐或者至少在兩餐間保持在三小時以上。第二，測量添加注射唧筒藥劑的間隔時間是非常重要的。對大多數的案例而言，個案應該在飯前三十分鐘注射或將一份藥劑打入注射唧筒中。下午五點鐘時血糖值為60，顯示出時間的間隔上

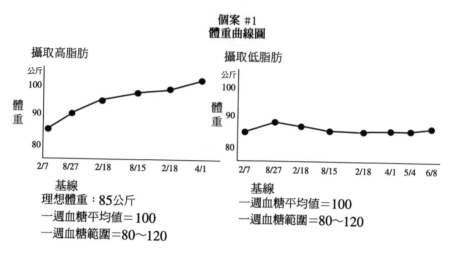

圖6-4　體重曲線圖

有問題：因爲藥劑施打到吃點心間隔的時間不夠（只有五分鐘）。條狀巧克力（candy bar）在短效型的胰島素針劑發生作用前食用造成血糖上升。當胰島素發生最高效用時，因爲條狀巧克力產生的血糖上升已消失，因此造成低血糖現象。第三，重要的是，當吃條狀巧克力時，使用適量的短效型胰島素以維持血糖的穩定。展示圖表6-5顯示出在兩次吃點心的時間，胰島素的量均不足以使血糖維持在穩定值之內。以此個案爲例，假設一個單位的胰島素能夠使10公克的葡萄糖總獲量下降且維持在穩定值內。「請記住，實際上胰島素對葡萄糖總獲量使用的比例會因每天不同的時間及不同的人而有所不同。」個案睡前所吃的宵夜含有很高的脂肪與纖維素。時間的改變可以允許攝取高脂肪與纖維素的食物，但是宵夜的點心所產生的葡萄糖總獲量卻不是個案施打的藥劑足夠維持穩定的血糖值（試想一個單位的胰島素能夠使十公克的葡萄糖總獲量下降且維持在穩定值內，可是一單位的胰島素將無法應付六十四公克的葡萄糖總獲量。）

展示圖表6-5　飲食、血糖與胰島素使用日記，#1

血糖值	實際攝取的食物
	早餐（10:30 AM） 沒有吃早餐
午餐前測量（10:30 AM） 血糖=100mg/dL 依建議的胰島素劑量施打	
	午餐（11:00 AM） 遵照建議的菜單進食
下午茶點前測量（2:55 PM） 沒有測量血糖 施打兩個單位短效型 的胰島素針劑	

下午茶點（3:00 PM）
2盎司Snicker's條狀巧克力

碳水化合物	蛋白質	脂肪	千卡
33.0	6.0	13.0	270

晚餐前測量（5:00 PM）
血糖=60mg/dL
口服葡萄糖錠以提高血糖

晚餐（5:30 PM）
遵照建議的菜單進食

宵夜點心前測量（9:45 PM）
沒有測量血糖
施打一個單位短效型
的胰島素針劑

宵夜點心（10:00 PM）
爆玉米花（六杯）＋
五湯匙的人造奶油（margarine）

碳水化合物	蛋白質	脂肪	千卡
64.2	10.8	34.2	607.8

有一些個案可能不需要使用短效型的胰島素針劑，但是在**展示圖表**
6-5中的案例因為晚上睡覺時間的血糖值非常高，如果不使用短效型
的胰島素針劑將無法應付個案所吃的宵夜而維持穩定的血糖值。

　　表6-4是一份對裝了自動連續皮下輸注胰島素（CSII）唧筒的個
案供應藥劑時間測定的概略指導。當用來平衡所吃的點心時（如果
必需的話），這些時間建議是很有幫助的；尤其所吃的點心其脂肪及
（或）纖維素成份及比例與一般點心不同時差別更大。不同食品因需
要消化的時間不同，改變供藥的時間可以增加消化的時間，例如吃
爆玉米花時，因為其中含有大量的脂肪，需要的消化時間較長，所
以應該在吃爆玉米花前十五分鐘用藥而非一般進食前的三十分鐘。
除此以外，將三餐間隔時間調整在三小時以上，能讓所使用的前一
劑短效型的胰島素不至於影響下一劑使用的藥效。**展示圖表6-6**說明
了這個概念。在這個例子中因為早餐前的短效型胰島素達到高峰效
果的時間和中餐前使用的劑量達到高峰效果的時間太接近，因此造
成12:30的一個反應。因為午餐前的血糖很高，所以加入了額外的胰
島素以調整血糖，因而造成血糖值下降。因為午餐時的胰島素增加
了劑量，且早餐和午餐間隔少於三小時，兩次胰島素效用的高峰太
接近而造成低血糖症。

　　總之，許多第Ⅰ型糖尿病患者面對的問題可以經由監控（藉由
每日記錄的方式）而消除，而這樣的日記方式也可找出遵從行為之
所以不彰的問題所在。在飲食上基本且及早的指導是很重要的。依
個案需求設計適合個案的膳食計畫能協助消除晚期一些特定行為的
倒退問題。例如，雖然脂肪的攝取對血糖值改變的影響不大，但是
卻對最後體重的增加影響很大。下列三項基本的規範對使用自動連
續皮下注射胰島素唧筒的個案或每日多次注射法（Multiple daily
injection, MDI）的個案也很重要：

展示圖表6-6　飲食、血糖與胰島素使用日記，#2

血糖值	實際攝取的食物
早餐前測量（9:30 AM） 　血糖=100 　依建議的胰島素劑量施打	
	早餐（10:30 AM） 　遵照建議的菜單進食
午餐前測量（11:00 AM） 　血糖=285 　施打加大劑量的胰島素	
	午餐（11:30 AM） 　遵照建議的菜單進食
午餐後測量（12:30 PM） 　血糖=45（產生反應） 　給予口服葡萄糖錠以提高血糖	

1. 限制一天只吃三餐及／或能夠兩餐間相差三小時。
2. 用餐前三十分鐘添加注射唧筒藥劑（bolus）或注射胰島素（或使用lispro五分鐘後）。
3. 使用足夠劑量的胰島素以平衡飲食後的血糖。

處理易忘的各種策略

「提示」的設計能夠協助胰島素依賴型糖尿病患者記得準時添加注射唧筒藥劑或注射胰島素。貼在冰箱上的字條提醒在飯前三十分鐘使用胰島素是很重要的。如果早上或晚上使用藥物會有困難，貼在臥室裡鏡子上的標籤能夠提醒個案。

　　一份用記號勾選的簡單月曆能夠對常常忘記飯前三十分鐘準時添加注射唧筒藥劑或注射胰島素的個案有幫助。**遵從行為工具 6-5** 是一個以月為單位，每個月一張的監控設計的例子；如果能放在容易看到的地方，且每日做記錄的話，可以用來做為提醒物。同樣地，這份月曆可以用來做為提醒常常在外面餐廳吃飯的個案解決其困難之用。可以用一個星號來提醒個案打電話到將要去吃飯的餐廳，瞭解他們的菜單；並經由詢問以確認所供應的食物裡的所使用的食材、烹調方式與份量。經由事先規劃，個案只要花一點點的工夫就能在餐廳中選擇適合的食物。許多人最後能夠保存喜愛的餐廳的菜單，並換算喜愛的餐點的食物份量或葡萄糖總獲量值。開始時用心付出時間多加留意，能夠讓個案在外面餐廳吃飯成為一件愉快的事情。

處理缺乏承諾的各種策略

　　大部分的胰島素依賴型的人，會進入到對維持正常血糖值很低承諾的階段。這可以由許多方面來證實。其中之一是當記錄血糖值時，會出現像是雲霄飛車般的「跳躍」式的多次血糖突然升高的圖形。另一種是血糖值保持地還算好而糖化血紅素值卻很高。這可能顯示出問題是晚上的血糖值很高，但也可能是捏造的血糖值的跡象。第三個缺乏承諾的線索是個案可能來的時候會說：「我只希望有一天我可以不再擔心血糖值、刺指尖探指血以測量血糖，還有規定的膳食與運動。」

　　下面一段對話的摘要描述了許多有糖尿病的人的類似想法。這一段獨白是一個有糖尿病的人所寫的，其中描述了想要過一個正常的生活而又要隨時自我控制的兩難情境。

　　所以你開始進入完美的境界。你的整個世界圍繞著你的糖尿病而運轉。你將每一樣東西都稱重、測量與計時。你學習在你不覺得餓的時候吃東西。你正確地做每一件事，且對事情一定有所反應。從來沒有暫停的時候。對你的糖尿病絕對沒有放假的時候。

　　即使是一點點的偏離完美也會造成你的驚慌。你就是知道將有某件可怕的事情將要發生了。你會像每一個人不斷地告訴你可能發生的情形，你將進入昏迷狀態而死掉。但是你接著就會瞭解不會有糟糕的情形發生。你在生理上甚至不覺得不舒服。因此你開始對各種要求的限制稍微放寬一點點。你讓你自己有了一些自由。你瞭解你甚至不會有太多的反應。你不再對所做的事情要求那麼完美而緊繃不安了。但是你卻開始覺得有一些罪惡感，尤其是當人們告訴你一些糖尿病患因為沒有好好照顧自己而死亡時。但是實際上你做得很好。你開始做實驗──測試你自我限制的極限。你發現你感覺很糟糕，而你也有了更多的反應。所以你發現了一個在中間位置讓你自己覺得非常舒服的地方。你依然規劃你要做的事情，而不僅僅是吃任何你想吃的東西。但是現在你的世界裡除了糖尿病以外也還有許多其他的事物。然後事情就發生了：伴隨「罪惡感」的各種「問題」又夾雜了「恐懼」或各種更多的「問題」。你被告知在糖尿病的世界裡絕對沒有所謂的中間地帶。你不是處於所有的事情都處理得很好的完美境界，就是完全置身於不完美的一邊。你所有的問題都是證據，證明了你處在不完美的一邊，而且已經糟到不能再糟了。所以每個人都告訴你，你能避免更多的問題。如果你願意改變自己進入完美的一邊，你就能夠改變。但是你是一個有血有肉的人，世界上除了一心想著糖尿病以外還有其他的事物。你做決定。現在又怎樣？你知道你真的是在不完美的一邊。但是你必須試著去說服每一個人，你是屬於完美的那一群，因為你發現你的家人與朋友們如果知道你屬於不完美的一群，他們就會嘮叨個不停。他們只想聽到他們的膳食計畫是多麼完美而行得通。所以你過著一個正常的生活。你學習到只有在你知道事情做得完美的時候才去做各種檢驗，或者你做了一個檢驗，發現結果不完美你就不做記錄。這樣做了後會產生更多的罪惡感！

你只有在與其他人一起吃飯的時候，才會照著建議的飲食用餐。但是當你一個人的時候，你發現你唯一能想到有關吃的事情是那些被禁止吃的東西。你狼吞虎嚥一番。

你確定你去看醫生的時候你的隨機血糖值（random blood sugars）是在標準範圍值內。你學會如何騙人而且騙術不錯，你開始懷疑你自己到底控制得如何。你瞭解到你一直在欺騙自己。你到底控制地如何？你感覺很好。你的糖化血紅素（HbA1c）很好。你的反應很少，以你所瞭解的你所做的各種檢驗大部分都很好。然後事情又發生了；更多的問題出現了。

現在每一個人都知道你實際上做得不怎麼好。所以他們開始提醒你這都是你自己的錯。如果你過去都做得很完美的話，那就不會發生問題了。現在又怎樣了呢？你現在不只是承受著生理上的痛苦，罪惡感也將會伴隨你一生。或者直到有一天有這麼一個人，她不會擔心因為你的個性而讓她導致失敗。她願意傾聽，她聽到了你內在的想法。

然後她説的一些話產生了神奇的效果：「那不是你的錯！」
這番話經過一陣子才進入你的內在。罪惡感已經過許多年
而將你層層的纏繞。但當這番話衝擊到你的時候，你將所
有的罪惡感都釋放出去了。做爲一個平凡的人是可以的。
但是最重要的是你知道有人眞正地瞭解你，且接受你就是
這樣的一個人。也因爲她對你的關切，你知道你不需要孤
獨地去面對你自己的問題。然後痛苦就不再是那麼地難以
忍受了。165

　　缺乏承諾的問題並不會因爲提供各種控制血糖的食譜、有關市
面販售食品營養成份的知識，或者打更多通的電話但沒有適當的介
入而獲得解決的。下面的對話描述了一個如何去處理缺乏承諾時可
能做爲開始的方法。這些開始介入的策略包括開放式的問題以辨識
個案眞正的困難之處、簡述語意（paraphrasing）、同理（empathy）
與訂定合約（contracting）。

個案：「我只是希望能夠有一天就可以了，這一天沒有糖尿病、不
　　　用刺指尖採指血以測量血糖，而且不須對所吃的食物做各種計
　　　算。與糖尿病共處不像是生活上其他的工作。你不能説：『我
　　　很認眞地做而我現在做完了。我做得很好。』糖尿病會跟隨你
　　　直到永遠！」

營養諮商師：「你已經思考這個問題很久了。能否請你描述一下爲
　　　何你現在會有這個感覺，而你當初開始的時候是那麼地有熱
　　　誠？」（開放式的問題）

個案：「當你一開始治療你的糖尿病的時候，那個過程是有趣的。
　　　你第一次開始治療的時候，有很長的日子裡覺得很好。你覺得
　　　控制得很好。你覺得有責任要去遵照指示進食、刺指尖採指血

以測量血糖與運動。」

營養諮商師：「你似乎處在一個蜜月期。」（簡述語意）

個案：「是的，就是這樣。但是事情改變了。你的朋友們已厭煩去
聽你做得有多麼好。他們不再對你努力做的工作給予那麼多的
正增強。事實上他們似乎厭倦於聽你談你的疾病，以及你做得
多麼好。沒有了這份支持，你會厭倦於將每件事情都做好。」

營養諮商師：「所以你需要對你所做的努力有某種的獎勵，但是你
的朋友們卻不是一直都能如你所願。」（簡述語意及同理）

個案：「是的。」

營養諮商師：「讓我們來列出你能提供給你自己的一些獎勵的方
法。在你的生活裡，有哪些事情會讓你真正覺得不錯的？」

個案：「喔！我喜愛閱讀。我熱愛看MTV。我喜歡吃比薩。」

營養諮商師：「很好！讓我們來訂一份合約。不論什麼時候，只要
你能在一天的三餐前連續測量你的血糖而血糖值保持在100到
130之間的話，你就可以從你剛才談的那些有趣的事情中找出其
中一件來獎勵你自己。我們甚至可以一起來找出如何計算比薩
的方法。我能幫忙你打電話到餐廳。讓我們來寫下一份合約
吧！」（見展示圖表6-7）

　　對其他的膳食控制情形來說，缺乏承諾可能是生活事件的改變
所造成的直接結果。個案正經歷離婚的過程時，可能會埋怨因為罹
患糖尿病而使生活被糖尿病的自我照顧佔滿了，這樣的生活事件的
發生，可能會造成他們飲食控制的改變。

　　接下來的一次面談，可著重在討論如何將負面的想法轉換成正
面的想法，例如：「我只吃了一小片餅乾。我不想再吃了。我今天
做得很好。」

　　以對糖尿病的飲食控制來說，處理缺乏承諾的各種策略，對個

展示圖表6-7　合約書

我只要能在一天的三餐前連續測量自己的血糖而血糖值保持在100到130之間的話，我將自我獎勵。下面是我將用來獎勵自己的方式：

1. 去圖書館借一本好的小說。
2. 看MTV。
3. 吃三片Pizza Hut的加拿大培根比薩，而其中大約含有63公克的葡萄糖總獲量。

如果我三餐前的血糖值沒有保持在100到130之間的話，我將不能得到上述三種獎勵的任何一種。

（營養諮商師）將會在每個星期五的早上十點鐘上班時間打電話給我，以確定我的進步情形。

病人 ＿＿＿＿＿＿＿＿＿＿＿＿＿＿＿＿＿＿＿＿＿＿＿＿＿＿＿

營養諮商師 ＿＿＿＿＿＿＿＿＿＿＿＿＿＿＿＿＿＿＿＿＿＿＿

案長期的成功控制是很重要的。藉由確認生活事件的改變，可以找出最終造成問題的原因。在這一章中討論的許多面對生活改變的策略，著重在找出正向支持的人們及適當使用建設性的面質。

◆第六章的回顧◆

（答案在附錄H）

1. 列出三種通常與修正碳水化合物膳食有關，並會造成不適當的飲食行為之因素。

　　a.＿＿＿＿＿＿＿＿＿＿＿＿＿＿＿＿＿＿＿＿＿＿＿＿

　　b.＿＿＿＿＿＿＿＿＿＿＿＿＿＿＿＿＿＿＿＿＿＿＿＿

　　c.＿＿＿＿＿＿＿＿＿＿＿＿＿＿＿＿＿＿＿＿＿＿＿＿

2. 列出兩種對糖尿病患強調蒐集膳食基準線資訊（baseline information）的營養素。

    a.＿＿＿＿＿＿＿＿＿＿＿＿＿＿＿＿＿＿＿＿＿＿

    b.＿＿＿＿＿＿＿＿＿＿＿＿＿＿＿＿＿＿＿＿＿＿

    c.＿＿＿＿＿＿＿＿＿＿＿＿＿＿＿＿＿＿＿＿＿＿

3. 找出四種協助個案面對新的糖尿病患飲食型態的策略以消除不適當的飲食行為。

    a.＿＿＿＿＿＿＿＿＿＿＿＿＿＿＿＿＿＿＿＿＿＿

    b.＿＿＿＿＿＿＿＿＿＿＿＿＿＿＿＿＿＿＿＿＿＿

    c.＿＿＿＿＿＿＿＿＿＿＿＿＿＿＿＿＿＿＿＿＿＿

4. 下面所描述的是一個接受糖尿病患膳食指導的個案所面臨的一個問題情境。找出一個能協助這位個案解決問題的策略，並說明你選擇這個策略的原因。

J先生已經被安排了一個膳食計畫。在做營養評估時，你發現他最大的問題出在下午茶點上。在他公司的休息時間，每個人都吃撒上糖霜的小糕餅、條狀巧克力或豆形果凍。(a)你將詢問哪些更深入的問題以獲取更多的資訊？(b)你將採用何種策略來緩和問題的嚴重性？(c)為什麼你會選擇這些策略？

    a.＿＿＿＿＿＿＿＿＿＿＿＿＿＿＿＿＿＿＿＿＿＿

    b.＿＿＿＿＿＿＿＿＿＿＿＿＿＿＿＿＿＿＿＿＿＿

    c.＿＿＿＿＿＿＿＿＿＿＿＿＿＿＿＿＿＿＿＿＿＿

註釋

1. The Diabetes Control and Complications Research Group, "The Effect of Intensive Treatment of Diabetes on the Development and Progression of Long-Term Complications in Insulin-Dependent Diabetes Mellitus," *New England Journal of Medicine* 329 (1993): 977–986.

2. American Diabetes Association, "American Diabetes Association Position Statement: Nutrition Recommendations and Principles for People with Diabetes Mellitus, *Diabetes Care* 17 (1994): 519–522.

3. American Dietetic Association, "Nutrition Recommendations and Principles for People with Diabetes Mellitus," *Journal of the American Dietetic Association* 94 (1994): 504–506.

4. J.A. Balfour and D. McTavish, "Acarbose: An Update of Its Pharmacology and Therapeutic Use in Diabetes Mellitus," *Drugs* 46 (1993): 1025–1054.

5. Diabetes Control and Complications Trial, "The Effect of Intensive Treatment of Diabetes on the Development and Progression of Long-Term Complications in Insulin-Dependent Diabetes Mellitus."

6. L.M. Delahanty and B.N. Halford, "The Role of Diet Behaviors in Achieving Improved Glycemic Control in Intensively Treated Patients in the Diabetes Control and Complications Trial," *Diabetes Care* 16 (1993): 1453–1458.

7. The Diabetes Control and Complications Trial Research Group, "Nutrition Interventions for Intensive Therapy in the Diabetes Control and Complications Trial: Implications for Clinical Practice," *Journal of the American Dietetic Association* 93 (1993): 758–767.

8. American Diabetes Association, "American Diabetes Association Position Statement: Nutrition Recommendations and Principles for People with Diabetes Mellitus."

9. American Dietetic Association, "Nutrition Recommendations and Principles for People with Diabetes Mellitus."

10. American Diabetes Association, "American Diabetes Association Position Statement: Nutrition Recommendations and Principles for People with Diabetes Mellitus."

11. American Dietetic Association, "Nutrition Recommendations and Principles for People with Diabetes Mellitus."

12. P.A. Crapo et al., "Plasma Glucose and Insulin Responses to Orally Administered Simple and Complex Carbohydrates," *Diabetes* 25 (1976): 741–747.

13. J.W. Anderson and K. Ward, "Long-Term Effects of High Carbohydrate, High Fiber Diets on Glucose and Lipid Metabolism: A Preliminary Report on Patients with Diabetes," *Diabetes Care* 1 (1978): 77–82.

14. P.A. Crapo et al., "Postprandial Hormone Responses to Different Types of Complex Carbohydrates in Individuals with Impaired Glucose Tolerance," *American Journal of Clinical Nutrition* 33 (1980): 1723–1728.

15. P.B. Geil, "Complex and Simple Carbohydrates in Diabetes Therapy," in *Handbook of Diabetes Medical Nutrition Therapy*, ed. M.A. Powers (Gaithersburg, MD: Aspen Publishers, Inc., 1996), 304.

16. S.L. Thom, "Diabetes Medications and Delivery Methods," in *Handbook of Diabetes Medical Nutrition Therapy*, ed. M.A. Powers (Gaithersburg, MD: Aspen Publishers, Inc., 1996), 95.

17. Crapo et al., "Plasma Glucose and Insulin Responses to Orally Administered Simple and Complex Carbohydrates."

18. P.A. Crapo et al., "Postprandial Glucose and Insulin Responses to Different Complex Carbohydrates," *Diabetes* 26 (1977): 1178–1183.

19. Crapo et al., "Postprandial Hormone Responses to Different Types of Complex Carbohydrates in Individuals with Impaired Glucose Tolerance."

20. J.P. Bantle et al., "Postprandial Glucose and Insulin Responses to Meals Containing Different Carbohydrates in Normal and Diabetic Subjects," *New England Journal of Medicine* 309 (1983): 7–12.

21. J.P. Bantle et al., "Metabolic Effects of Dietary Fructose and Sucrose in Types I and II Diabetic Subjects," *Journal of the American Medical Association* 256 (1986): 3241–3246.

22. J.P. Bantle et al., "Metabolic Effects of Dietary Sucrose in Type II Diabetic Subjects," *Diabetes Care* 16 (1993): 1301–1305.

23. G. Slama et al., "Sucrose Taken During a Mixed Meal Has No Additional Hyperglycemic Action over Isocaloric Amounts of Starch in Well-Controlled Diabetics," *Lancet* 2 (1984): 122–125.

24. F. Bornet et al., "Sucrose or Honey at Breakfast Have No Additional Acute Hyperglycemic Effect over an Isoglucidic Amount of Bread in Type II Diabetic Patients," *Diabetologia* 28 (1985): 213–217.

25. C. Abraira and J. Derler, "Large Variations of Sucrose in Constant Carbohydrate Diets in Type II Diabetes," *American Journal of Medicine* 84 (1988): 193–200.

26. G. Forlani et al., "Hyperglycemic Effect of Sucrose Ingestion in IDDM Patients Controlled by Artificial Pancreas," *Diabetes Care* 12 (1989): 296–298.

27. J.E. Wise et al., "Effect of Sucrose-Containing Snacks on Blood Glucose Control," *Diabetes Care* 12 (1989): 423–426.

28. A.L. Peters et al., "Effect of Isocaloric Substitution of Chocolate Cake for Potato in Type I Diabetic Patients," *Diabetes Care* 13 (1990): 888–892.

29. E. Loghmani et al., "Glycemic Response to Sucrose-Containing Mixed Meals in Diets of Children with Insulin-Dependent Diabetes Mellitus," *Journal of Pediatrics* 119 (1991): 531–537.

30. T.M.S. Wolever and R.G. Josse, "The Role of Carbohydrate in the Diabetes Diet," *Medicine, Exercise, Nutrition, and Health* 2 (1993): 84–99.

31. Crapo et al., "Plasma Glucose and Insulin Responses to Orally Administered Simple and Complex Carbohydrates."

32. A. Coulson et al., "Effect of Source of Dietary Carbohydrate on Plasma Glucose and Insulin Responses to Test Meals in Normal Subjects," *American Journal of Clinical Nutrition* 33 (1980): 1279–1282.

33. Crapo et al., "Postprandial Hormonal Responses to Different Types of Complex Carbohydrate in Individuals with Impaired Glucose Tolerance."

34. A. Coulson et al., "Effect of Differences in Sources of Dietary Carbohydrate on Plasma Glucose and Insulin Responses to Meals in Patients with Impaired Carbohydrate Tolerance," *American Journal of Clinical Nutrition* 34 (1981): 2716–2720.

35. R.M. Sandstedt et al., "The Digestibility of High Amylose Corn Starches. The Apparent Effect of the AE Gene on Susceptibility to Amylose Action," *Cereal Chemistry* 39 (1962): 123–131.

36. P. Geervani and R. Theophilus, "Influence of Legume Starches on Protein Nutrition and Availability of Lysine and Methionine to Albino Rats," *Journal of Food Science* 46 (1981): 817–828.

37. F.Q. Nuttall et al., "Effect of Protein Ingestion on the Glucose and Insulin Response to a Standardized Oral Glucose Load," *Diabetes Care* 7 (1984): 465–470.

38. I.H. Anderson et al., "Incomplete Absorption of the Carbohydrate in All-Purpose Wheat Flour," *New England Journal of Medicine* 304 (1981): 891–892.

39. D.E. Bowman, "Amylase Inhibitor of Navy Beans," *Science* 102 (1945): 358–359.

40. R.L. Rea et al., "Lectins in Foods and Their Relation to Starch Digestibility," *Nutrition Research* 5 (1985): 919–929.

41. H.F. Hintz et al., "Toxicity of Red Kidney Beans (*Phaseolus vulgaris*) in the Rat," *Journal of Nutrition* 93 (1967): 77–86.

42. J.H. Yoon et al., "The Effect of Phytic Acid on In Vitro Rate of Starch Digestibility and Blood Glucose Response," *The American Journal of Clinical Nutrition* 38 (1983): 835–842.

43. M.L. Kakade and R.J. Evans, "Growth Inhibition of Rats Fed Raw Navy Beans (*Phaseolus vulgaris*)," *Journal of Nutrition* 90 (1961): 191–198.

44. W. Puls and U. Keup, "Influence of an Alpha-Amylase Inhibitor (BAY d 7791) on Blood Glucose, Serum Insulin and NEFA in Starch Loading Tests in Rats, Dogs and Man," *Diabetologia* 9 (1973): 97–101.

45. I. Hillebrand et al., "The Effect of the Alpha-Glucosidase Inhibitor Bay g 5421 (Acarbose) on Meal Stimulated Elevations of Circulating Glucose, Insulin and Triglyceride Levels in Man," *Research in Experimental Medicine* 175 (1979): 81–86.

46. P. Snow and K. O'Dea, "Factors Affecting the Rate of Hydrolysis in Starch in Food," *American Journal of Clinical Nutrition* 34 (1981): 2721–2727.

47. Yoon et al., "The Effects of Phytic Acid on In Vitro Rate of Starch Digestibility and Blood Glucose Response."

48. P. Collings et al., "Effect of Cooking on Serum Glucose and Insulin Responses to Starch," *British Medical Journal* 282 (1981): 1032.

49. T.M.S. Wolever et al., "Glycemic Response to Pasta: Effect of Food Form, Cooking and Protein Enrichment," *Diabetes Care* 9 (1986): 401–404.

50. T.M.S. Wolever et al., "Comparison of Regular and Parboiled Rices: Explanation of Discrepancies between Reported Glycemic Responses to Rice," *Nutrition Research* 6 (1986): 349–357.

51. D. Jenkins et al., "Effect of Processing on Digestibility and the Blood Glucose Response: A Study of Lentils," *American Journal of Clinical Nutrition* 36 (1982): 1093–1101.

52. Jenkins et al., "Effect of Processing on Digestibility and the Blood Glucose Response: A Study of Lentils."

53. K. O'Dea et al., "Physical Factors Influencing Postprandial Glucose and Insulin Responses to Starch," *American Journal of Clinical Nutrition* 33 (1980): 760–765.

54. G. Collier and K. O'Dea, "Effects of Physical Form of Carbohydrate on the Postprandial Glucose, Insulin and Gastric Inhibitory Polypeptide Response in Type 2 Diabetes," *American Journal of Clinical Nutrition* 36 (1982): 10–14.

55. Wolever, "Glycemic Response to Pasta: Effect of Food Form, Cooking and Protein Enrichment."

56. W. James et al., "Calcium Binding by Dietary Fibre," *Lancet* 1 (1978): 638–639.

57. D. Jenkins et al., "Diabetic Glucose Control, Lipids, and Trace Elements on Long Term Guar," *British Medical Journal* 1 (1980): 1353–1354.

58. J. Anderson et al., "Mineral and Vitamin Status of High-Fiber Diets: Long-Term Studies of Diabetic Patients," *Diabetes Care* 3 (1980): 38–40.

59. A.N. Lindsay et al., "High-Carbohydrate, High-Fiber Diet in Children with Type I Diabetes Mellitus," *Diabetes Care* 7 (1984): 63–67.

60. J. Baumer et al., "Effects of Dietary Fibre and Exercise in Mid-Morning Diabetic Control: A Controlled Trial," *Archives of Disease in Childhood* 57 (1982): 905–909.

61. A.L. Kinmouth et al., "Whole Foods and Increased Dietary Fibre Improve Blood Glucose Control in Diabetic Children," *Archives of Disease in Childhood* 57 (1982): 187–194.

62. C. Kuhl et al., "Guar Gum and Glycemic Control of Pregnant Insulin-Independent Diabetic Patients," *Diabetes Care* 6 (1983): 152–154.

63. D. Ney et al., "Decreased Insulin Requirement and Improved Control of Diabetes in Pregnant Women Given a High-Carbohydrate, High-Fiber, Low-Fat Diet," *Diabetes Care* 5 (1982): 529–533.

64. James et al., "Calcium Binding by Dietary Fibre."

65. B. Canivet et al., "Fibre, Diabetes, and Risk of Bezoar," *Lancet* 2 (1980): 529–533.

66. L. Story et al., "Adherence to High-Carbohydrate, High-Fiber Diets: Long-Term Studies of Non-Obese Diabetic Men," *Journal of the American Dietetic Association* 85 (1985): 1105–1110.

67. D. Jenkins et al., "Unabsorbable Carbohydrates and Diabetes: Decreased Postprandial Hyperglycemia," *Lancet* 2 (1976): 172–174.

68. H. Vuorinen-Markkola et al., "Guar Gum in Insulin-Dependent Diabetes: Effects on Glycemic Control and Serum Lipoproteins," *American Journal of Clinical Nutrition* 56 (1980): 1056–1060.

69. J. Anderson, "The Role of Dietary Carbohydrate and Fiber in the Control of Diabetes," *Advances in Internal Medicine* 26 (1980): 67–96.

70. Jenkins et al., "Unabsorbable Carbohydrates and Diabetes: Decreased Postprandial Hyperglycemia."

71. Vuorinen-Markkola et al., "Guar Gum in Insulin-Dependent Diabetes: Effects on Glycemic Control and Serum Lipoproteins."

72. D.J.A. Jenkins et al. "Glycemic Response to Wheat Products: Reduced Response to Pasta but No Effect of Fiber," *Diabetes Care* 6 (1983): 155–159.

73. L. Tinker and M. Wheeler, "Fiber Metabolism and Use in Diabetes Therapy," in *Handbook of Diabetes Medical Nutrition Therapy*, ed. M.A. Powers (Gaithersburg, MD: Aspen Publishers, Inc., 1996), 405.

74. American Diabetes Association, "American Diabetes Association Position Statement: Nutrition Recommendations and Principles for People with Diabetes Mellitus."

75. Tinker and Wheeler, "Fiber Metabolism and Use in Diabetes Therapy."

76. R. Wolever and D. Jenkins, "The Use of the Glycemic Index in Predicting the Blood Glucose Response to Mixed Meals," *American Journal of Clinical Nutrition* 43 (1986): 167–172.

77. D. Jenkins et al., "Glycemic Index of Foods: A Physiological Basis for Carbohydrate Exchange," *American Journal of Clinical Nutrition* 34 (1981): 362–366.

78. D. Jenkins et al., "Exceptionally Low Blood Glucose Response to Dried Beans: Comparison with Other Carbohydrate Foods," *British Medical Journal* 281 (1980): 578–580.

79. T.M.S. Wolever et al., "Determinants of Diet Glycemic Index Calculated Retrospectively from Diet Records of 342 Individuals with Non–insulin-dependent Diabetes Mellitus," *American Journal of Clinical Nutrition* 9 (1994): 1265–1269.

80. J.C.B. Miller, "Importance of Glycemic Index in Diabetes," *American Journal of Clinical Nutrition* 59 (suppl.) (1994): 7475–7525.

81. P.B. Geil, "Complex and Simple Carbohydrates in Diabetes Therapy," in *Handbook of Diabetes Medical Nutrition Therapy*, ed. M.A. Powers (Gaithersburg, MD: Aspen Publishers, 1996), 312.

82. Expert Panel on Detection, Evaluation, and Treatment of High Blood Cholesterol in Adults, "Summary of the Second Report of the National Cholesterol Education Program (NCEP) Expert Panel on Detection, Evaluation, Treatment of High Blood Cholesterol in Adults (Adult Treatment Panel II)," *Journal of the American Medical Association* 269 (1993): 3015–3023.

83. O'Dea, "Physical Factors Influencing Post-Prandial Glucose, Insulin and Gastric Inhibitory Polypeptide Response in Type 2 Diabetes."

84. D. Jenkins et al., "Diabetic Diets, High Carbohydrate Combined with High Fiber," *American Journal of Clinical Nutrition* 33 (1980): 1729–1733.

85. S. Wong et al., "Factors Affecting the Rate of Hydrolysis of Starch in Legume," *American Journal of Clinical Nutrition* 42 (1985): 38–43.

86. G. Collier and K. O'Dea, "The Effect of Co-ingestion of Fat on the Glucose, Insulin, and Gastric Inhibitory Polypeptide Responses to Carbohydrate and Protein," *American Journal of Clinical Nutrition* 37 (1983): 941–944.

87. G. Collier and K. O'Dea, "The Effect of Co-ingestion of Fat on the Metabolic Responses to Slowly and Rapidly Absorbed Carbohydrates," *Diabetologia* 26 (1984): 50–54.

88. G. Collier et al., "Concurrent Ingestion of Fat and Reduction in Starch Content Impairs Carbohydrate Tolerance to Subsequent Meals," *American Journal of Clinical Nutrition* 45 (1987): 963–969.

89. E. Ferrannini et al., "Effect of Fatty Acids on Glucose Production and Utilization in Man," *Journal of Clinical Investigation* 72 (1983): 1737–1747.

90. B. Brackenridge, "Carbohydrate Counting for Diabetes Therapy," in *Handbook of Diabetes Medical Nutrition Therapy*, ed. M.A. Powers (Gaithersburg, MD: Aspen Publishers, 1996), 262–263.

91. H. Munro and J. Allison, *Mammalian Protein Metabolism.* Vol. 1 (New York: Academic Press, 1964), 162–170.

92. F.Q. Nuttal and M.C. Gannon, "Plasma Glucose and Insulin Response to Macronutrients in Non-diabetic and NIDDM Subjects," *Diabetes Care* 14 (1991): 824–834.

93. M.J. Oexmann, *Total Available Glucose, Diabetic Food System* (Charleston, SC: Medical University of South Carolina Printing Service, 1987).

94. Joint FAO/WHO Expert Committee on Food Additives, *Evaluation of Certain Food Additives and Contaminants, 37th Report,* Report no. 806, (Geneva: 1991).

95. American Diabetes Association, "Position Statement: Nutrition Recommendations and Principles for People with Diabetes Mellitus."

96. American Dietetic Association, "Position Statement: Use of Nutritive and Non-nutritive Sweeteners," *Journal of the American Dietetic Association* 93, no. 7 (1993): 816–820.

97. L. D. Stegink, "Aspartame Metabolism in Humans: Acute Dosing Studies," in *Aspartame: Physiology and Biochemistry*, eds. L.D. Stegink and L.J. Filer, Jr. (New York: Marcel Dekker, Inc., 1984), 509–554.

98. J.K. Nehrling et al., "Aspartame Use by Persons with Diabetes," *Diabetes Care* 8 (1985): 415–417.

99. W.C. Monte, "Aspartame: Methanol and the Public Health," *Journal of Applied Nutrition* 36 (1984): 42–54.

100. Nehrling et al., "Aspartame Use by Persons with Diabetes."

101. "Aspartame: Commissioner's Final Decision," *Federal Register* 46 (July 24, 1981): 38283.

102. "Saccharin and Its Salts," *Federal Register* 42 (December 9, 1977): 62209.

103. A.S. Morrison and J.E. Buring, "Artificial Sweeteners and Cancer of the Lower Urinary Tract," *New England Journal of Medicine* 302 (1980): 537–541.

104. Council on Scientific Affairs, "Saccharin—Review of Safety Issues," *Journal of the American Medical Association* 254 (1985): 2622.

105. American Diabetes Association, "Position Statement: Nutrition Recommendations and Principles for People with Diabetes Mellitus."

106. American Dietetic Association, "Position Statement: Use of Nutritive and Non-nutritive Sweeteners."

107. M.E. Hendrick, "Alitame," in *Alternative Sweeteners*, eds. L. O'Brien Nabors and R.C. Gelardi (New York: Marcel Dekker, Inc., 1991).

108. B.A. Bopp and P. Price, "Cyclamate," in *Alternative Sweeteners*, ed. L. O'Brien and R.C. Gelardi (New York: Marcel Dekker, Inc., 1991).

109. B.A. Bopp et al., "Toxicological Aspects of Cyclamate and Cyclohexylamine," *CRC Critical Reviews in Toxicology* 16 (1986): 213–306.

110. Bopp, "Cyclamate."

111. R. Newsome, "Sugar Substitutes," in *Low-Calorie Foods Handbook*, ed. A.M. Altschul (New York: Marcel Dekker, Inc., 1993), 139–170.

112. L. O'Brien and W.T. Miller, "Cyclamate—A Toxicological Review," *Comment on Toxicology* 3, no. 4 (1989): 307.

113. McNeil Specialty Products Company, *Sucralose: An Introduction to a New Low-Calorie Sweetener* (New Brunswick, NJ, 1994).

114. N. Mezitis et al., "Glycemic Response to Sucralose, a Novel Sweetener, in Subjects with Diabetes Mellitus," *Diabetes* 43, no. 5 (1994): S261A.

115. W.H. Bower, "The Effects of Sucralose on Coronal and Root-Surface Caries," *Journal of Dental Research* 69, no. 8 (1990): 1485–1487.

116. H.S. Warshaw, "Alternative Sweeteners—Past, Present and Potential," *Diabetes Spectrum* 3, no. 5 (1990): 335.

117. D.J. Walsh and D.J. O'Sullivan, "Effect of Moderate Alcohol Intake on Control of Diabetes," *Diabetes* 23 (1974): 440–442.

118. M.J. Franz, "Diabetes Mellitus: Consideration in the Development of Guidelines for the Occasional Use of Alcohol," *Journal of the American Dietetic Association* 83 (1983): 148–149.

119. R. Menze et al., "Effect of Moderate Ethanol Ingestion on Overnight Diabetes Control and Hormone Secretion in Type 1 Diabetic Patients," *Diabetologia* 34 (1991): A188.

120. American Diabetes Association, "Technical Review: Nutrition Principles for the Management of Diabetes and Related Complications," *Diabetes Care* 17, no. 5 (1994): 490.

121. K.D. Kulkarni, "Adjusting Nutrition Therapy for Special Situations," in *Handbook of Diabetes Medical Nutrition Therapy*, ed. M.A. Powers (Gaithersburg, MD: Aspen Publishers, Inc., 1996), 437–442.

122. M.J. Franz, "Exercise Benefits and Guidelines for Persons with Diabetes," in *Handbook of Diabetes Medical Nutrition Therapy*, ed. M.A. Powers (Gaithersburg, MD: Aspen Publishers, Inc., 1996), 107–129.

123. L. Jovanovic and C.M. Peterson, "The Clinical Utility of Glycosylated Hemoglobin," *American Journal of Medicine* 70 (1981): 331–338.

124. H.F. Bunn, "Nonenzymatic Glycosylation of Protein: Relevance to Diabetes," *American Journal of Medicine* 70 (1981): 325.

125. L. Jovanovic and C.M. Peterson, "Hemoglobin A1c—The Key to Diabetic Control," *Laboratory Medicine for the Practicing Physician* (July–August, 1978): 11.

126. C.M. Peterson and R.L. Jones, "Glycosylation Reactions and Reversible Sequelae of Diabetes Mellitus," in *Diabetes Management in the 80's*, ed. C.M. Peterson (New York: Praeger Publishers, 1982), 12–25.

127. D.J. Jenkins et al., "Glycemic Index of Foods: A Physiological Basis for Carbohydrate Exchange," *American Journal of Clinical Nutrition* 34 (1981): 184–190.

128. J. Choppin et al., "Matching Food with Insulin," *Diabetes Professional* (Spring 1991): 1–14.

129. Choppin et al., "Matching Food with Insulin."

130. B. Brackenridge, "Carbohydrate Counting for Diabetes Nutrition Therapy."

131. M.J. Oexmann, *Total Available Glucose, Diabetic Food System* (Charleston, SC: Medical University of South Carolina Printing Service, 1987).

132. Munro and Allison, *Mammalian Protein Metabolism,* 162–264.

133. G. Lusk, *The Elements of the Science of Nutrition* (Philadelphia: W.B. Saunders Co., 1928), 206–209.

134. J.A.T. Pennington, *Bowes and Church's Food Values of Portions Commonly Used* (Philadephia: J.B. Lippincott, 1994).

135. Oexmann, *Total Available Glucose.*

136. Munro and Allison, *Mammalian Protein Metabolism,* 164.

137. The Diabetes Control and Complications Research Group, "The Effect of Intensive Treatment of Diabetes."

138. L.M. West, "Diet Therapy of Diabetes: An Analysis of Failure," *Annals of Internal Medicine* 79 (1973): 425–534.

139. The Diabetes Control and Complications Research Group, "The Effect of Intensive Treatment of Diabetes."

140. J.D. Watkins et al., "A Study of Diabetes Patients at Home," *American Journal of Public Health* 57 (1967): 452–459.

141. B.A. Broussard et al., "Reasons for Diabetic Diet Noncompliance among Cherokee Indians," *Journal of Nutrition Education* 14 (1982): 56–57.

142. E.A. Schlenk and L.K. Hart, "Relationship Between Health Locus of Control, Health Values and Social Support and Compliance of Persons with Diabetes Mellitus," *Diabetes Care* 7 (1984): 566–574.

143. L. Eckerling and M.B. Kohrs, "Research on Compliance with Diabetic Regimens: Applications to Practice," *Journal of the American Dietetic Association* 84 (1984): 805–809.

144. R.L. Wiensier et al., "Diet Therapy of Diabetes: Description of a Successful Methodologic Approach to Gaining Adherence," *Diabetes* 23 (1974): 639–673.

145. Jean Hassell and Eva Medved, "Group/Audiovisual Instruction for Patients with Diabetes," *Journal of the American Dietetic Association* 66 (1975): 465–470.

146. Gwen S. Tani and Jean H. Hankin, "A Self-Learning Unit for Patients with Diabetes," *Journal of the American Dietetic Association* 58 (1971): 331–335.

147. Stewart M. Dunn et al., "Development of the Diabetes Knowledge Scales: Forms DKNA, DKNB, and DKNC," *Diabetes Care* 7 (1984): 36–41.

148. K.L. Webb et al., "Dietary Compliance Among Insulin-Dependent Diabetics," *Journal of Chronic Disease* 37 (1984): 633–643.

149. P.H. Sonksen et al., "Home Monitoring of Blood Glucose," *Lancet* 1 (1978): 727–732.

150. S. Walford et al., "Self-Monitoring of Blood Glucose," *Lancet* 1 (1978): 732–735.

151. M. Cohen and P. Zimmet, "Self-Monitoring of Blood Glucose Levels in Non-Insulin-Dependent Diabetes Mellitus," *Medical Journal of Australia* 2 (1983): 377–381.

152. The Diabetes Control and Complications Research Group, "The Effect of Intensive Treatment of Diabetes."

153. L.A. Slowie, "Patient Learning—Segments from Case Histories," *Journal of the American Dietetic Association* 58 (1971): 563–567.

154. M. Boutaugh, A. Hall, and W. Davis, "An Examination of Diabetes Educational Diagnosis Assessment Forms," *Diabetes Educator* 7 (1982): 29–34; *Dunn et al.*, "Development of the Diabetes Knowledge Scales"; and George E. Hess and Wayne K. Davis, "The Validation of a Diabetes Patient Knowledge Test," *Diabetes Care* 6 (1983); 591–596.

155. Webb et al., "Dietary Compliance Among Insulin-Dependent Diabetics.

156. R.J. Shenkel et al., "Importance of 'Significant Other' in Predicting Cooperation with Diabetic Regimen," *International Journal of Psychiatry in Medicine* 15 (1985): 149–155.

157. L.S. Schwartz et al., "The Role of Recent Life Events and Social Support in the Control of Diabetes Mellitus," *General Hospital Psychiatry* 8 (1986): 212–216.

158. M.A. Bush, "Compliance, Education, and Diabetes Control," *Mount Sinai Journal of Medicine* 54 (1987): 221–227.

159. R.R. Wing et al., "Behavioral Self-Regulation in the Treatment of Patients with Diabetes Mellitus," *Psychological Bulletin* 99 (1986): 78–89.

160. D.K. McColloush et al., "Influence of Imaginative Teaching on Diet on Compliance and Metabolic Control in Insulin Dependent Diabetes," *British Medical Journal* 287 (1983): 1858–1861.

161. B. McNeal et al., "Comprehension Assessment of Diabetes Education Program Participants," *Diabetes Care* 7 (1984): 232–235.

162. S.R. Rapp et al., "Food Portion Size Estimation by Men with Type II Diabetes," *Journal of the American Dietetic Association* 86 (1986): 249–251.

163. D.V. Ary et al., "Patient Perspective on Factors Contributing to Nonadherence to Diabetes Regimens," *Diabetes Care* 9 (1986): 168–172.

164. K. Glanz, "Nutrition Education for Risk Factor Reduction and Patient Education: A Review," *Preventive Medicine* 14 (1985): 721–752.

165. B. Martinez, "Perfection/Imperfection," *Diabetes Spectrum* 8 (1995): 304–307.

遵從行為工具 6-1
一整天的食物記錄（監控設計）

姓名 _____

		代換單位數量	食物種類及數量
早餐	麵包 水果 牛奶 肉類 脂肪		
早上點心時間	麵包 水果 牛奶 肉類 脂肪		
午餐	麵包 水果 蔬菜A 蔬菜B 牛奶 肉類 脂肪		
下午點心時間	麵包 水果 牛奶 肉類 脂肪		
晚餐	麵包 水果 蔬菜A 蔬菜B 牛奶 肉類 脂肪		
宵夜	麵包 水果 牛奶 肉類 脂肪		

遵從行為工具 6-2
確認早上吃點心問題之一週檢核表（監控設計）

星期一

星期二

星期三

星期四

星期五

星期六

星期日

＋表示吃了點心
＊表示沒吃點心

遵從行為工具 6-3

二次面談之間早餐葡萄糖總獲量（TAG）飲食記錄圖表
（監控設計）

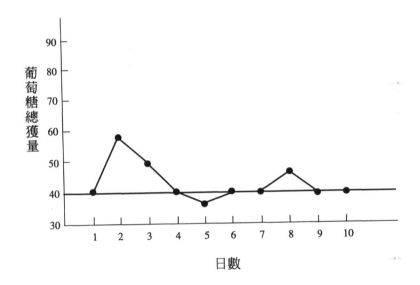

遵從行為工具 6-4
血糖及糖化血紅素之圖表（監控設計）

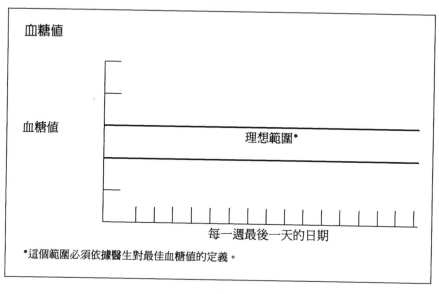

血糖值

血糖值

理想範圍*

每一週最後一天的日期

*這個範圍必須依據醫生對最佳血糖值的定義。

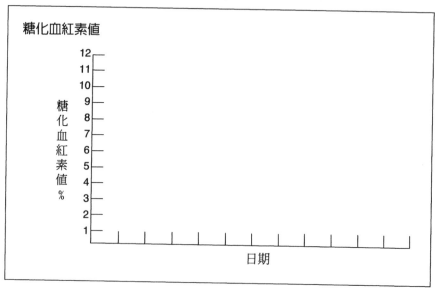

糖化血紅素值

糖化血紅素值 %

12
11
10
9
8
7
6
5
4
3
2
1

日期

遵從行為工具 6-5
餐前注射胰島素每月檢核表（監控設計）

一個月						
星期日	星期一	星期二	星期三	星期四	星期五	星期六

_____ 年 _____ 月　　如果有任何疑問，請來電：_____

遵從行為工具 6-6
個別化的膳食計畫代換表（監控設計）

澱粉／麵包類清單
喜瑞爾穀片／穀物與通心粉，1/2杯
  葡萄乾核果，1/4杯
澱粉類蔬菜
  玉米，1/2杯
  烤馬鈴薯，一小個（3盎司）
麵包類
  全麥麵包，一片（1盎司）

肉類清單
  瘦肉，1盎司
    牛上腰肉，1盎司
    罐裝火腿，1盎司
    雞肉，1盎司
    鮪魚，1盎司
    農舍乳酪（一種白色較清淡口味的軟質溼乳酪），1/4杯

蔬菜清單
  烹調後的蔬菜，1/2杯
  未烹調的蔬菜，1杯

水果清單
  蘋果，未烹調，2英吋切片，1個
  香蕉（9英吋長），1/2個
  梨，大的，1/2個
  葡萄乾，2湯匙
  柳橙汁，1/2杯

牛奶清單
  1%的牛奶，1杯

脂肪清單
  人造奶油，1茶匙
  降低卡路里的美乃滋，1湯匙

遵從行為工具 6-7

代換單位與葡萄糖總獲量（TAG）練習（知識性設計）

判斷下列每一種食物的代換單位與葡萄糖總獲量（TAG）：

	代換單位	葡萄糖總獲量（TAG）
玉米，$^1/_2$杯		
柳橙汁，6盎司		
水煮荷包蛋，1個		
雞肉，3盎司		
豬排肉，2盎司		
鮪魚，$^1/_2$杯		
青豆，$^3/_4$杯		
鹹蘇打餅乾，6片		
宴會用餅乾（Triscuits牌），5片		
全麥餅乾，3片		
脫脂牛奶，8盎司		
全脂牛奶，8盎司		
花生醬，2湯匙		
義大利式沙拉醬，1湯匙		
全麥麵包，2片		
美乃滋，1湯匙		
葡萄汁，$^2/_3$杯		
葡萄，15顆		
西瓜，$1^1/_4$杯		
小顆的橄欖，10粒		
棒狀撒鹽的酥脆麵包，$^3/_4$盎司		
脫脂奶粉，$^1/_3$杯		
糖蜜烤豆子，$^1/_2$杯		
薯條，10根（$3^1/_2$英吋長）		
瑪芬（杯子蛋糕），小型原味，1個		
培根，2片		
美式起司，1盎司		
麩皮胚芽，$^1/_2$杯		
燕麥，1杯		
原味脫脂優格，1杯		
酸奶油，$^1/_2$杯		
雪酪，$^1/_2$杯		

（續）遵從行為工具6-7

換算下列的食物中所含碳水化合物、蛋白質、脂肪與千卡熱量之代換量：

換算	碳水化合物（公克）	蛋白質（公克）	脂肪（公克）	千卡（公克）	葡萄糖總獲量（TAG）
麵包					
牛奶（脫脂）					
脂肪					
蔬菜					
肉類					
水果					

遵從行為工具 6-8
葡萄糖總獲量（TAG）（知識性設計）

葡萄糖總獲量（TAG）＝碳水化合物（CHO）（公克）＋〔動物性蛋白質（PRO）（公克）×0.58〕

	CHO	＋PRO（0.58）	＝TAG
一份水果	＝15公克	＋0	＝15
一份肉類	＝0公克	＋7公克（0.58）	＝4
一份牛奶	＝12公克	＋8公克（0.58）	＝17
一份麵包	＝15公克	＋0	＝15
一份蔬菜	＝5公克	＋0	＝5

　　經由此公式計算出之數字結果可用來判斷你每餐可能包含的葡萄糖總獲量。

　　計算葡萄糖總獲量是一種用來確保每天飲食控制的持續性。我們計算碳水化合物是因為我們知道它會讓血糖升高。動物性蛋白同樣也會升高血糖值，因為它們在我們的體內最後會轉化成碳水化合物。脂肪不會使血糖值升高，因為只有極少量的脂肪會轉化成碳水化合物。我們嘗試保持儘量減少脂肪的攝取量以免使體重增加，並且也須考慮所攝取的脂肪種類以預防冠狀動脈心臟疾病。

遵從行為工具 6-9

計算巧克力酥餅的食譜中代換單位與葡萄糖總獲量（TAG）之工作清單（知識性設計）

1¼杯麵粉	1個蛋
½茶匙烘焙蘇打粉	⅓杯高脂酸奶牛奶
½茶匙食鹽	1茶匙香草精
½杯奶油或人造奶油	2盎司融化了的未加糖巧克力
1杯白糖	½杯切碎核桃

成份	水果	蔬菜	麵包	肉類	脂肪	牛奶	TAG
1¼杯麵粉							
½茶匙烘焙蘇打							
½茶匙食鹽							
½杯奶油或乳瑪琳							
1杯白糖							
1個蛋							
⅓杯							
1茶匙香草精							
2盎司融化的							
未加糖巧克力							
½杯切碎核桃							

完全食物代換單位：　　麵包＿＿＿＿＿　水果＿＿＿＿＿

肉類＿＿＿＿＿　蔬菜＿＿＿＿＿

脂肪＿＿＿＿＿　牛奶＿＿＿＿＿

葡萄糖總獲量（TAG）＿＿＿＿＿

每一份的代換單位＿＿＿＿＿＿＿＿＿＿＿＿＿＿＿＿＿＿＿＿

每一份的葡萄糖總獲量（TAG）＿＿＿＿＿＿＿＿＿＿＿＿＿

指導語：標示出每一項成份所含的食物代換比例。以份數除以每一項成份以算出與每一份的食物代換單位。使用Pennington*以計算每一成份及每份的葡萄糖總獲量（TAG）。

*J.A.T. Pennington and H.N. Church, *Bowes and Church's Food Values of Portions Commonly Used*, Copyright © 1995, Lippincott-Raven Publishers.

遵從行為工具 6-10
計算雞肉湯的食譜中代換單位與葡萄糖總獲量（TAG）
之工作清單（知識性設計）

12盎司煮熟雞肉（去骨後稱重）	¼杯洋蔥切丁
⅓杯生米	½茶匙食鹽
½杯芹菜切丁	⅛茶匙胡椒
½杯切碎胡蘿蔔	½茶匙芹菜籽調味鹽
1杯的白糖	4杯的水

成份	水果	蔬菜	麵包	肉類	脂肪	牛奶	TAG
12盎司雞肉							
⅓杯生米							
½杯芹菜丁							
½杯碎胡蘿蔔							
¼杯洋蔥丁							
½茶匙食鹽							
⅛茶匙胡椒							
½茶匙芹菜鹽							
4杯水							

完全食物代換單位： 　麵包_____　 水果_____

　　　　　　　　　　肉類_____　 蔬菜_____

　　　　　　　　　　脂肪_____　 牛奶_____

　　　　　　　　　　葡萄糖總獲量（TAG）_____

每一份的代換單位 _____

每一份的葡萄糖總獲量（TAG）_____

遵從行為工具 6-11

計算中國菜：東方杏仁雞片的食譜中代換單位與葡萄糖總獲量（TAG）之工作清單（知識性設計）（4～6人份）

成份	水果	蔬菜	麵包	肉類	脂肪	牛奶	TAG
1磅去骨去皮雞胸肉							
1¹/₂杯青花椰菜 切成1英吋長							
¹/₂杯去皮漂白的杏仁果							
1茶匙玉米澱粉							
¹/₂茶匙糖							
2湯匙醬油							
2湯匙不甜的雪莉酒							
1個中等大洋蔥 切滾刀塊薄片							
¹/₂杯荸薺切薄片							
¹/₂杯竹筍片							
總代換單位							
每份的食物代換單位							
每份的葡萄糖總獲量							

遵從行為工具 6-12
稱重與測量（知識性設計）

	重量	碳水化合物	蛋白質	脂肪
標準：				
蘋果、未烹調的、中型、				
帶皮（去核），1個	138公克	21.1	0.3	0.5

實際：

你的蘋果重200公克（去核）。

$$\frac{\text{標準重量}}{\text{標準碳水化合物（公克）}} = \frac{\text{實際重量}}{\text{實際碳水化合物（公克）}}$$

$$\frac{138}{21.1} = \frac{200}{X}$$

$$138X = 200 \times 21.1$$

$$X = \frac{200 \times 21.1}{138}$$

$$X = \text{你實際吃的份量中含30.6公克碳水化合物}$$

遵從行為工具 6-13
混合食物的葡萄糖總獲量（TAG）

1.Philly 三明治	碳水化合物	蛋白質	脂肪
	45公克	28公克	24公克

2.28公克的蛋白質是多少的植物蛋白質？

　多少的麵包可代換為45公克的碳水化合物？

　每一代換單位中45÷15公克的碳水化合物＝3個麵包的代換單位。

　蛋白質＝一個麵包代換單位中有3公克

　3×3＝9公克植物蛋白質。

3.蛋白質總量減掉植物蛋白質可得到動物性蛋白質。

　28－9＝19公克動物性蛋白質

4.使用葡萄糖總獲量（TAG）公式：

　葡萄糖總獲量（TAG）　　＝碳水化合物公克數＋（動物性蛋白質×0.58）

　葡萄糖總獲量（TAG）　　＝45＋（19×0.58公克）

　葡萄糖總獲量（TAG）　　＝45＋11.02

　葡萄糖總獲量（TAG）　　＝56.02公克

遵從行為工具 6-14
計算葡萄糖總獲量（TAG）

1.從Pennington*中查出食物的營養值（food value）。

標準值： $\dfrac{3.5盎司的肉類}{25.2公克的蛋白質}$

2.（藉由稱重）決定你的肉類比例。

$$\dfrac{2盎司的肉類}{X}$$

3.計算比率（ratio）及比例（proportion）。

$$\dfrac{3盎司}{25.2公克的蛋白質} = \dfrac{2盎司}{X}$$

$$3X = 2 \times 25.2$$

$$3X = 50.4$$

$$X = 16.8公克的蛋白質$$

4.計算葡萄糖總獲量（TAG）＝蛋白質公克數×0.58

葡萄糖總獲量（TAG）　＝16.8×0.58

葡萄糖總獲量（TAG）　＝9.74公克

5.將這個葡萄糖總獲量（TAG）加入這一餐中的碳水化合物總量。

*Jean A.T. Pennington, *Bowes and Church's Food Values of Portions Commonly Used* (Philadelphia：J.B. Lippincott, 1994)

遵從行為工具 6-15

你最喜歡的餐點：它們是否符合你的目標？

早餐

醣類或葡萄糖總獲量（TAG）

公克數 _____＝目標

_____

_____

_____

_____

醣類總公克數 _____

午餐

醣類或葡萄糖總獲量（TAG）

公克數 _____＝目標

_____

_____

_____

_____

醣類總公克數 _____

晚餐

醣類或葡萄糖總獲量（TAG）

公克數 _____＝目標

_____

_____

_____

_____

醣類總公克數 _____

點心

醣類或葡萄糖總獲量（TAG）

公克數 _____＝目標

_____

_____

_____

_____

醣類總公克數 _____

遵從行為工具 6-16
食物成份標示的工作清單（知識性設計）

1.找一張食物標籤，並獲取下列訊息：

產品名稱＿＿＿＿＿＿＿＿＿＿＿＿＿＿＿＿＿＿＿＿＿＿

份量大小＿＿＿＿＿＿＿＿＿＿＿＿＿＿＿＿＿＿＿＿＿＿

每一份產品供應食用的份數 ＿＿＿＿＿＿＿＿＿＿＿＿＿

卡路里＿＿＿＿＿＿＿＿＿＿＿＿＿＿＿＿＿＿＿＿＿＿＿

蛋白質（公克）＿＿＿＿＿＿＿＿＿＿＿＿＿＿＿＿＿＿＿

碳水化合物（公克）＿＿＿＿＿＿＿＿＿＿＿＿＿＿＿＿＿

脂肪（公克）＿＿＿＿＿＿＿＿＿＿＿＿＿＿＿＿＿＿＿＿

成份＿＿＿＿＿＿＿＿＿＿＿＿＿＿＿＿＿＿＿＿＿＿＿＿

＿＿＿＿＿＿＿＿＿＿＿＿＿＿＿＿＿＿＿＿＿＿＿＿＿＿

＿＿＿＿＿＿＿＿＿＿＿＿＿＿＿＿＿＿＿＿＿＿＿＿＿＿

＿＿＿＿＿＿＿＿＿＿＿＿＿＿＿＿＿＿＿＿＿＿＿＿＿＿

2.從上述獲得的資訊，計算這份產品之食物代換單位及葡萄糖總獲量（TAG）。

3.依照你的飲食型態，將這份產品與其他食物合用以創造出均衡的飲食（早餐、午餐或晚餐）。

附錄 6-A
膳食計畫的食物代換單位清冊

❋ 澱粉類清單

　　喜瑞爾穀片、穀物、義大利麵點、麵包、薄脆餅乾、零食點心、澱粉類蔬菜、煮熟後乾燥的豆類、青豆類與小型扁豆均屬澱粉類。一般來說，一份澱粉代換單位係指：

- ${}^1/_2$杯喜瑞爾穀片、穀物、義大利麵點或澱粉類蔬菜。
- 一盎司的各種麵包產品，其份量如一片麵包。
- ${}^3/_4$到1盎司的大多數的零食點心食品（有些零食點心類食物也可能添加脂肪）。

營養成份的提示

1. 大多數食用的澱粉類食物為極佳的維生素B的來源。
2. 由保留麩皮未精磨的穀物如全麥等製做的食物是很好的纖維素來源。
3. 乾燥的豆類與青豆類為很好的蛋白質與纖維素不錯的來源。

資料來源：這份食物代換單位清冊是由美國糖尿病學會（American Diabetes Association）與美國營養膳食學會（American Dietetic Association）共組的一個委員會所設計，用來做為膳食計畫設計的基礎架構。這份清冊設計之初，主要是針對糖尿病患者及其他必須遵從特殊膳食的人們而制定的。這份清冊設計的目標是希望能讓每一個人都有良好的營養。本書經過美國糖尿病學會與美國營養膳食學會同意翻印。版權所有 © 1995, Chicago, Illinois。

挑選的提示

1. 盡量挑選在製造過程指明加入微量脂肪的澱粉類食物。
2. 加入脂肪烹調的澱粉類食物要以一份澱粉與一份脂肪計算。
3. 培果猶太麵包[譯者註13]或瑪芬（杯子蛋糕）依大小不同，可能是2、3或4盎司大小，因此可以2、3或4份澱粉計。檢核你吃的大小。
4. 乾燥的豆類、青豆類與小扁豆也被列入豆類與豆類代用品的清單中。
5. 一般的洋芋片與玉米片[譯者註14]也被列入其他醣類的清單上。
6. 大多數的食物份數是在烹調後再測量。
7. 經常檢核食物標示上的營養成份表。

> 一份的澱粉代換單位相當於15公克的醣類、3公克的蛋白質、
> 0～1公克的脂肪與80卡路里。

麵包

猶太培果麵包（Bagel）············	$^1/_2$個（1盎司）
降低卡路里的低熱量麵包············	2片（$1^1/_2$盎司）
白麵包、全麥麵包、粗製裸麥麵包、裸麥麵包···	1片（1盎司）

譯者註13：猶太培果麵包（Bagel）為猶太食物，形狀如甜甜圈的硬麵包。口
味有原味、各種添加堅果、香料的鹹貝果猶太麵包及加入莓果類的
淡淡甜味之貝果猶太麵包。
譯者註14：tortilla chips為玉米做的脆片，是一種墨西哥餐前開胃食物，通常配
番茄、辣椒、青蔥或洋蔥、與香菜的沾醬進食。

脆的棍狀麵包（4英吋長、$\frac{1}{2}$英吋寬）……………2根（$\frac{2}{3}$盎司）

英式鬆餅…………………………………………………$\frac{1}{2}$片

熱狗或漢堡圓麵包…………………………$\frac{1}{2}$個（1盎司）

直徑6英吋，可切開做三明治的圓麵包………………$\frac{1}{2}$個

原味小圓麵包…………………………………1個（1盎司）

表面未抹上糖霜的葡萄乾麵包…………………1片（1盎司）

玉米做的墨西哥軟餅，直徑6英吋…………………………1張

麵粉做的墨西哥軟餅，直徑7～8英吋……………………1張

鬆餅，直徑$4\frac{1}{2}$英吋，可降低油脂的……………………1片

喜瑞爾穀片與穀物

麩皮喜瑞爾穀片……………………………………………$\frac{1}{2}$杯

Bulgur穀片…………………………………………………$\frac{1}{2}$杯

喜瑞爾穀片…………………………………………………$\frac{1}{2}$杯

未加糖直接可食用的喜瑞爾穀片………………………$\frac{3}{4}$杯

乾燥的玉米粉………………………………………………3湯匙

北非蒸肉丸…………………………………………………$\frac{1}{3}$杯

乾燥普通麵粉………………………………………………3湯匙

低脂Granola…………………………………………………$\frac{1}{4}$杯

葡萄乾核果…………………………………………………$\frac{1}{4}$杯

粗碾穀物……………………………………………………$\frac{1}{2}$杯

Kasha（穀物）……………………………………………$\frac{1}{2}$杯

粟米…………………………………………………………$\frac{1}{4}$杯

Muesli（穀物）……………………………………………$\frac{1}{4}$杯

燕麥…………………………………………………………$\frac{1}{2}$杯

義大利麵點……………………………………………¹/₂杯

中間膨起的喜瑞爾穀片………………………………1¹/₂杯

稻米牛奶…………………………………………………¹/₂杯

白米或胚芽米……………………………………………¹/₃杯

粗麵………………………………………………………¹/₂杯

外面裹了糖霜的喜瑞爾穀片……………………………¹/₂杯

小麥胚芽…………………………………………………3湯匙

澱粉類蔬菜

烤豆子……………………………………………………¹/₃杯

玉米粒……………………………………………………¹/₂杯

中等大小的玉米……………………………1根（5盎司）

含有玉米、碗豆或義大利麵點的綜合蔬菜………………1杯

青豆………………………………………………………¹/₂杯

南美香蕉（必須烹煮後才能吃）………………………¹/₂杯

烤或水煮馬鈴薯…………………………1小個（3盎司）

馬鈴薯泥………………………¹/₂杯（形似橡實、灰胡桃的）

冬季南瓜……………………………………………………1杯

未加糖烹煮的（紅心、黃心）甘薯……………………¹/₂杯

薄脆餅乾與零食點心

動物（形狀）餅乾………………………………………8片

Graham牌奶油餅乾，直徑2¹/₂英吋……………………3片

死麵（不加酵母粉的）麵包（猶太人踰越節食用）………³/₄盎司

烤脆的薄片麵包…………………………………………4片

牡蠣口味餅乾⋯⋯⋯⋯⋯⋯⋯⋯⋯⋯⋯⋯⋯⋯⋯⋯⋯24片
（微波爐專用的無脂肪或低脂肪）爆玉米花⋯⋯⋯⋯⋯⋯⋯3杯
猶太脆烤麵包圈⋯⋯⋯⋯⋯⋯⋯⋯⋯⋯⋯⋯⋯⋯⋯⋯⋯$^3/_4$盎司
爆米香，直徑4英吋⋯⋯⋯⋯⋯⋯⋯⋯⋯⋯⋯⋯⋯⋯⋯⋯2片
各類蘇打餅乾⋯⋯⋯⋯⋯⋯⋯⋯⋯⋯⋯⋯⋯⋯⋯⋯⋯⋯6片
點心脆片、不含油脂的零食脆片（墨西哥餅、洋芋片）⋯⋯⋯⋯
⋯⋯⋯⋯⋯⋯⋯⋯⋯⋯⋯⋯⋯⋯⋯15～20片（$^3/_4$盎司）
不含油脂的全麥餅乾⋯⋯⋯⋯⋯⋯⋯⋯⋯2～5片（$^3/_4$盎司）

烹調後的乾燥豆類、青豆類與小型扁豆

豆類與碗豆類（garbanzo豆、班豆、腰豆、白豆、剖半小綠豆、黑
眼豆）⋯⋯⋯⋯⋯⋯⋯⋯⋯⋯⋯⋯⋯⋯⋯⋯⋯⋯⋯⋯$^1/_2$杯
翼豆⋯⋯⋯⋯⋯⋯⋯⋯⋯⋯⋯⋯⋯⋯⋯⋯⋯⋯⋯⋯⋯$^2/_3$杯
扁豆⋯⋯⋯⋯⋯⋯⋯⋯⋯⋯⋯⋯⋯⋯⋯⋯⋯⋯⋯⋯⋯$^1/_2$杯
味噌*⋯⋯⋯⋯⋯⋯⋯⋯⋯⋯⋯⋯⋯⋯⋯⋯⋯⋯⋯⋯3湯匙

加入脂肪烹調的澱粉類食物

（以1份澱粉代換單位，加上1份脂肪代換單位計算）
脆片餅乾，直徑2$^1/_2$⋯⋯⋯⋯⋯⋯⋯⋯⋯⋯⋯⋯⋯⋯⋯1片
美式中國炒麵加脆麵條⋯⋯⋯⋯⋯⋯⋯⋯⋯⋯⋯⋯⋯⋯$^1/_2$杯
玉米麵包，2英吋方塊狀⋯⋯⋯⋯⋯⋯⋯⋯⋯⋯1個（2盎司）
圓形奶油蘇打餅乾⋯⋯⋯⋯⋯⋯⋯⋯⋯⋯⋯⋯⋯⋯⋯⋯6片
烤或油炸過的脆麵包片（常用來放在湯中食用）⋯⋯⋯⋯⋯1杯

---

*每份代換單位含400 mg以上的鈉。

薯條………………………………………………16～25根（3盎司）

什錦穀物水果乾核果……………………………………………$1/4$杯

小型瑪芬（杯子蛋糕）……………………………1個（$1^1/2$盎司）

早餐鬆餅，直徑4英吋……………………………………………2個

微波爆玉米花…………………………………………………3杯

起司或花生醬夾心餅乾………………………………………3個

烤火雞或其他肉類時用來填充的麵包（超市有販賣已處理過的）…

…………………………………………………………………$1/3$杯

墨西哥玉米脆餅皮，直徑6英吋………………………………2片

鬆餅，直徑$4^1/2$英吋…………………………………………1片

添加油脂的全麥蘇打餅乾………………………4～6片（1盎司）

　　有一些食物在未烹調前較烹調後輕。澱粉類食物經過烹調後常
常會膨脹，所以一份少量的澱粉食品材料，常常經過烹調後，變成
很大一份的食物。下面的表格列出了一些經過烹調後改變的食物。

澱粉類	食物未烹調的	烹調後的
燕麥片	3湯匙	$1/2$杯
麥片粥	2湯匙	$1/2$杯
粗碾穀物	3湯匙	$1/2$杯
米飯	2湯匙	$1/3$杯
義大利麵	$1/4$杯	$1/2$杯
麵條	$1/3$杯	$1/2$杯
通心麵	$1/4$杯	$1/2$杯
乾燥的豆子	$1/4$杯	$1/2$杯
乾燥的碗豆	$1/4$杯	$1/2$杯
扁豆	3湯匙	$1/2$杯

一般的測量單位換算

3茶匙＝1湯匙	4盎司＝$^1/_2$杯
4湯匙＝$^1/_4$杯	8盎司＝1杯
5$^1/_3$湯匙＝$^1/_3$杯	1杯＝$^1/_2$品脫

✿ 水果類清單

新鮮、冷凍、罐頭與脫水水果及果汁皆列於水果類清單上。一般來說，一份代換單位的水果係指：

- 1個小到中等大小的新鮮水果。
- $^1/_2$杯的罐頭水果、新鮮水果或果汁。
- $^1/_4$杯脫水水果。

營養成份的提示

1. 新鮮、冷凍與脫水水果每換算單位有2公克的纖維質。果汁中含有極少的纖維質。
2. 柑橘屬水果、莓果類與瓜果類是很好的維生素C的來源。

挑選的提示

1. 將$^1/_2$杯以代糖甜化的蔓越莓（小紅莓）或大黃莖視為安全食物。
2. 閱讀食物標籤上的營養成份標示。如果一份水果所含的醣類超過15公克，則你需要調整你吃的或喝的份量。

3.罐頭水果所含的一份大小包含水果與少量的果汁。

4.果肉較乾實的水果比果汁較多的水果更適合食用。

5.水果的標籤上可能會標示出「未添加糖分」或「未經甜化」等字眼。上述文字的意思是該水果未添加蔗糖（砂糖）。

6.一般來說，添加非常淡的糖漿之罐頭水果，每份所含的醣類，與「未添加糖分」或罐裝果汁中所含份量相同。本水果清單上所列的罐裝水果指的是上述任何三種形式包裝之一。

> 一份的水果代換單位相當於15公克的醣類與60卡路里。
> 重量包括果皮、果核、籽與外皮

水果

蘋果，未削皮的，小型……………………………………………1個（4盎司）

蘋果醬，未加糖的…………………………………………………$1/_2$杯

蘋果，脫水的………………………………………………………橫切的4片

杏，新鮮的………………………………………………4個（$5 1/_2$盎司）

杏，脫水的…………………………………………8片剖半的罐頭切片

杏，罐裝……………………………………………………………$1/_2$杯

香蕉，小型………………………………………………………1條（4盎司）

黑莓……………………………………………………………………$3/_4$杯

藍莓……………………………………………………………………$3/_4$杯

洋香瓜，小型………………………………$1/_3$個（11盎司）或切丁1杯

櫻桃，甜的，罐裝…………………………………………………$1/_2$杯

椰棗……………………………………………………………………3顆

無花果，新鮮的………………$1 1/_2$個大型或2個中型（$3 1/_2$盎司）

無花果，脫水的 …………………………………………… $1^1/_2$ 個

切丁綜合水果罐頭 ……………………………………… $^1/_2$ 杯

葡萄柚，大型 …………………………………… $^1/_2$ 個（11盎司）

剝皮切片葡萄柚，罐裝 …………………………………… $^3/_4$ 杯

葡萄，小型 ……………………………………… 17顆（3盎司）

哈蜜瓜 ……………………………… 1片（10盎司）或切丁1杯

奇異果 ………………………………………… 1個（$3^1/_2$盎司）

橘子，罐裝 …………………………………………………… $^3/_4$ 杯

芒果，小型 ……………………… $^1/_2$ 個（5又$^1/_2$盎司）或$^1/_2$杯

玫瑰桃，小型 …………………………………… 1個（5盎司）

柳橙，小型 ……………………………………… 1個（$6^1/_2$盎司）

木瓜 …………………………… $^1/_2$ 個（8盎司）或切丁1杯

水蜜桃，中型，新鮮的 ………………………… 1個（6盎司）

水蜜桃，罐裝 ………………………………………………… $^1/_2$ 杯

西洋梨，大型，新鮮的 …………………… $^1/_2$ 個（4盎司）

西洋梨，罐裝 ………………………………………………… $^1/_2$ 杯

鳳梨，新鮮的 ………………………………………………… $^3/_4$ 杯

鳳梨，罐裝 …………………………………………………… $^1/_2$ 杯

李子，小型 ……………………………………… 2個（5盎司）

李子，罐裝 …………………………………………………… $^1/_2$ 杯

加州梅，脫水的 ………………………………………… 3顆

葡萄乾 ……………………………………………………… 2湯匙

覆盆子（木莓） ………………………………………………… 1杯

草莓 ……………………………………… $1^1/_4$杯整顆的草莓

橘子，小型 ……………………………………… 2個（8盎司）

西瓜 ………………………… 1片（$13^1/_2$盎司）或切丁$1^1/_4$杯

果汁

蘋果汁／西打……………………………………………¹/₂杯

稀釋加糖的蔓越莓（小紅莓）果汁……………………¹/₃杯

稀釋並減少加糖量的蔓越莓（小紅莓）果汁，降低卡路里的……1杯

綜合果汁，100%原汁……………………………………¹/₃杯

葡萄汁……………………………………………………¹/₃杯

葡萄柚汁…………………………………………………¹/₂杯

柳橙汁……………………………………………………¹/₂杯

鳳梨汁……………………………………………………¹/₂杯

加州梅汁…………………………………………………¹/₃杯

✤ 牛奶類清單

　　這份清單上包含不同種類的牛奶與乳類製品。起司類被列入肉類清單，而鮮奶油與其他乳類脂肪被列入脂肪類清單。根據所含的乳脂肪量，牛奶被分爲脫脂／極低脂牛奶、低脂牛奶與全脂牛奶。一般來說，一份代換單位的乳製品係指：

	醣類 （公克）	蛋白質 （公克）	脂肪 （公克）	卡路里
脫脂／極低脂牛奶	12	8	0～3	90
低脂牛奶	12	8	5	120
全脂牛奶	12	8	8	150

營養成份的提示

1. 牛奶與優格是很好的鈣質與蛋白質來源。查核食品標示。
2. 脂肪含量越高的牛奶與優格，含有越高的飽和性脂肪與膽固醇。請選擇低脂的產品。
3. 對有乳糖不耐症的人來說，選擇減少乳糖含量或不含乳糖的牛奶。

挑選的提示

1. 一杯相當於8盎司或$\frac{1}{2}$品脫。
2. 在醣類清單上找出巧克力牛奶、優格冰淇淋與冰淇淋所含的醣類的份量。
3. 非乳製人造鮮奶油產品被列入安全食物清單。
4. 米漿被列在醣類清單上。
5. 豆漿被列在中等脂肪含量的肉類清單上。

> 一份的牛奶代換單位相當於12公克的醣類與8公克的蛋白質。

脫脂／極低脂牛奶（每份含有0～3公克的脂肪）

脫脂牛奶……………………………………………………1杯

0.5%低脂牛奶………………………………………………1杯

1%低脂牛奶…………………………………………………1杯

無脂或低脂白脫奶…………………………………………1杯

脫脂煉乳……………………………………………………$\frac{1}{2}$杯

脫脂奶粉……………………………………………………¹/₃平杯
原味脫脂優格…………………………………………………³/₄杯
加入阿斯巴甜或其他不含營養成份的代糖甜化的脫脂或低脂水果口
味的優格………………………………………………………1杯

低脂牛奶（每份含有5公克的脂肪）

2%牛奶…………………………………………………………1杯
原味低脂優格…………………………………………………³/₄杯
甜乳酸菌牛奶…………………………………………………1杯

全脂牛奶（每份含有8公克的脂肪）

全脂牛奶………………………………………………………1杯
全脂煉乳……………………………………………………¹/₂杯
羊奶……………………………………………………………1杯
Kefir…………………………………………………………1杯

✽ 其他醣類清單

　　你可從這份清單中挑選食物，做為你的膳食計畫中澱粉、水果
或牛奶的替代食物。一些選擇的食物也須加計一或更多份的脂肪。

營養成份的提示

　　1.即使這些食物中添加糖分或脂肪，它們仍可做為你的膳食計
　　　畫中的替代食物。

2.當計畫將本清單中這些食物包括在你的膳食中時,確定要將
所有各類食物清單中的食物納入,以維持均衡的膳食。

挑選的提示

1.因為這類食物中許多是濃縮的醣類與脂肪,因此通常所佔的
比例尺寸非常小。

2.不斷地檢核標籤上的營養成份標示。上面的資料將會是你最
正確的知識來源。

3.許多不含脂肪或降低脂肪含量的產品使用脂肪替代物,這些
替代物含有醣類。當你吃了大量這類食物時,這些醣類也需
要被計算進去。和你的營養師討論以決定你如何計算這些食
物,並將它們列入你的膳食計畫中。

4.在安全食物清單中,挑選較少量的不含脂肪的沙拉醬。

一份的代換單位相當於15公克的醣類、或1份的澱粉、
或1份的水果,或1份的牛奶。

食物	每份份量	每份的代換單位
天使蛋糕，未加糖霜	¹/₁₂個蛋糕	2份醣類
濃巧克力餅，小型未加糖霜	2英吋見方	1份醣類，1份脂肪
蛋糕，未加糖霜的	2英吋見方	1份醣類，1份脂肪
加糖霜的蛋糕	2英吋見方	2份醣類，1份脂肪
小甜餅，不含油脂	2小個	1份醣類
小甜餅或奶油夾心酥餅	2小個	1份醣類，1份脂肪
杯子蛋糕杯，加糖霜	1小個	2份醣類，1份脂肪
蔓越莓（小紅莓）醬	¹/₄杯	2份醣類
甜甜圈，原味	中型1個（1¹/₂盎司）	1¹/₂份醣類，2份脂肪
甜甜圈，外面澆上糖漿	直徑3³/₄（2盎司）	2份醣類，2份脂肪
果汁棒，冷凍，100%原汁	1條（3盎司）	1份醣類
可嚼食的水果棒（濃縮純果汁）	1條（³/₄盎司）	1份醣類
水果抹醬，100%原汁	1湯匙	1份醣類
吉利丁，一般的	¹/₂杯	1份醣類
薑味煎餅	3個	1份醣類
Granola牌水果酥	1條	1份醣類，1份脂肪
Granola牌水果酥，不含油脂	1條	2份醣類
Hummus	¹/₃杯	1份醣類，1份脂肪
冰淇淋	¹/₂杯	1份醣類，2份脂肪
冰淇淋，低脂	¹/₂杯	1份醣類，1份脂肪
冰淇淋，無脂肪，代糖	¹/₂杯	1份醣類
果醬或果凍，一般的	1湯匙	1份醣類
巧克力牛奶，全脂	1杯	2份醣類，1份脂肪
水果派，上下均有派皮	¹/₆個	3份醣類，2份脂肪
南瓜或牛奶蛋糊派	¹/₈個	1份醣類，2份脂肪
洋芋片	12～18片（1盎司）	1份醣類，2份脂肪
布丁，一般（低脂牛奶製造）	¹/₂杯	2份醣類
布丁，代糖（低脂牛奶製造）	¹/₂杯	1份醣類

食物	每份份量	每份的代換單位
沙拉醬，不含油脂*	¹/₄杯	1份醣類
雪酪	¹/₂杯	2份醣類
義大利麵點或通心麵醬，罐裝*	¹/₂杯	1份醣類，1份脂肪
甜麵包捲，丹麥奶油酥皮麵包	1個（2¹/₂盎司）	2¹/₂份醣類，2份脂肪
糖漿，淡味	2湯匙	1份醣類
糖漿，一般的	1湯匙	1份醣類
糖漿，一般的	¹/₄杯	4份醣類
墨西哥玉米脆片	6～12片（1盎司）	1份醣類，2份脂肪
優格冰淇淋，低脂，無脂肪	¹/₄杯	1份醣類，0～1份脂肪
優格冰淇淋，無脂肪，代糖	¹/₂杯	1份醣類
優格，低脂水果	1杯	3份醣類，0～1份脂肪
香草夾心酥	5片	1份醣類，1份脂肪

✤ 蔬菜清單

　　在這份清單中的蔬菜，含有很少量的醣類與卡路里。蔬菜含有很重要的營養素。試著每天至少吃兩到三份的蔬菜。一般來說，一份蔬菜代換單位等於：

- ¹/₂杯煮熟的蔬菜或蔬菜汁。
- 1杯未烹調的生蔬菜。

　　如果你在吃飯或點心時，吃了一至兩份蔬菜，你不一定要去計算其中所含的卡路里與醣類，因爲它們含有的這些營養成份量很少。

---

*每份代換單位含400 mg以上的鈉。

營養成份的提示

1. 新鮮與冷凍的蔬菜中，比罐頭蔬菜中添加的鹽分少。如果你想要袪除罐頭蔬菜中一些鹽分的話，先瀝乾罐頭蔬菜，再以清水漂洗。
2. 選擇較深綠與深黃色的蔬菜，如菠菜、青花椰菜、長葉萵苣、胡蘿蔔、辣椒與青椒。
3. 青花椰菜、甘藍菜心、花椰菜、青菜、青椒、菠菜與番茄是很好的維生素C來源。
4. 每份蔬菜含有1到4公克的纖維素。

挑選的提示

1. 一份1杯的青花椰菜相當於一個電燈泡的大小。
2. 番茄醬與義大利麵醬不同，義大利麵醬列在其他醣類清單上。
3. 罐頭蔬菜與罐頭果汁已加入食鹽，不需要再添加。
4. 如果你一餐吃了4杯以上未烹調的生蔬菜或2杯以上的煮熟蔬菜，將它們計算為一份醣類。
5. 澱粉類蔬菜如玉米、青豆、冬季南瓜與馬鈴薯等中含有很高量的卡路里與醣類，被列入澱粉食物清單中。

> 一份的蔬菜代換單位相當於5公克的醣類、2 公克的蛋白質、
> 0 公克的脂肪與25卡路里的熱量。

蔬菜

朝鮮薊

朝鮮薊嫩心

蘆筍

豆類（青豆，蠟豆，義大利豆）

豆芽

甜菜

青花椰菜

甘藍芽球

包心菜（甘藍菜）

胡蘿蔔

白花椰菜

西洋芹

大黃瓜

茄子

青蔥或大蔥

綠葉蔬菜（芥藍菜，芥菜，
　蕪菁／大頭菜）

韭蔥

綜合蔬菜（不含玉米、青豆
　或義大利麵點）

洋菇

秋葵

洋蔥

豌豆片

各種青椒

各種蘿蔔

沙拉青菜（菊苣，紅葉菊苣，
　萵苣，長葉萵苣，菠菜）

德國酸泡菜*

菠菜

夏季南瓜

番茄

罐裝番茄

番茄醬*

番茄／蔬菜汁*

球莖甘藍

荸薺

水田芥

洋絲瓜

*每份代換單位含400 mg 以上的鈉。

✤ 肉類與肉類代用品清單

　　這份清單上的肉類與肉類代用品同時含有蛋白質與脂肪。一般來說，一份代換單位的肉類係指：

- 一盎司家畜類的肉、魚肉、家禽類的肉或起司。
- $1/2$杯乾燥的豆子。

　　依據其中所含有的脂肪量，肉類被分為精瘦、瘦、中脂與高脂肉。藉此分類你可以得知哪些肉類中含有最少的脂肪。一盎司（一份肉類代換單位）中包含的營養成份如下：

	醣類 （公克）	蛋白質 （公克）	脂肪 （公克）	卡路里
精瘦	0	7	0～1	35
瘦	0	7	3	35
中脂	0	7	5	75
高脂	0	7	8	100

營養成份的提示

1. 盡可能地在任何時刻，挑選精瘦與瘦肉類進食。高脂肉類中含有很高的飽和脂肪酸、膽固醇與卡路里，並會造成血膽固醇值的升高。
2. 肉類中不含有任何纖維質。
3. 乾燥的豆類、青豆與小扁豆是很好的纖維質來源。

4. 一些加工處理過的肉類、海產與豆類製品，如果大量進食，其中可能含有醣類。檢核食品標籤上所標示的醣類含量，是否接近15公克。如果超過的話，即使你攝取的是被列爲肉類，也要將它列爲一份醣類合併計算。

挑選的提示

1. 在肉類烹調後稱重，並剔除骨頭與脂肪。4盎司生肉相當於3盎司烹調後的肉類重量。下列爲一些肉類比例的例子：

   - 1盎司起司＝1份的肉類，相當於1英吋立方體的大小。
   - 2盎司肉類＝2份的肉類，例如：
     * 1個小型雞腿或大腿肉。
     * ½杯農舍乳酪或鮪魚。
   - 3盎司肉類＝3份的肉類，相當於一盒撲克牌的大小，例如：
     * 1片中等大小的豬排。
     * 1小份的漢堡。
     * ½份的整片雞胸肉。
     * 1片未裹麵包粉炸的魚排。

2. 限制你攝取很肥膩的肉類，一週至多三次。

3. 大部分食品超市均上架販售特選級（里肌肉）與上選級（上肉、腿肉）的肉類。特選級的肉類是最瘦的肉。上選級的肉類含有中等份量的脂肪，而中脂（肋條肉、五花肉、夾心肉）的肉含有最多的脂肪。餐廳裡通常供應中脂的肉。

4. 「漢堡肉」中可能添加調味料與脂肪，但是碎牛肉中未添加。

5. 藉由閱讀食品成份標示去挑選脂肪及膽固醇低的產品（每份中含有少於5公克的脂肪）。

6.乾燥的豆類、青豆與小扁豆也列在澱粉類的清單上。

7.少量的花生醬也可以在脂肪的清單上查到。

8.少量的培根也可以在脂肪的清單上查到。

膳食計畫的提示

1.烘烤、燒烤、碳烤、燒炙、浸煮、蒸煮或水煮的肉類較油炸的
  方式好。

2.將肉類放在網架上再烹調，較能將其中的脂肪瀝出。

3.使用不沾鍋及防止沾鍋的罐裝噴霧式食用油來煎或炸肉類食
  物。

4.在烹調前將肉上的肥膘剔除，或是在食用前將肥肉挑掉再吃。

5.如果你在烹調時要加入麵粉、麵包粉、油炸粉、油脂或美乃滋
  時，詢問你的營養師如何計算，並將它列入你的膳食計畫中。

精瘦的肉類與其代用品清單

> 一份精瘦肉的代換單位相當於0公克的醣類、7公克的蛋白質、
> 0～1公克的脂肪與35公克的卡路里。

家禽肉：雞肉或火雞肉（白肉、去皮）、田園嫩母雞（去皮）………
………………………………………………………………1盎司

魚：新鮮或冷凍鱈魚、比目魚、北大西洋鱈魚、大比目魚、鱒魚、
鮪魚（新鮮或水煮罐裝）……………………………………1盎司

甲殼類：蚌、螃蟹、龍蝦、干貝、蝦、甲殼類人造肉…………1盎司

獵物的肉：鴨或雉（去皮）、獵獲的鳥獸肉、美國野水牛、鴕鳥……
………………………………………………………………1盎司

每盎司中含一公克以下脂肪的起司：

 無脂肪或低脂鄉村乳酪…………………………………¹/₄杯

 無脂肪乳酪……………………………………………1盎司

其他項目：每盎司加工的三明治用肉類中含一公克以下脂肪，例如

 外賣薄片、碎片、燻製薄片牛肉*、火雞肉、火腿…1盎司

 蛋白…………………………………………………2個

 蛋的代用品，原味……………………………………¹/₄杯

 每盎司中含一公克以下脂肪的熱狗*……………………1盎司

 腰子（含高膽固醇）…………………………………1盎司

 每盎司中含一公克以下脂肪的香腸……………………1盎司

 以一份精瘦肉及一份澱粉代換單位計算：乾燥的豆類、碗豆

 類、扁豆（烹調後）…………………………………¹/₂杯

瘦肉類與其代用品清單

> 一份的瘦肉代換單位相當於0公克的醣類、7公克的蛋白質、
> 3公克的脂肪與55公克的卡路里。

 一份的瘦肉代換單位相當於下列任何一項：

牛肉：美國USDA肉品等級分類訂定去除肥肉的瘦肉如牛腿肉、上

 腰肉與腰窩牛排、牛腰肉（里肌肉）、烘烤用肉（肋排、牛肩

 肉、牛臀肉）、牛排（丁骨、上等腰肉（里肌肉）牛排、小塊

 狀）、後腿絞肉……………………………………………1盎司

---

*每份代換單位含400 mg 以上的鈉。

豬肉：豬瘦肉，例如新鮮尚未烹煮的火腿；罐裝，醃燻，煮熟的火
　　　腿；加拿大培根*；豬腰肉（里肌肉），豬排肉…………1盎司

羊肉：烘烤用肉、羊排、羊腿……………………………………1盎司

（尚未斷奶的）犢牛肉：瘦肉排，烘烤用肉………………………1盎司

家禽肉：雞肉或火雞肉（紅肉、去皮）、雞白肉（帶皮）、飼養的鴨
　　　　或鵝（儘量剔除肥肉的、去皮）………………………1盎司

魚類：鯡魚（未加奶油醃漬的或燻製的）………………………1盎司

　　　蠔……………………………………………………………中型6個

　　　鮭魚（新鮮的或罐裝的）、鯰魚（塘虱、土虱）………1盎司

　　　沙丁魚（罐裝的）…………………………………………中型2個

　　　鮪魚（油漬罐裝的、瀝乾油脂的）………………………1盎司

獵物的肉：雁（去皮）、野兔……………………………………1盎司

起司：4.5%農舍乳酪………………………………………………$^1/_4$杯

　　　磨碎的起司…………………………………………………2湯匙

　　　每盎司含有3公克以下脂肪的起司………………………1盎司

其他項目：每盎司含有3公克以下脂肪的熱狗*………………$1^1/_2$盎司

　　　　　每盎司含有3公克以下脂肪加工切片的三明治用肉：例如

　　　　　燻火雞肉或keilbasa……………………………………1盎司

　　　　　肝、心（高膽固醇）…………………………………1盎司

中脂肉類與其代用品清單

> 一份的中脂肉代換單位相當於0公克的醣類、　　　　　　　7公克
> 　　　的蛋白質、5公克的脂肪與75公克的卡路里。

---

*每份代換單位含400 mg 以上的鈉。

一份的中脂肉代換單位相當於下列任何一項：

牛肉：大部分的牛肉類產品屬於中脂肉（牛絞肉、綜合碎肉餅、醃牛肉、牛小排、剔除肥肉的各級上肉，例如牛肋排 ）…1盎司

豬肉：後腿肉、厚片肉排、薄片肉排……………………………1盎司

羊肉：羊肋排，絞碎……………………………………………1盎司

犢牛肉：薄片肉排（絞肉或小塊狀，未沾麵包粉的）…………1盎司

家禽肉：雞紅肉（帶皮）、火雞或雞絞肉、炸雞塊（帶皮）…1盎司

魚類：任何用來油炸的魚類產品………………………………1盎司

每盎司含有5公克以下脂肪的起司：

 Feat起司………………………………………………………1盎司

 Mozzarella起司………………………………………………1盎司

 Ricotta 起司………………………………………$1/_4$杯（2盎司）

其他項目：雞蛋（高膽固醇，每週最多攝取3個）……………1個

每盎司含有5公克以下脂肪的香腸 ………………………………1盎司

豆漿…………………………………………………………………1杯

Tempeh………………………………………………………$1/_4$杯

豆腐…………………………………………………4盎司或$1/_2$杯

高脂肉類與其代用品清單

> 一份的高脂肉代換單位相當於0公克的醣類、7公克的蛋白質、
> 8公克的脂肪與100公克的卡路里。

切記這類食品含有大量飽和性脂肪、膽固醇與卡路里，如果經常食用的話可能造成血液中膽固醇值升高。一份的高脂肉代換單位相當於下列任何一項：

豬肉：排骨、豬絞肉、豬肉香腸‧‧‧‧‧‧‧‧‧‧‧‧‧‧‧‧‧‧‧‧‧‧1盎司
起司：所有一般市面上販售的起司，例如：美式起司*、巧達起司、
　　　重味起司、瑞士起司‧‧‧‧‧‧‧‧‧‧‧‧‧‧‧‧‧‧‧‧‧‧1盎司
其他：每盎司含有8公克以下脂肪加工切片的三明治用肉，例如：北
　　　義大利香腸、西洋辣椒肉捲、義大利臘腸‧‧‧‧‧‧‧‧‧1盎司
香腸，例如：香腸、義大利香腸、波蘭香腸、煙燻香腸‧‧‧‧‧‧‧1盎司
熱狗（火雞肉或雞肉）*‧‧‧‧‧‧‧‧‧‧‧‧‧‧‧‧‧1根（10根1磅重）
培根‧‧‧‧‧‧‧‧‧‧‧‧‧‧‧‧‧‧‧‧‧‧‧‧3片（20片1磅重）
　　下列以一份高脂肉類加上一份脂肪食物代換單位計算：
熱狗（牛肉、豬肉或幾種肉混合的）*‧‧‧‧‧‧1根（10根1磅重）
花生醬（含有不飽和脂肪）‧‧‧‧‧‧‧‧‧‧‧‧‧‧‧‧‧2湯匙

☘ 脂肪類清單

　　脂肪依據其所含的主要脂肪型態被分為三類：單元不飽和脂肪、多元不飽和脂肪與飽和性脂肪。進食食物中所含有的少量單元不飽和脂肪與多元不飽和脂肪有益於我們的健康。飽和性脂肪與心臟疾病及癌症有關。一般來說，一份脂肪代換單位指的是：

- 1茶匙的普通人造奶油（magarine）或植物油。
- 1湯匙的普通沙拉醬。

*每份代換單位含400 mg以上的鈉。

營養成份的提示

1. 所有的脂肪都含有很高的卡路里。為了營養與健康的理由，要減少脂肪攝取量。
2. 核果與種子類含有少量的纖維質、蛋白質與鎂。
3. 如果血壓過高，選擇攝取不飽和的脂肪以協助降低鈉的攝取，例如沒加鹽的花生。

挑選的提示

1. 檢核食物標籤上的營養成份標示，以得知每份的大小。一份的脂肪代換單位是依據每份中含有5公克脂肪而訂定出的。
2. 當購買普通人造奶油時，挑選那些以液態植物油為主成份的人造奶油。軟質的人造奶油所含的飽和性脂肪較條狀人造奶油少。軟質的人造奶油是較健康的選擇。避免攝取那些以氫化處理或部份以氫化處理的脂肪為主要成份的人造奶油。
3. 當選購低脂人造奶油（乳瑪琳）時，挑選那些以液態植物油為第二成份的產品。水分通常是第一成份。
4. 當少量攝取時，培根與花生醬被當做脂肪類。當大量攝取時，它們被視為高脂肉類。
5. 不含脂肪的沙拉醬是被列入其他類醣類的清單及安全食物清單上。
6. 不含乳製品的咖啡奶精、打發的鮮奶油及不含脂肪的產品如人造奶油、沙拉醬、美乃滋、酸奶油、鮮乳起司與防止沾鍋的罐裝噴霧式食用油脂等被列在安全食物清單上。

單元不飽和脂肪類清單

> 一份的單元不飽和脂肪代換單位相當於5公克的脂肪與45卡路里。

鱷梨（酪梨），中型 ·· $^{1}/_{8}$個（1盎司）

植物油（油、橄欖油、花生油） ·································· 1茶匙

橄欖：成熟的（黑橄欖） ·· 8顆大型

　　　青橄欖、塞入甜紅椒的* ······································ 10顆大型

核果：

　　　杏仁果、腰果 ··· 6顆

　　　綜合核果（其中50%為花生） ································· 6顆

　　　花生 ··· 10顆

　　　北美大胡桃 ··· 4瓣剖半核仁

花生醬，細滑或顆粒 ··· 2茶匙

芝麻 ··· 1湯匙

Tahini醬 ·· 2茶匙

多元不飽和脂肪類清單

> 一份多元不飽和脂肪代換單位相當於5公克的脂肪與45卡路里。

人造奶油：條狀、桶裝或擠出的 ···································· 1茶匙

　　　　　低脂（含30%～50%的植物油） ······················ 1湯匙

美奶滋：一般的 ··· 1茶匙

　　　　降低脂肪含量的 ·· 1湯匙

---

*每份代換單位含400 mg 以上的鈉。

核果：英國核桃⋯⋯⋯⋯⋯⋯⋯⋯⋯⋯⋯⋯⋯⋯4瓣剖半核仁

植物油（玉米油、紅花、大豆油）⋯⋯⋯⋯⋯⋯1茶匙

沙拉醬：一般的*⋯⋯⋯⋯⋯⋯⋯⋯⋯⋯⋯⋯⋯⋯⋯1湯匙

　　降低脂肪含量的⋯⋯⋯⋯⋯⋯⋯⋯⋯⋯⋯⋯⋯⋯2湯匙

低脂美乃滋®：一般的⋯⋯⋯⋯⋯⋯⋯⋯⋯⋯⋯⋯2茶匙

　　降低脂肪含量的⋯⋯⋯⋯⋯⋯⋯⋯⋯⋯⋯⋯⋯⋯1湯匙

種子類：南瓜子、葵瓜子⋯⋯⋯⋯⋯⋯⋯⋯⋯⋯⋯1湯匙

飽和性脂肪類清單**

> 一份飽和性脂肪代換單位相當於5公克的脂肪與45卡路里。

烹調後瀝過油脂的培根⋯⋯⋯⋯⋯⋯⋯⋯1片（20片／磅）

含油脂的培根⋯⋯⋯⋯⋯⋯⋯⋯⋯⋯⋯⋯⋯⋯⋯⋯1茶匙

奶油：條狀⋯⋯⋯⋯⋯⋯⋯⋯⋯⋯⋯⋯⋯⋯⋯⋯⋯1茶匙

　　霜狀打發的⋯⋯⋯⋯⋯⋯⋯⋯⋯⋯⋯⋯⋯⋯⋯⋯1茶匙

　　降低脂肪含量的⋯⋯⋯⋯⋯⋯⋯⋯⋯⋯⋯⋯⋯⋯1湯匙

水煮過的（豬）小腸⋯⋯⋯⋯⋯⋯⋯2湯匙（½盎司）

加糖切片的椰肉⋯⋯⋯⋯⋯⋯⋯⋯⋯⋯⋯⋯⋯⋯⋯2湯匙

鮮奶油，50%高脂牛奶⋯⋯⋯⋯⋯⋯⋯⋯⋯⋯⋯⋯2湯匙

鮮乳起司：一般的⋯⋯⋯⋯⋯⋯⋯⋯⋯1湯匙（½盎司）

　　降低脂肪含量的⋯⋯⋯⋯⋯⋯⋯⋯⋯2湯匙（1盎司）

帶皮鹹肥豬肉或醃豬肉[附註]

---

*每份代換單位含有400毫克以上的鈉。

**飽和性脂肪會提高血液中膽固醇數值。

附註：當你打算用帶皮鹹肥豬肉烹調蔬菜時，使用1英吋×1英吋×¼英吋的帶
　　　皮鹹肥豬肉一塊。若你只吃蔬菜，將帶皮鹹肥豬肉取出的話，則使用2
　　　英吋×1英吋×½英吋的帶皮鹹肥豬肉一塊。

人造鮮奶油或豬油……………………………………………1茶匙

酸奶油：一般的……………………………………………2湯匙

　　　降低脂肪含量的……………………………………3湯匙

✿ 安全食物清單

　　安全食物係指一份食物中含有少於20卡路里或少於5公克的醣類。列出每份份量大小的安全食物，應該限制在每天至多攝取三份。確定將它們均分於一天中食用。如果你一次將這三份都吃掉，將會影響你的血糖值。

無脂肪或降低脂肪含量的食物

鮮乳起司，無脂肪……………………………………………1湯匙

液態不含乳製品的奶精………………………………………1湯匙

粉末狀不含乳製品的奶精……………………………………2茶匙

美乃滋，無脂肪………………………………………………1湯匙

美乃滋，降低脂肪含量的……………………………………1茶匙

人造奶油，無脂肪……………………………………………4湯匙

人造奶油，降低脂肪含量的…………………………………1茶匙

低脂美乃滋®，無脂肪………………………………………1湯匙

低脂美乃滋®，降低脂肪含量的……………………………1茶匙

避免沾鍋的噴霧式烹調油

沙拉醬，無脂肪 ………………………………………………1湯匙

義大利式沙拉醬，無脂肪……………………………………2湯匙

各式沾醬調味醬………………………………………………$^1/_4$杯

酸奶油，無脂肪，降低脂肪含量的···························1湯匙

人造鮮奶油，一般的或低脂的····························2湯匙

代糖或低糖食物

代糖硬糖果····································1顆糖果

代糖果膠甜點，原味果膠

無糖（代糖）口香糖

低糖果醬或果凍································2茶匙

糖替代物★

代糖糖漿·····································2湯匙

飲料

肉湯、清燉肉湯*

低鈉肉湯、高湯

碳酸水或礦泉水

未加糖可可粉··································1湯匙

咖啡

Club蘇打汽水

健怡無糖（代糖）無酒精飲料，無糖（代糖）

綜合飲料

茶

無糖碳酸水

---

*每份代換單位含400 mg以上的鈉。

★各種糖代用品均經由美國食品與藥物管理局（FDA）檢驗合格。常見的代糖產品廠牌包括：Equal®（阿斯巴甜）；Sprinkle®（糖精）；Sweet One®（醋磺內酯鉀）；Sweet-10®（糖精）；Sugar Twin®（糖精）；Sweet 'n Low®（糖精）。

佐料

番茄醬……………………………………………………………………1湯匙
山葵
檸檬汁
萊姆
芥茉
加時蘿作香料醃漬的醃黃瓜*……………………………大型，1$\frac{1}{2}$個
醬油，一般的或低鹽的*
墨西哥玉米餅醬……………………………………………………1湯匙
醋

調味品

　　請注意某些調味品中含有鈉或同時含有食鹽，例如：大蒜鹽、
芹菜籽鹽與檸檬胡椒鹽。

　　調味用濃縮汁
　　大蒜
　　新鮮或乾燥的香料
　　西洋辣椒
　　辛香料
　　塔巴司哥辣醬®或辣椒醬
　　烹調用葡萄酒
　　渥斯特烏醋

---

*每份食物中有400毫克以上的鈉。

✤ 綜合食物清單

　　我們吃的許多食物，是以不同的組合方式將食物混合在一起。這些綜合食物，不能符合任何一種食物代換清單。常常很難去分辨在什錦砂鍋或市面販售已烹調好的食物中，有哪些成份。下面是一份針對某些典型的綜合食物所製作出的代換單位清單。這份清單可以協助你將這些食物，適當地列入你的膳食計畫中。要求你的營養師提供給你任何其他你想要攝取的綜合食物之相關資訊。

主菜	供餐份量	供餐食物代換單位
鮪魚寬麵條與千層麵		
義大利麵加牛肉丸		
墨西哥豆子肉醬、		2份醣類、
通心麵加起司**…………	1杯（8盎司）……	2份中脂肉
美式中國炒麵		
（沒放麵條或米飯）………	2杯（16盎司）……	1份醣類、2份瘦肉
薄片起司比薩**………………	¼個10英吋的比薩…	2份醣類、2份中脂肉、
	（5盎司）	1份脂肪
各式肉品口味薄片比薩**……	¼個10英吋的比薩…	2份醣類、2份中脂肉、
	（5盎司）	2份脂肪
肉派*…………………………	1個（7盎司）……	2份醣類、1份中脂肉、
		4份脂肪

---

*每份食物中有400毫克以上的鈉。

**每份代換單位中有400毫克以上的鈉。

冷凍前菜

主菜	供餐份量	供餐食物代換單位
漢堡牛排（牛絞肉）加肉醬汁、馬鈴薯泥*…	1個（11盎司）……	2份醣類、3份中脂肉、3～4份脂肪
火雞肉加肉醬汁、馬鈴薯泥、調味醬**	1份（11盎司）……	2份醣類、2份中脂肉、2份脂肪
少於300卡路里的前菜*	1份（8盎司）……	2份醣類、3份瘦肉

湯

主菜	供餐份量	供餐食物代換單位
豆子湯*	1杯	1份醣類、1份精瘦肉
奶油濃湯（清水煮而非用高湯）*	1杯（8盎司）	1份醣類、1份脂肪
豆剖半小綠豆湯（清水煮而非用高湯）*	½杯（4盎司）	1份醣類
蕃茄湯（清水煮而非用高湯）*	1杯（8盎司）	1份醣類
蔬菜牛肉湯、雞汁麵條湯，或其它高湯類的湯*	1杯（8盎司）	1份醣類

*每份食物中有400毫克以上的鈉。
**每份代換單位中有400毫克以上的鈉。

✽ 速食清單

主菜	供餐份量	供餐食物代換單位
墨西哥牛肉捲餅**	2個	4份醣類、2份中脂肉、2份脂肪
小塊雞塊（麥克雞塊）**	6個	1份醣類、2份中脂肉、1份脂肪
裹了薄層麵包粉的炸雞胸肉與雞翅**	各1份	1份醣類、4份中脂肉、2份脂肪
魚肉三明治加塔塔醬**	1份	3份醣類、1份中脂肉、3份脂肪
薯條，細條	20～25根	2份醣類、2份脂肪
漢堡，一般的	1個	2份醣類、2份中脂肉
漢堡，大的**	1個	2份醣類、3份中脂肉、1份脂肪
熱狗夾麵包**	1個	1份醣類、1份高脂肉、1份脂肪
個人份厚片比薩**	1個	5份醣類、3份中脂肉、3份脂肪
軟質冰淇淋用蛋捲	中型1個	2份醣類、1份脂肪
潛水艇三明治**	1份（6英吋）	3份醣類、1份蔬菜、2份中脂肉、1份脂肪
墨西哥玉米餅，脆皮*	1（6盎司）	2份醣類、2份中脂肉、2份脂肪
墨西哥玉米餅，軟皮*	1（3盎司）	1份醣類、1份中脂肉、1份脂肪

*每份代換單位中有400毫克以上的鈉。
**每份食物中有400毫克以上的鈉。
註：詢問你去進餐的速食餐廳有關你愛吃的速食之相關營養資訊。

附錄 6-B
不同民族傳統食物代換單位

食物	供餐份量	供餐食物代換單位
墨西哥食物		
墨西哥捲餅夾豆子	1小份	2份澱粉
	1大份	3份澱粉、1份中脂肉、2份脂肪
墨西哥捲餅夾肉（牛肉）	1小份	1份澱粉、1份中脂肉
	1大份	2¹/₂份澱粉、3份中脂肉、1份脂肪
墨西哥肉醬	1杯	2份澱粉、2份中脂肉、1份脂肪
墨西哥辣醬	2茶匙	¹/₃份水果
玉米片	1盎司（1杯）	1份澱粉、2份脂肪
辣味牛肉或起司捲	1小份（直徑6英吋的無油麵餅）	1份中脂肉
再加工的粗豆沙狀豆子	¹/₂杯	1份澱粉、1份中脂肉
西班牙米	1杯	2份澱粉、1份脂肪
西班牙醬	¹/₂杯	¹/₃份水果、1份脂肪
蒸的墨西哥玉米粽	1份	1份澱粉、1份中脂肉
墨西哥無油麵餅皮／墨西哥玉米脆餅皮	直徑6英吋	1份澱粉
墨西哥玉米脆餅（餅裡夾肉、起司、切成細絲的葉萵苣、碎番茄丁）	1份	1份澱粉、2份中脂肉

資料來源：Data from *McCance and Widdowson's The Composition of Foods* by A.A. Paul and D.A. Southgate, Elsevier Science Publishing Company, Inc., © 1985 and *Food Values of Portions Commonly Used* by J.A.T. Pennington and H.N. Church, Harper & Row Publishers, Copyright © 1985.

食物	供餐份量	供餐食物代換單位
烤麵包夾加工的粗豆沙狀豆子	1小份	2份澱粉
烤麵包加肉	1小份	1份澱粉、2份高脂肉

美式中國菜

食物	供餐份量	供餐食物代換單位
蛋花湯	1杯	1/2份中脂肉
炒飯（米飯、肉、蛋、洋蔥）	1杯	1 1/2份澱粉、1/2份中脂肉
幸運餅	1份	1/2份澱粉或1/2份水果
春捲	1個	1/2份澱粉、1份蔬菜
美式中國炒麵^{譯者註15}	1杯	1份澱粉、1份中脂肉、1份蔬菜
壽喜燒（火鍋）^{譯者註16}	1杯	3份中脂肉、1份脂肪
豆腐	2盎司	1/2份中脂肉
美式炒雜碎	1杯	2份中脂肉、1份蔬菜
黑胡椒牛排	1杯	1份澱粉、3份中脂肉、1份蔬菜
加在美式中國炒麵上面的油炸脆麵條	1/2杯	1份澱粉、1份脂肪
芙蓉蛋	1份	1份蔬菜、2份中脂肉、2份脂肪

印度菜

食物	供餐份量	供餐食物代換單位
馬鈴薯青豆咖哩（裡面是辛香料調味的馬鈴薯）	1杯	1份蔬菜、1 1/2份澱粉、3份脂肪
死麵／未發酵全麥麵包（內餡）	直徑6英吋	2 1/2份澱粉、6份脂肪

譯者註15：雖名為炒麵，但事實上為炒高麗菜絲、洋蔥絲為主的菜，可加入豬、牛肉絲或海鮮，盛在菜盤中時上面可選擇撒上油炸脆麵條。

譯者註16：壽喜燒應為日本食物，一種肉片加醬油、洋蔥爆香後再加入各種青菜的火鍋。

食物	供餐份量	供餐食物代換單位
青豆咖哩雛雞	½杯	2份中脂肉
洋蔥咖哩羊絞肉	1杯	2份蔬菜、3份瘦肉、3份脂肪
Kofta	3球（直徑約1½英吋）	3份高脂肉、4份脂肪
咖哩大比目魚	3盎司魚肉	½份蔬菜、3份瘦肉、1½份脂肪
像crepe的薄餅（內餡是辛香料調味的馬鈴薯）	1份	2份澱粉、4份脂肪
咖哩雞	3盎司雞肉	½份蔬菜、3份瘦肉、2份脂肪
油炸的有餡甜點	1大份或3小份（馬鈴薯餡）	1份澱粉、2份脂肪
	1大份或3小份（羊肉餡）	1份澱粉、½份瘦肉，2½份脂肪

義大利菜

食物	供餐份量	供餐食物代換單位
細義大利麵條湯	1杯	1份澱粉
通心粉蔬菜濃湯	1杯	1份澱粉、1份脂肪
煮熟的義大利麵點	½杯	1份中脂肉
義大利火腿	1盎司	1份中脂肉
牛肉丸	1盎司	1份中脂肉
雞肉醬細義大利麵	3盎司的雞肉加醬汁	3份瘦肉、1份蔬菜、1份脂肪
硬起司烤茄子	1杯	2份中脂肉、2份蔬菜、1份澱粉、1½份脂肪
硬起司烤犢牛肉	1片肉排（4盎司）	1份澱粉、4份中脂肉、1份蔬菜、1份脂肪
寬扁義大利麵	1杯	2份澱粉、2份蔬菜、2份中脂肉
千層麵	1份（3英吋×4英吋）	1份澱粉、1份蔬菜、2½份中脂肉

食物	供餐份量	供餐食物代換單位
起司、香腸、臘腸比薩	¼個16盎司的比薩	1½份澱粉、1份蔬菜、3份中脂肉、2份脂肪 2份澱粉、1份蔬菜、2份中脂肉、1份脂肪
義大利餃		
起司餡	1杯	2份澱粉、1份蔬菜、1份中脂肉、1份脂肪
牛絞肉餡	1杯	2份澱粉、1份蔬菜、1份中脂肉、1份脂肪

猶太食物

食物	供餐份量	供餐食物代換單位
培果麵包 猶太人安息日吃的	½個	1份澱粉
白麵包 猶太人踰越節吃的	1個	1份澱粉
死麵／未發酵	1片	1份澱粉
Matzo麵包（猶太人踰越 節吃的死麵／未發酵）	1個	1份澱粉
Matzo脆餅乾	7片（每片1½英吋見方）	1份澱粉
latkes 馬鈴薯 （計算烹調時使用的油 脂）	½杯	1份澱粉
燻製的鯡魚乾	1盎司	1份瘦肉
醃鯡魚	1盎司	1份瘦肉
醃燻鮭魚（醃製魚）	1盎司	1份瘦肉
醃牛肉	1盎司	1份高脂肉
牛肝排	1盎司	1份高脂肉

第 7 章

治療腎臟疾病患者的營養諮商

◈❖ **本章目標** ❖◈

1. 確認導致在進行蛋白質控制療法中不當飲食
   行為之因素。

2. 在提供飲食教育之前確認評估飲食型態所需
   強調的特殊營養素之基準線。

3. 確認策略以管理對低蛋白飲食型態不正確的
   飲食行為。

4. 產生策略以幫助病人解決因使用控制蛋白質
   飲食型態所產生的問題。

5. 對進行控制蛋白質飲食型態的病人推薦飲食
   遵守工具。

這一章主要是針對營養諮商師正在指導已被診斷爲慢性腎臟功能不全患者從事可能的預防透析或是透析前治療者。一些世界上一流的腎病學者對當前的事實及理論所做之研究及探討。這一章的焦點是放在正處於透析前期的門診病人。

✿ 營養及慢性腎臟衰退之理論與因素

許多腎病學者推薦低蛋白飲食是延緩腎功能惡化的一種方法，而動物實驗亦發現限制蛋白質及控制血壓可以延緩腎病惡化。[1-3] 許多針對人類的研究中建議限制膳食蛋白質是有用的[4-10]，尤其是末期腎病的病人[11,12]，但是有些研究結果卻是不正確的，很可能是因爲他們的設計有缺陷，或是只測量血漿肌肝酸（serum creatinine）值來評估腎功能，而這種結果是會受到飲食干擾的。

1978年，Ibels及其同事推論高磷血症是腎功能衰退的原因[13]；在1982年，Brenner及同事發展了絲球體高過濾學說（glomerular hyper-filtration theory）。[14] Brenner的假說認爲低蛋白飲食防止慢性腎功能不全的原因有二種：(1)預防腎血漿流量增加；(2)預防毛細血管高壓力（preventing high capillary pressure），透析前的腎病患者其蛋白尿（proteinuria）及上皮細胞結構改變的情形會隨著使用低蛋白飲食而降低嚴重性。在沒有使用低蛋白飲食時，絲球體高過濾作用會繼續進行。[15,16] 當絲球體硬化部分喪失功能時，則會比損害較不嚴重的腎絲球進行更多補償性的高過濾作用而帶來隨後的傷害。這個過程助長了腎臟損害，導致最後喪失了腎絲球及腎臟的功能。

爲提供與上述研究不同之參考數據，美國國家腎臟疾病飲食修正學會（The National Institutes of Health funded the Modification of

Diet in Renal Disease, MDRD）的研究包括兩隨機變數，試驗中的對象為840位病情不同的慢性腎病者，用以測試兩種假說：(1)兩個介入因素── 減少飲食蛋白質及磷攝取量，並保持血壓低於一般標準值，可以阻止腎病的惡化[17]，以及(2)這種介入因素對病人長期使用是安全、可接受的。[18-20]

在腎臟疾病飲食治療（MDRD）研究中，中度腎功能不全病人在使用低蛋白飲食四個月後腎功能下降的速度比使用中度蛋白質飲食病人相比較則較為緩和。這樣的結果，表示對中度腎功能不全病人而言，使用低蛋白飲食對延緩腎病惡化是有些幫助的。在嚴重腎功能不全病人中使用非常低蛋白飲食（very-low-protein diet）或是低蛋白飲食（low-protein diet）對腎病發展並無明顯差別。[21] 依據腎臟疾病飲食治療的研究，對糖尿病及臨界衰竭期疾病（pre-end stage disease）患者可以推薦使用緩慢地減少蛋白質攝取量。美國糖尿病學會推薦糖尿病型腎病患者，限制蛋白質攝取量為每天每公斤體重為0.8公克[22]，對於臨界衰竭期腎病患者，美國飲食學會（American Dietetic Association）飲食實踐組的腎臟營養師規定蛋白質攝取量為每天每公斤體重0.6至0.8公克。[23]

對透析前病人而言，其蛋白質攝取的原則是減少飲食蛋白質量及提供質優蛋白質這樣的原則已被接受幾十年了。這些方法可以促使氮（nitrogen）用以進行合成作用，因而增加人體內蛋白質的使用效率並且可以減少攝入總氮量（total nitrogen）、非蛋白質氮（nonprotein nitrogen）、鉀（potassium）、磷（phosphorus）及硫（sulfur）。這樣的結果將減少排泄尿（urea）、尿酸（uric acid）、鉀（potassium）、磷（phosphate）、硫（sulfate）及酸（acid）之狀況，而且減少病人演變為高氮血症（azotemia）、酸中毒（acidosis）、高血鉀症（hyperkalemia）及高血磷症（hyperphosphatemia）之結果。

　　這種飲食蛋白質推薦量對於一位飽受慢性腎衰竭之苦的病人是否可以維持體內的氮平衡（nitrogen balance）是頗受爭議的。不同於腎功能正常者，一位腎功能不全者需要更多蛋白質，因為代謝改變和尿毒症有關聯，這可能會促使增強蛋白質分解作用，最明顯的是蛋白尿及潛隱的腸胃系統出血情形。增加蛋白質需要量並不只是因為血中蛋白質沒有完全再吸收（reabsorbe），而且因為它們無法十分有效地進行再合成作用（resynthesize）。受荷爾蒙干擾的疾病，例如高血糖症（hyperglucagonemia）及醣類不耐症（carbohydrate intolerance）對於尿毒症的病患可能會提高蛋白質需要量。[24,25] 換言之，如何降低非尿素尿氮（nonurea urinary nitrogen）組成份的排泄速度要比減少蛋白質需要量更為重要。雖然尿素氮（urea nitrogen）的再利用作用是個問題，但是某些尿毒症者其本身可以攝取非常少量蛋白質而維持氮平衡（nitrogen balance）。[26]

　　對一位沒有蛋白尿（proteinuria）及潛血症（occult）的病人而言，如何評估蛋白質安全供應量頗受爭議。關於這個爭論的許多研究已經被食物及農業聯合組織／世界健康組織專業委員會（Joint Food and Agriculture Organizational/World Health Organization Expert Committee）將能量及蛋白質的需要量做了結論，認為每公斤體重0.6公克蛋白質可維持正氮平衡（positive nitrogen balance）。[27]

　　腎臟病醫學專家們一致同意每公斤體重需要0.57公克蛋白質（70公斤體重可食用40公克），很明顯地，高生物價（high nitrogen value）蛋白質在蛋白尿及潛血流失蛋白質時，足以維持氮平衡。[28] 研究者發現，慢性腎功能不全者，提供每公斤體重0.55至0.6公克蛋白質可以維持氮平衡，且每天每公斤體重最少維持35仟卡熱量。[29] 在這個研究中熱量攝取決定了正氮平衡。尿毒症（uremia）患者其蛋白質使用亦受相同影響，就某些情況而言，也決定於蛋白質的生物值。這個文獻指出，高生物值蛋白質攝取量必須佔蛋白質攝取量的70%～75%。[30]

血漿磷在腎病發展中的角色亦引起爭議[31,32]，Walser發現限磷飲食加上中度限制蛋白質（40公克）飲食在臨床上有良好結果[33]，限磷飲食必須限制牛奶、奶製品、乳酪、可樂飲料及速沖飲料粉，可使磷量降至近於600mg，接近一般一天攝取量的一半，國際健康組織腎臟疾病飲食治療研究中亦敘述限磷是飲食處方的一部分。[34]

在腎臟衰退過程中病患血清中的維他命D下降之前，腸內鈣吸收率會下降[35]，接著維他命D不足會更惡化這個問題，高氮血症（azotemia）及酸中毒（acidosis）皆會提高腎排鈣功能。除非提供足夠鈣量[36]，否則尿毒症病人的鈣平衡常是負值。[37]

營養學者應該注意到鈉（sodium）、鉀（potassium）及酸鹼平衡（acid-base balance）的情形。腎功能不全者（renal insufficiency）會受尿毒酸中毒（uremic acidosis）之苦，這是因硫（sulfate）、聚集磷（phosphate）及有機酸（organic acid）所引起的，因而削弱氨排泄能力及腎臟重磷碳酸鹽（bicarbonate）的消耗。腎臟重磷碳酸鹽消耗程度是多變性；因此，碳酸氫鈉（sodium bicarbonate）需要量每人各不相同，每公斤體重由0至14毫當量（milliequivalents）不等。

降低飲食蛋白質的結果可以改善病患酸中毒現象，因為在酸性灰飲食（acid-ash diet）中的酸（acid）最主要來源是飲食中的蛋白質（尤其是它的含硫量），基於幾個原因治療酸中毒（acidosis）是很重要的：

• 預防骨骼鹽類溶解。
• 減少PH下降時相關症狀（一般症狀都不是很明顯，直到血漿重碳酸鹽是16毫莫耳或更低）。

• 預防蛋白質異化作用（catabonic）而招致酸中毒（鹼性灰飲食（alkaline-ash diet），包括了大部分的水果及蔬菜，會有些幫助但是變化不大）。

慢性尿毒症者明顯地與一般人在排鈉能力上大大不同，他們將濾過的鈉大量地排出體外。如何為病人決定最理想的飲食鈉量已發展出許多技巧。一般最先評估碳酸氫鈉（sodium bicarbonate），因為它影響氯化鈉（食鹽）供給量，理想上應先評估24小時排鈉量，再提供相當量的氯化鈉（毫克當量）減掉碳酸氫鈉攝取量，這樣就可以維持鈉平衡。

利尿劑在許多中度或重度腎功能不全者是必要的。[38] 當長期給予利尿劑時，則應供給較高鹽量以保持細胞外液體容積，這也幫助了病人較易去遵守飲食。

慢性尿毒症病患的鉀平衡問題僅次於鈉平衡。因為高血鉀症是腎臟病演變中十分普通的症狀。稍微降低高鉀食物，例如：番茄、香蕉、馬鈴薯、橘子對病人是有效的。腎衰竭病人中有一小部分患者會出現低血鉀症，可以推薦這類病患增加高鉀食物或鉀補充劑。

有些病人會發展為低鈉血症（hyponatremia），尤其是那些鈉限制得非常嚴格或是充血症心臟衰竭的病人（congestive heart failure），則水分攝取量必須加以限制以矯正及預防低鈉血症。

對於慢性尿毒症病人，則必須評估其維生素及礦物質需要量，補充維生素B及維生素C是必要的。血漿中維生素A及視網醇—結合蛋白質（retinol-binding protein）濃度一般皆會提升。[39] 因為這些物質正常時會由腎清除，維生素A應該不要另外補充，尿毒症者在其血中白血球及頭髮中鋅濃度較低，故需補充。[40]

總而言之，慢性腎衰竭病人需要很小心地，前後一致地對血液值及尿液值做營養監視。而且對於提供的低蛋白、低磷飲食需要每半個月至一個月做一次營養監視。

✿ 治療腎病遵守飲食型態之研究

治療慢性腎衰竭（chronic renal failure）包括針對病人做壓力及一些重要調整。雖然，在實驗測試中遵從腎病飲食很容易監控，但許多生理上的因素會修飾這些測試的結果。有的人因攝取低蛋白飲食導致熱量不足而減少體重，流失肌肉質量轉成尿液氮（urinary nitrogen），這可用來做為遵從飲食的標記。慢性腎臟疾病的尿液氮可用以當做有意義的生物指標（biological marker）。在許多案例中，非常遵守飲食的病人，其「飲食攝取自我報告表」看起來很完美，但是分析他們的尿液氮之後卻歸為不順從飲食者，研究員發現有種種理由可以相信根據食物日記估算飲食攝取會發生錯誤。在一個研究中，接受實驗者根據食物記錄表計算，相信他們自己每公斤理想體重消耗了0.6公克蛋白質，但是評估蛋白質攝取量證實他們每公斤理想體重消耗將近0.8公克蛋白質。[41] 接受實驗者計算食物蛋白質含量會發生錯誤或是病患手中教材的蛋白質值與電腦資料庫會有不一致性。研究者注意到事先教育實驗者如何去分類食物中的蛋白質含量及如何去計算蛋白質攝取量可以縮小自我報告記錄及生物指標（尿液氮）之間蛋白質量的差距，營養學家及醫師應該察覺到尿液氮排泄及蛋白質攝取量報告的不一致性，可能反應了病患對食物固執的不服從性之外的因素。

當腎臟病人被問到食物控制的介入課程（diet intervention program）中哪一部分最有幫助時，他們指出自我監控及營養師的支持。[42] 在美國國家腎臟疾病飲食修正學會研究的最後訪談中，當蛋白質攝取量接近於他們指定的蛋白質目標時，病患表示對低蛋白飲食型態感到滿意。[43]

美國國家腎臟疾病飲食修正學會的研究著重於飲食行為的介入以及分析哪些什麼因素有助於病人對飲食的遵從性。[44] 飲食計畫強調適當地選擇食物以提升健康，長時間飲食型態更甚於食物限制。飲食遵從者指出，對他們的飲食型態多一些贊同的態度以及自我察覺，將比不遵從者更成功。對不能堅持飲食遵從者必須有更頻繁的電話接觸，營養師須打電話去解決問題，在訪談時加強討論策略，而且提供每個月的訪談，這個研究的結果指出，病人在遵守低蛋白飲食型態需要社會支持以及援助，以彌補因減少蛋白質攝取喪失的熱能。對減少蛋白質攝取量的人不斷地提供指導方針似乎和遵從度無關。能堅持的病人提出報告指出，飲食型態和他們參與社交能力並沒有衝突。提供病人使用修飾蛋白質產品（protein-modified products）以及處方樣本等事項對於提升病患對飲食的遵從度是有益的。遵從度高的人，其自我監控的頻率亦會增加，在這次長達二年的研究過程研究中，有51%遵從度高的病人平均每週監控6至7天。

✿ 不適當的飲食行為

門診的病人中，慢性腎功能不全者需要有足夠的支持才能持續對飲食的遵從度。美國國家腎臟疾病飲食修正學會研究中顯示在1至4個月內訪視病人的時間平均需要183±1至116±41分鐘。[45] 食物療法對透析前病人是很複雜的，而且需要營養師給予額外的時間及支持，對許多病人而言，在使用過其他的飲食之後，食物交換單讓他們很不安。美國國家腎臟疾病飲食修正學會研究中使用「蛋白質計算」使腎病飲食簡單化。[46] 低卡飲食原則上和腎病飲食是有差異的，所以一個人在過去遵守低熱量飲食會發覺要重新調整去遵守腎病飲食新原則是很困難的。例如，在低卡飲食中是不鼓勵脂肪及純醣食物的，但是在低蛋白飲食中，脂肪及純醣食物卻是被鼓勵的，當蛋白質減少時必需靠醣及脂肪提供熱能以保持體重是很重要的。

　　一個家庭成員若有糖尿病，則會影響腎臟病人避免食物中有簡單糖（simple sugar），腎臟病人很難去接受這種做法，因為在低蛋白飲食中，簡單糖是維持足夠熱能攝取量所必需的。

　　就像在其他受限制的飲食型態一樣，要病人遵守低蛋白飲食是很困難的，必須在社會壓力及嚴格的飲食限制中互相掙扎，病人可能會逃避社交活動以避免他們必須去面對解釋自己健康問題的難堪，常聽到的是：「我生活中每一件事都改變了。」舊有的飲食習慣被長時間的限制所取代了。傳統上享受食物的感覺已經被自發性的進餐且總是和「不可以」聯結在一起的感覺所取代了，對於限蛋白質的病人來說，「吃」已經變成只是生存的手段，而非消遣的樂趣了。

　　在限蛋白質及限磷飲食中，平常所使用的食物已被低蛋白及低磷食物取代，而這些食物含有較少水分且會產生餘味，以及低纖維（因限磷）。這樣的結果在味道及組織感覺上減少了進食的樂趣，因為減少了纖維最先產生的後遺症是便祕（constipation），這些因蛋白質受限而產生的負向關聯會導致不當的飲食行為。

✤ 飲食行為評估

對慢性腎功能不全病人盡早做評估是飲食成功的重要因素，鑑定出潛在問題是很重要的。因為許多這些病人飽受尿毒症症狀所苦，其沮喪程度大於一般人。

在接受飲食型態教育之前有些病人需要心理上的諮商，這樣做對於預測病患是否對飲食有遵從度是很重要的，尤其是病人的飲食及藥物治療是很複雜的。除了飲食之外，有許多藥物治療是必須每天服用的（例如：綜合維他命、鈣、鐵、血壓調節劑）。

獲得其他人的支持是重要的，來自配偶或重要他人的支持是未來完美遵從度的必要因素，缺乏支持是堅持不佳的前奏。

在評估一位腎功能不全者時，必須非常注意病人的個人特質，在講習低蛋白飲食療法之前，諮商員應該確認病人過去的飲食行為，是否這個病人成功地遵守過低鈉飲食呢？過去良好的表現是未來使用新飲食型態成功的指標，一開始的評估應包括誘導病人列出想遵守新飲食型態及藥物的原因。接下來，當遵從度漸漸變弱時，重新探討造成的原因及病人生活中的環境因素則會改變承諾而有利於改善遵從度。

在真正開始一個飲食療法之前，營養諮商員應提供一個機會以試驗病患態度，例如對病人提供一個特別理由讓病人置身於假日自助快餐中，讓他們有個機會去試一些他們於放假季節裏喜歡食用的食物。蔬菜義大利寬麵條是用低蛋白麵糰及不含乳製品的奶油所製成的，伴隨著由低蛋白麵粉無蛋做成的黑森林蛋糕，這些喜慶中的低蛋白點心可使病人樂意食用。

　　細心、詳細的飲食攝取情形之評估除了應該包括飲食中蛋白質的內容，亦應包括飲食中磷、鉀、鈉、鈣及鎂的基本資料。攝取評估應包括一些飲食記錄（一個月3次，需3個月）及飲食回憶（1個月1次，需3個月）。另外，食物頻率（food frequency）及飲食史（diet history）也是很有價值的。一旦病人要進行新的飲食型態，那麼遵從行為工具7-2的問卷可針對過去飲食習慣提供有價值資料，遵從行為工具7-2的目的是用以監控食物攝取狀況。

　　評估吃藥習慣亦很重要，許多腎臟病患者正在使用高血壓藥，每天固定時間吃藥潛藏的問題在描敘過去習慣時能夠顯而易見。

　　在提供新飲食型態之前，諮商師應先評估病人對飲食的知識。目前病人對飲食代換表有什麼概念，學新的飲食代換表對病人會有什麼衝擊，以前所教過的基本原則可能已不再是對的，例如，若病人曾遵守過低熱量飲食便很難變更為全新飲食代換表，因為新飲食的食物重點在蛋白質而不在熱量，因此在低熱量飲食中限高醣、限高脂肪的食物不再是有效的。很難做到使病人放心食用低蛋白飲食，此飲食不只是好，而是為使病人獲得足夠熱量來源，因而強制病人去食用高醣，高脂肪食物。

　　評估遵守低蛋白飲食療法中包括藥物計算，檢閱尿液尿素氮用以估計蛋白質攝取量*，並檢閱實驗血清及尿值。遵從行為工具7-3備忘錄用以幫助計算遵守藥物治療百分率。遵從行為工具7-4是每一次訪談後遵守百分率表，可以當做對病人及臨床醫師監控的工具。遵從行為工具7-5的圖可用以追蹤對飲食的遵從性，對使用低蛋白飲食

---

*公式：$6.25 \times$〔尿液尿素氮＋（$0.31 \times$標準體重）＋尿液蛋白質量〕＝蛋白質攝取量估計值（公克／公斤）。
　如果尿液蛋白質量大於5，則使用此公式。如果小於5，則設定尿液尿白質等於0，標準體重近似於10。

型態的病人而言，追蹤血清及尿液檢驗值是非常重要的。實驗數值可以幫助判定病人是否遵從飲食及藥物治療。遵從行為工具7-6包括記錄實驗數值及相關正常值。

✿ 各種治療策略

低蛋白質飲食型態的問題類型如其他膳食一樣分為三類：缺乏知識、易忘與缺乏承諾。如同其他所有各類的飲食控制類型，缺乏知識可以很容易地加以補救。當遺忘成為問題時，各種提醒物的設計（cueing devices）可以提供協助。唯獨缺乏承諾是其中最難解決的問題。

處理缺乏知識的各種策略

在處理有關缺乏知識的問題之前，諮商師規劃了大量相關的知識，準備以多種方式提供給個案。解決缺乏知識的策略中，最有效的方法是依據個案需求「量身訂做」。量身訂做最理想的情境是為每一個人規劃出個別的膳食型態與一份個別化的代換表。這個型態顯示出依據每一個人偏愛的飲食型態換算出所可以吃的量，例如X盎司或X公克的肉、X份的蔬菜、X份的水果、X份的牛奶……等等。這份量身訂做的代換表應該只列出個案所吃的食物，其他個案不吃的食物都應該刪除。這份量身訂做的代換表較一般大眾通用的代換表適用之原因如下：

- 一份量身訂做的代換表可以較簡短，因此不至於太累贅。極少的項目指的是一個人只需花費很少的時間來學會這份表。

- 它可以更仔細地說明。因為項目少，所以可以針對每一項目提供更多的知識，例如蛋白質、磷與卡路里；這些更充足的知識，可以自動地提供個人使用這份表時，得到更多的飲食型態之資訊。

- 它可刺激學習，因為它能創造一種擁有所有權的感覺。

　　除了個別化的代換表外，個案積極參與規劃的個別化菜單也能做為往後遵從行為的輔助工具。美國國家腎臟疾病飲食修正學會的研究中使用蛋白質的計算做為一種催化膳食遵從行為的方法。當其他營養素或卡路里需要監控時，營養諮商師特別指出在個案所喜愛的某些特定食物的攝取上須做必要之改變。

　　當營養諮商師對每一位個案提出個別化的重要知識後，他們必須依據飲食習慣提出階段性的逐一改變步驟，以符合所建議攝取的營養成份之膳食要求。諮商師應該避免創造出他們是「專家」與唯一控制的形象。經常發生的是諮商師提供了各種的表格、清單與其他的文件，而這種方法會讓個案感覺想要完全逃開。他們開始覺察自己並不情願被諮商師改變、塑造與要求遵照規範。各次的面談目標應該是放在個案繼續遵從膳食的規定上，以及如何調整個案的飲食型態。

　　依據美國國家腎臟疾病飲食修正學會的研究發現，提供個案飲食相關知識的需求隨著時間的過去而減少[47]，後續要提供的行為技巧會增加。

　　要求個案的膳食突然間遵從所有的飲食限制，可能會發生困難，因此階段性或設定優先順序，逐步要求個案遵從飲食中營養成份的各種限制實屬必要。階段性的要求可讓個案以他們能力所及，一次解決一個問題，從近期所能持續接受的膳食要求，到完全遵守飲食限制。同樣地，個案必須非常積極地參與整個的發展過程。有關選擇問題處理的先後順序上，諮商師應該考慮下列因素：

- 哪一個問題如果解決了，會產生最大的成功？一開始的成功對接下來膳食遵從行為的改善，會是非常重要的。
- 從膳食遵從行為的觀點來看，哪一個問題是最困難而且會降低遵從行為？諮商師和個案可能需要先去處理一個非常大的問題，這個問題會造成個案遵照膳食要求的妨礙。一個拒絕順從任何建議的個案，可能在接受某一種飲食控制的指導之前均須先和心理治療師或精神科醫師談談。
- 哪些是中度困難的問題？當個案覺得他處在行動階段且已準備好要改變時，營養諮商師應該將焦點放在最簡單的問題上，帶領個案加以解決；然後將問題依困難度排列之後，先由較不困難的問題開始與個案做個別的討論。最後的決定應該是由個案與諮商師共同合作產生。

在面對需要低蛋白質飲食型態的個案時，階段式的學習可能是很重要的。諮商師應該把焦點放在從高蛋白質的食品中挑選適合份量的食物後，再由其中挑選出個案較不喜愛的食物，如此的做法使個案較可能減少食物攝食的份量。諮商師應該試著去確保成功。上面列出最困難的問題，應該放在最後再解決。對較困難的問題，使用階段性的歸因論能催化遵從行為。例如，諮商師可能說：「你在乳製食品食用的份量上能遵照要求且做得很好（歸因論）。接下來你在減少肉類的攝取上應該也能做得很好。」階段性的做法可能在開始的時候，也需要藉由帶領個案做菜單規劃的方式，以提供膳食遵從性的直接指導。經過一段時間後，個案將會漸漸適應，而將菜單的規劃視為其個人之責任。

　　在許多情況下，缺乏知識可能常常是主要的問題。社交場合應酬吃飯（包括到朋友家與外面餐廳吃飯）是個案最常關切的問題之一。追蹤調查膳食與藥物控制的遵從性時發現，在國定假日〔例如猶太教的光明節（Hanukkah）與耶誕節〕及休假期間，膳食遵從行為在團體聚餐中明顯出現下降的情形。在這些時刻常常有聚餐情形。在這個部分一開始的協助，可以用提供知識的方式進行。諮商師可以藉由要求個案規劃菜單，讓個案參與（遵從行為工具7-7）。遵從行為工具7-8與遵從行為工具7-9提供學習換算與修正食譜的練習，並列出喜愛的低蛋白質食物。假日的時候，諮商師可以藉由提供如遵從行為工具7-10所列的知識，以協助個案遵守被要求的飲食型態。這份工具的設計是用來讓已經花費很大精力換算三餐的個案，能夠在宴會上不用花費精神自然地挑選食物。遵從行為工具7-10上面列出了許多控制食物中蛋白質份量下，許多可以「自由」攝取的食物種類、一些可以攝取的低蛋白質食物，以及必須和它們說「不」的許多高蛋白質食物。遵從行為工具7-11是一張生日卡，上面有一份低蛋白質生日蛋糕的食譜。這張由所有工作人員簽名祝賀的卡片送給個案後，這張卡片就成為一份很重要的提醒物，可以用來協助個案在有飲食控制困難的時候，仍能遵守新的飲食型態。

　　在外面餐廳吃飯，可能會讓個案很難遵照低蛋白質型態進餐。很重要的是，必須能提供足夠的資訊，如此個案才能遵照膳食控制的要求在外面吃飯。一份個案喜愛的餐廳菜單檔案會是非常有價值的。諮商師可以要求個案去規劃一天裡（包括在外面餐廳吃飯）的菜單。在吃飯前，先打電話給要去用餐的餐廳將對個案挑選適當的飲食有所幫助；個案可以先閱讀將去用餐的餐廳之菜單，並從中盡量蒐集有關供應餐點的份量。藉由提供個案足夠的知識與訊息，諮商師可以讓個案到餐廳吃飯變得不再是那麼困難。

　　如果個案採購到能提供足夠卡路里的低蛋白質食品的話，遵照嚴格限制蛋白質的飲食型態在家吃飯將變得容易多了。遵從行為工具7-12列出了許多空格，讓個案確認並填寫附有生產公司名字的低蛋白質產品。這些產品的使用會使得個案大量攝取一些高蛋白質食物變得可能。例如，藉著吃米飯，因為其中蛋白質含量極少（比起吃一般的麵包類食物而言），相對的比吃麵包類當主食者可以吃更多的肉類，以獲得適量的蛋白質。

　　缺乏知識可能指的是缺乏辨識情境與行為間的因果關係之能力。例如，如果晚上吃點心是造成蛋白質攝取超過建議量的行為，檢視是哪些事件引發行為，將有助於確定如何修正該項行為。連鎖的反應事件可能如下：吃飯→洗碗盤→看電視（引發事件）→吃起司加蘇打餅乾當點心（行為）→告訴我自己我做得多糟糕→覺得沮喪→吃果醬加花生醬的三明治（結果）。

　　找出行為的ABC〔antecedents（引發事件）、behavior（行為）、consequences（結果）〕可以產生許多種解決方法。首先，諮商師可以先決定一般販售的（相對於低蛋白質的）蘇打餅乾對病患有多重要，便能很容易地就建議個案食用低蛋白質的蘇打餅乾與果醬，以取代一般販售的蘇打餅乾與起司。如果這個改變太急劇，一種妥協的辦法是將美乃滋（mayonnaise）與非常少量的起司（0.2盎司）拌勻後用微波爐加熱，代替起司塗抹在蘇打餅乾上吃。以上述連鎖行為的例子來說，用正向的自我增強去取代負增強可能會讓想再吃果醬加花生醬三明治的企圖減少。藉著說：「這樣棒極了！我可以吃這份點心，而又明顯地不會增加蛋白質的攝取。」個案便能夠消除沮喪及不停地想吃東西之感覺。

　　藉由諮商師的協助，個案愈能經由自我增強而自我管理的話，愈有可能在飲食行為的控制上成功。

處理易忘的各種策略

各種提醒物的設計，對避免易忘的問題非常有幫助。一張寫著：「今天吃米飯配人造奶油（Margarine）。」的便條貼在冰箱門上，可有助於保持攝取低蛋白質與高卡路里。在房間裡各處都放了裝著硬質糖果的糖果罐，可以提醒個案吃適當的卡路里而不將蛋白質吃進去。

在醫療的過程中，遺忘常常是一個問題。依每天藥量（早晨、中午、晚上及睡前），分成許多小格放置藥丸的儲存盒會有幫助。如果放在容易看到的地方（例如，廚房餐桌上或者櫃子上），它們能夠用來做為增強物，提醒按時服藥（見遵從行為工具7-13）。

在度假期間，一張上面寫著提示語，提醒個案在旅途中按時服藥的自製明信片（遵從行為工具7-14）可以協助個案避免不良的飲食行為。日曆（遵從行為工具7-15）可以用來記錄個案忘記服藥的時間。記錄一天中每一次服藥的量，能夠協助個案查出何時他們忘記服藥，如此的記錄方式或許可做為增進遵從行為的提示物。

處理缺乏承諾的各種策略

關於有著許多限制的低蛋白質飲食控制的膳食，幾乎所有的個案都無可避免地會面臨承諾降低的時期。降低的程度會與初次評估時找出的遵從行為預測物的數目有直接相關。諮商師應該注意個案呈現容易沮喪的時候，正是出現飲食控制承諾與按時服藥行為降低的時期。缺乏配偶或重要他人的支持或長時間地出現負增強時，可能使個案的承諾降低期經常出現。個案過去嘗試遵從一種飲食型態無效時，可能會經驗多次的不良低蛋白質飲食型態遵從行為時期。

第一個承諾降低的徵兆可能是如下的陳述：「我對吃藥及遵照這種嚴格的飲食控制感到有點厭煩。」讓我們假定諮商師已給予個案有關飲食控制及醫療的足夠知識與訊息，並已提供各種提醒物的設計供個案使用，對這樣的陳述之評論說明如下：

- 更多的膳食知識與訊息可能只會讓情形惡化。此時，個案並不會想要得到更多的知識與訊息。
- 沒有記住按時服藥及遵照膳食要求進食，並不是主要的問題。提供更多特別設計的提醒物可能只會使個案生氣，因為做為一個諮商師，你並沒有聽懂個案所說的含意。

在這個時候，如第二章所討論的各種溝通技巧變得很重要。諮商師可能因給予簡短而沒有碰觸到個案內在的回應如：「你只是需要避免吃肉類產品。」而與個案疏遠；或給予更正向的回應，而將一個潛在的不能遵行者挽回，且同時可增加其遵從行為。下面的對話描述了一種協助缺乏承諾者的方式：

個案：「我真的很厭倦遵照這種飲食控制方式吃飯，與接受所有的那些醫療。」

營養諮商師：「你所說的『厭倦』指的是什麼？」

個案：「我已失去了對抗的慾望。我看著那些分成許多小格放置藥丸的儲存盒時，就想起我應該服用中午降血壓的藥了，但是我根本就不想去服藥。所以我就沒吃。而我已開始吃晚上的第二份肉了。」

營養諮商師：「當我們開始時，你是那麼信誓旦旦地承諾。我記得你列出了幾個你想要把它做好的理由。我這裡有你寫下的清單：(1)『我不希望我的疾病惡化。』(2)『我想要變得更好。』

(3)『我想要成功地做好它。』。」

個案：「是的，我記得。但是從那時起到現在，很多事情已經改變了。我丟了工作。我丈夫也被公司裁員。如果你的未來看來是那麼的黯淡無望時，你怎麼能再去做好它？我甚至找不到一個繼續做下去的理由。我們有這麼多的財物問題要處理，飲食控制和服藥的事早已被丟在一邊了。」

　　在許多案例中，缺乏承諾可能代表的意義是其他的生活壓力事件，這種情況與遵從一種飲食型態或藥物控制相比之下，應該被列為優先考慮。對尚不需要做血液透析的個案來說，維持遵行低蛋白質的飲食控制的優點之一是，它會直接作用在泌尿系統上，而讓其症狀較不嚴重。面臨生活事件時，若壓力因素是暫時的，可能需要短時間降低在膳食與藥物上的要求，直到生活事件趨於穩定。例如，如果一位個案正面臨要辦理離婚手續，諮商師可以協助個案辨識出個案覺得最困難的時段，並安排一種方法，在那段時間裡減低監控，或訂定一份合約（遵從行為工具7-16）。個案可以同意依照一份日曆，隔週挑選一餐監控記錄藥物與食物的攝取，並在接下來的另一週試著好好控制但不做監控。

　　有些案例，個案不能在家吃飯時，則可能會出現有幾天的飲食控制遵從行為做得很不好。再次強調，一份合約（遵從行為工具7-17）能夠避免太輕率且能增加其控制。除了遵從每公斤體重攝取0.8公克蛋白質的飲食型態外，有一段時間可能每公斤的體重可攝食0.9公克之蛋白質。這個放鬆規則的過程，能夠在危機時刻提供協助，再逐步回到原來的要求份量上——從每公斤0.9公克的蛋白質減到每公斤0.85公克而最後到每公斤0.8公克。在這段期間的合約上應該清楚地寫出規則，該放寬鬆的期間以及清楚說明放鬆的規則將會如何改變。合約應該寫得非常清楚，規則只有在個案無法繼續遵守飲食控制且已逐漸恢復時才予以放鬆。諮商師應該強調最終的目標是能夠隨時完全遵照飲食的控制。

在某些特定時刻，建設性的面質可能是必要的：

營養諮商師：「我很高興在過去的幾週中與你一起處理你的問題，我真的覺得你在不斷地進步。（個人的與關係的陳述）當我檢視你數週來的尿液尿素氮值（urine urea nitrogen levels）時，檢查報告證明了你沒有遵照低蛋白質飲食控制。你的飲食記錄也顯示出你增加了蛋白質的攝取。」（描述行為）

個案：「我真的想做好，但是在工作休息的時間，我就是特別無法忍受誘惑。」

營養諮商師：「我感到有些困惑的是你自己說你想要做好，但是你在休息時間的行為又顯示出你實際做的正好相反。這裡似乎傳達出兩個訊息。（描述感覺及對個案實際情境的解釋）你瞭解我的意思嗎？」

個案：「是的。」（瞭解的反應）

營養諮商師：「你對我所說的感覺是什麼？」（知覺檢核）

個案：「我傳達了一個多重混雜的訊息。你說得對，但是我實在很難向我的朋友說『不』。」

營養諮商師：「你似乎覺得很困擾。你希望遵照飲食控制的指示進食，但是朋友們在休息時間的熱情邀請，迫使你吃下比你想要吃的還要多的蛋白質。（詮釋的反應）我們能否一起找出解決的方法？」（建設性的反饋）或「注意一下你現在所做的。你開始時吃90公克的蛋白質，而現在你降到45公克。」（這是對這個退回到思考期的人之建設性的反饋。記住在這個時候並未給予建議。）

　　對從配偶或重要他人處很少得到支持而又處在行動階段（想要改變）的個案來說，有一些替代方案會很有價值。其一是找出另一個支持的人——一個朋友、子女、姊妹、兄弟、表兄弟姊妹，或是某個正進行類似飲食控制而且做得很好的人。第二個選擇是去訓練配偶給予正向的增強。例如，諮商師可以在一次夫妻都出席的諮商面談中，提供許多正增強的例子。第三個替代方法是去協助個案做自我增強。諮商師可以要求個案記錄他們吃東西時的想法，並協助個案在下一次的諮商面談中，將負面的想法轉變成正面的想法。

　　例如，一位個案可能會說：「我已經吃了農舍乳酪（cottage cheese，一種白色、口味較清淡的軟質溼乳酪），我知道這樣吃會增加我的蛋白質攝取量，且遠超過我的建議攝取量。我可能會放棄控制了。」對此情境較正向的處理方法是說：「我這一餐吃下了較多量的蛋白質，但是今天的晚餐我可以藉由吃生菜沙拉、烤低蛋白質麵包加美乃滋、七喜汽水、低蛋白質果凍與兩片低蛋白質小甜餅，以降低我吃的蛋白質的量。我不需要為了一餐沒照規定吃，而就從此不管我該攝取的蛋白質容許量隨意亂吃。」遵從行為工具7-18是一個同時記錄正面與負面兩種獨白的記錄表。

　　總之，新的飲食型態遵從行為及輔助藥物的主要問題，牽涉到有關蛋白質含量的各種食物，以及將這方面知識應用在特別的情境下之意義。各種提醒物的設計對服藥及遵從低蛋白質飲食型態的事件，可以有所幫助。最困難的問題牽涉到缺乏承諾的意願，這可以藉由自我監控、簽合約、增強及正向思考等策略來處理。

◆第七章回顧◆

（答案在附錄H）

1.列出四個當遵從一種修正蛋白質攝取量的飲食型態時，與不適當的飲食行為相關的因素。

a._____

b._____

c._____

d._____

2.找出五種在攝食基準線（baseline intake）應該列出的營養素。

a._____

b._____

c._____

d._____

e._____

3.列出四種策略以治療與修正蛋白質型態有關的不當飲食行為。

a._____

b._____

c._____

d._____

4.下面是一個用來協助將剛才所討論的概念加以應用的練習。

約翰是一個三十一歲的牧師，他除了偶爾的社交聚會外，三餐都在家吃。他的問題是他的太太很不願意協助他修正他的飲食型態，因為她覺得這樣做有太多的限制。解釋你將會如何做，及為何會如此做，以改變太太對飲食控制的感覺。（不要假定重要他人的行為會改變。）

_____

_____

_____

_____

_____

_____

_____

註釋

1. S. Klahr et al., "Role of Dietary Factors in the Progression of Chronic Renal Disease," *Kidney International* 24 (1983): 579–587.

2. B.M. Brenner, "Hemodynamically Mediated Glomerular Injury and the Progressive Nature of Kidney Disease," *Kidney International* 23 (1983): 647–655.

3. W.F. Keane et al., "Angiotensin Converting Enzyme Inhibitors and Progressive Renal Insufficiency: Current Experience and Future Directions," *Annals of Internal Medicine* 111 (1989): 503–516.

4. W.E. Mitch et al., "The Effect of a Keto Acid-Amino Acid Supplement to a Restricted Diet on the Progression of Chronic Renal Failure," *New England Journal of Medicine* 311 (1984): 623–629.

5. J.B. Rosman et al., "Prospective Randomized Trial of Early Dietary Protein Restriction in Chronic Renal Failure," *Lancet* 2 (1984): 1291–1296.

6. L.G. Hunsicker, "Studies of Therapy of Progressive Renal Failure in Humans," *Seminars in Nephrology* 9 (1989): 380–394.

7. B.U. Ihle et al., "The Effect of Protein Restriction on the Progression of Renal Insufficiency," *New England Journal of Medicine* 321 (1989): 1773–1777.

8. A.S. Levey et al., "Assessing the Progression of Renal Disease in Clinical Studies: Effects of Duration of Follow-Up and Regression to the Mean: Modification of Diet in Renal Disease (MDRD) Study Group," *Journal of the American Society of Nephrology* 1 (1991): 1087–1094.

9. D. Fouque et al., "Controlled Low Protein Diets in Chronic Renal Insufficiency: Meta-Analysis," *British Medical Journal* 304 (1992): 216–220.

10. M. Walser et al., "A Crossover Comparison of Progression of Chronic Renal Failure: Ketoacids versus Amino Acids," *Kidney International* 43 (1993): 933–939.

11. Mitch et al., "The Effect of a Keto Acid-Amino Acid Supplement."

12. Walser et al., "A Crossover Comparison of Progression of Chronic Renal Failure."

13. L.S. Ibels et al., "Preservation of Function in Experimental Renal Disease by Dietary Phosphate Restriction," *New England Journal of Medicine* 298 (1978): 122–126.

14. B.M. Brenner et al., "Dietary Protein Intake and the Progressive Nature of Kidney Disease," *New England Journal of Medicine* 307 (1982): 652–659.

15. T.H. Hostetter et al., "Hyperfiltration in Remnant Nephrons: A Potentially Adverse Response to Renal Ablation," *American Journal of Physiology* 241 (1981): F83–F93.

16. J.L. Olson et al., "Altered Glomerular Permeability and Progressive Sclerosis Following Ablation of Renal Mass," *Kidney International* 22 (1982): 112–126.

17. "The Fifth Report of the Joint National Committee on Detection, Evaluation, and Treatment of High Blood Pressure," *Archives of Internal Medicine* 153 (1993):154–183.

18. S. Klahr, "The Modification of Diet in Renal Disease Study," *New England Journal of Medicine* 320 (1989): 864–866.

19. G.J. Beck et al., "Design and Statistical Issues of the Modification of Diet in Renal Disease Trial: The Modification of Diet in Renal Disease Study Group," *Controlled Clinical Trials* 12 (1991): 566–586.

20. "The Modification of Diet in Renal Disease Study: Design, Methods, and Results from the Feasibility Study," *American Journal of Kidney Disease* 20 (1992): 18–33.

21. S. Klahr et al., "The Effects of Dietary Protein Restriction and Blood-Pressure Control on the Progression of Chronic Renal Disease," *New England Journal of Medicine* 330 (1994): 877–884.

22. American Diabetes Association, "Nutrition Recommendations and Principles for People with Diabetes Mellitus," *Diabetes Care* 17 (1994): 519–522.

23. Renal Dietitians Dietetic Practice Group of the American Dietetic Association, *National Renal Diet: Professional Guide* (The American Dietetic Association, Chicago, IL, 1993), 6.

24. G.L. Bilbrey et al., "Hyperglucagonemia of Renal Failure," *Journal of Clinical Investigation* 53 (1974): 841–847.

25. R.A. DeFronzo and A. Alvestrand, "Glucose Intolerance in Uremia: Site and Mechanism," *American Journal of Clinical Nutrition* 33 (1980): 1438–1445.

26. C. Giordano et al., "Urea Index and Nitrogen Balance in Uremic Patients on Minimal Nitrogen Intakes," *Clinical Nephrology* 3 (1975): 168–171.

27. World Health Organization, *Energy and Protein Requirements, Report of a Joint FAO/WHO/UNU Expert Consultation,* Technical Report Series 724 (Geneva: 1985), 206.

28. J.D. Kopple, "Nutritional Therapy in Kidney Failure," *Nutrition Review* 39 (1981): 193–206.

29. J.D. Kopple et al., "Energy Expenditure in Chronic Renal Failure and Hemodialysis Patients" (Abstract), *American Journal of Nephrology* (1983): 50A.

30. S.R. Acchiardo et al., "Does Low Protein Diet Halt the Progression of Renal Insufficiency?" *Clinical Nephrology* 25 (1986): 289–294.

31. Ibels et al., "Preservation of Function in Experimental Renal Disease by Dietary Phosphate Restriction."

32. R.C. Tomford et al., "Effect of Thyroparathyroidectomy and Parathyroidectomy on Renal Function and Nephrotic Syndrome in Rat Nephrotoxic Serum Nephritis," *Journal of Clinical Investigation* 68 (1981): 655–664.

33. M. Walser, "Nutrition in Renal Failure," *Annals of the Review of Nutrition* 3 (1983): 133–134.

34. Klahr, "The Effects of Dietary Protein Restriction and Blood Pressure Control on the Progression of Chronic Renal Disease," 879.

35. J.W. Coburn et al., "Intestinal Absorption of Calcium, Magnesium and Phosphorus in Chronic Renal Insufficiency," in *Calcium Metabolism in Renal Failure and Nephrolithiasis,* ed. D.S. David (New York: John Wiley & Sons, 1977), 77–109.

36. C.C. Marone et al., "Acidosis and Renal Calcium Excretion in Experimental Chronic Renal Failure," *Nephron* 28 (1981): 294–296.

37. Coburn, "Intestinal Absorption of Calcium, Magnesium and Phosphorus in Chronic Renal Insufficiency," 402.

38. G.T. Wollam et al., "Diuretic Potency of Combined Hydrochlorothiazide and Furosemide Therapy in Patients with Azotemia," *American Journal of Medicine* 72 (1982): 929–938.

39. F.R. Smith and D.S. Goodman, "The Effects of Disease in Liver, Thyroid and Kidneys on Transport of Vitamin A in Human Plasma," *Journal of Clinical Investigation* 50 (1971): 2426–2436.

40. S. Mahajan et al., "Zinc Metabolism and Taste Acuity in Renal Transplant Recipients," (Abstract), *Clinical Research* 30 (1982): 246A.

41. L.G. Snetselaar et al., "Protein Calculation from Food Diaries of Adult Humans Underestimates Values Determined Using a Biological Marker," *Journal of Nutrition* 125 (1995): 2333–2340.

42. B.P. Gillis, et al., "Nutrition Intervention Program of the Modification of Diet in Renal Disease Study: A Self-Management Approach," *Journal of the American Dietetic Association* 95 (1995): 1288–1294.

43. T. Coyne et al., "Dietary Satisfaction Correlated with Adherence in the Modification of Diet in Renal Disease Study," *Journal of the American Dietetic Association* 95 (1995): 1301–1306.

44. N.C. Milas et al., "Factors Associated with Adherence to the Dietary Protein Intervention in the Modification of Diet in Renal Disease Study," *Journal of the American Dietetic Association* 95 (1995): 1295–1300.

45. T.A. Dolecek et al., "Registered Dietitian Time Requirements in the Modification of Diet in Renal Disease Study," *Journal of the American Dietetic Association* 95 (1995): 1307–1312.

46. Milas, "Factors Associated with Adherence to the Dietary Protein Intervention in the Modification of Diet in Renal Disease Study," 1296.

47. Gillis, "Nutrition Intervention Program of the Modification of Diet in Renal Disease Study: A Self-Management Approach," 1288.

遵從行為工具 7-1
蛋白質控制飲食型態個案問卷（監控設計）

姓名：＿＿＿＿＿＿＿＿＿＿＿＿＿＿＿＿＿＿＿＿＿

地址：＿＿＿＿＿＿＿＿＿＿＿＿＿＿＿＿＿＿＿＿＿

性別：男＿＿＿＿ 女＿＿＿＿

生日：＿＿＿＿＿＿＿＿＿＿＿＿＿＿＿＿＿＿＿＿＿

家中電話：＿＿＿＿＿＿＿＿＿＿＿＿＿＿＿＿＿＿＿

辦公室電話：＿＿＿＿＿＿＿＿＿＿＿＿＿＿＿＿＿＿

家庭醫師姓名：＿＿＿＿＿＿＿＿＿＿＿＿＿＿＿＿＿

身體測量：＿＿＿＿＿＿＿＿＿＿＿＿＿＿＿＿＿＿＿

　手肘寬度＿＿＿

　骨架大小＿＿＿

　標準體重＿＿＿（使用美國大都會人壽保險公司換算表）

體重史

1.你現在的體重＿＿＿＿＿＿ 身高＿＿＿＿＿＿

2.描述你現在的體重（勾選其一）。

　＿＿＿ 超重很多

　＿＿＿ 超重一點點

　＿＿＿ 接近標準

　＿＿＿ 標準

　＿＿＿ 有一點過輕

3.你不滿意你目前體重下的外表嗎？（勾選其一）

_____ 完全滿意

_____ 滿意

_____ 沒特別感覺

_____ 不滿意

_____ 非常不滿意

4.你從事何種體能活動，多久做一次？

體能活動	頻率
（例如游泳、慢跑與跳舞）	（每天、每週、每月）

_____

_____

_____

_____

過去飲食行為

（如果你從來沒有遵行過特別的飲食行為，直接跳至問題12。）

5.你是否在過去曾遵行過低蛋白質（low-protein）膳食？_____ 如果答案為「是」，你每天攝取的蛋白質公克數為何？_____ 你何時開始這種飲食控制？_____ 你是否目前還在遵照飲食控制？_____

6.你會如何描述你遵照飲食控制的能力？（勾選其一）

_____ 非常好

_____ 很好

_____ 普通

_____ 非常差

7.下列這些人在你嘗試遵行低蛋白質（low-protein）膳食時，過去或現在的態度為何？（在適當的空格劃X）

	負向 （他們不允許或憤慨）	冷淡 （不在乎或不幫忙）	正向 （他們鼓勵我及瞭解）
丈夫			
妻子			
孩子			
父母			
老闆			
朋友			

8.他們過去或現在的態度，是否影響你遵行低蛋白質（low-protein）膳食的能力？＿＿＿ 如果答案為「是」，請加以描述於下：＿＿＿＿＿＿

＿＿＿＿＿＿＿＿＿＿＿＿＿＿＿＿＿＿＿＿＿＿＿＿＿＿

＿＿＿＿＿＿＿＿＿＿＿＿＿＿＿＿＿＿＿＿＿＿＿＿＿＿

＿＿＿＿＿＿＿＿＿＿＿＿＿＿＿＿＿＿＿＿＿＿＿＿＿＿

＿＿＿＿＿＿＿＿＿＿＿＿＿＿＿＿＿＿＿＿＿＿＿＿＿＿

9.你是否在過去遵照過其他的飲食控制，或者你現在正在遵行哪些飲食控制？（儘量勾選符合的項目）

＿＿＿ 高卡路里　　　　　＿＿＿糖尿病

＿＿＿ 低膽固醇、低脂　　＿＿＿低鉀

＿＿＿ 低卡路里　　　　　＿＿＿高鉀

＿＿＿ 低鹽　　　　　　　＿＿＿低磷

＿＿＿ 其他

10.你曾經或現在正使用什麼樣的特別產品？

＿＿＿ 低蛋白質產品

＿＿＿ 低鹽產品

＿＿＿ 無糖產品

＿＿＿ 其他＿＿＿＿＿＿＿＿＿＿＿＿＿＿＿＿＿＿＿＿

11.你是否曾經在**遵**行特別飲食控制時或結束後，有下列的情緒改
變？指出在下列檢核表中任何情緒的改變。

情緒	一點也不	有一點	中度	許多	強烈的
A.沮喪、傷心、低落、 　不快樂、**憂鬱**					
B.焦慮、緊張、焦躁 　不安、隨時都焦慮					
C.身體虛弱					
D.興奮或快樂					
E.易惱怒、困擾或生氣					
F.疲乏、精疲力竭、 　隨時都會疲倦					
G.缺乏自信					

疾病史

12.你最近的一次身體檢查日期？

13.你除了腎臟疾病外，目前還有哪些其他疾病？

14.你固定的**醫療**或服用的藥物是什麼？

_____

_____

_____

_____

15.列出任何你會過敏的的醫療、藥物或食物：

_____

_____

_____

16. 列出任何的住院或手術記錄。標明你在每次住院時的年齡。

年齡 住院原因

_____ _____

_____ _____

_____ _____

_____ _____

17. 列出任何你曾罹患而未被要求住院的嚴重疾病。標明你在生病時的年齡。

年齡 病名

_____ _____

_____ _____

_____ _____

_____ _____

18. 你通常一星期喝多少酒？_____盎司

19. 列出任何你曾經接受或現在正在進行的精神疾病的診療、個別諮商、或婚姻諮商。

年齡 接觸原因及治療型態

_____ _____

_____ _____

_____ _____

_____ _____

20. 列出任何你現在經歷的復發症狀，如嘔吐、腹瀉、便秘、感覺虛弱等等。

_____

_____

_____

_____

_____

社交史

21.圈選你去年就讀的學校年級：

　1 2 3 4 5 6 7 8　　9 10 11 12　　1 2 3 4　　MA/MS　　PhD/MD
　　　　小學　　　　　高中　　　　　大學

22.描述你的職業：_____

_____

_____

　（如果你自營工作，請跳到第24題。）

23.你爲目前的雇主工作多久了？_____

24.目前婚姻狀況（勾選其一）：

　　___單身　　___寡居

　　___訂婚　　___分居

　　___已婚　　___離婚

25.描述你的配偶職業：_____

_____

_____

26.你現在與誰同住？

_____

_____

_____

家庭史

27. 你父親是否健在？是 ＿＿＿　　否 ＿＿＿

你父親現在的年齡，或是他死亡的年齡與死因：＿＿＿＿＿＿＿＿

＿＿＿＿＿＿＿＿＿＿＿＿＿＿＿＿＿＿＿＿＿＿＿＿＿＿＿＿＿＿＿＿

28. 你母親是否健在？是 ＿＿＿　　否 ＿＿＿

你母親現在的年齡，或是他死亡的年齡與死因：＿＿＿＿＿＿＿＿

＿＿＿＿＿＿＿＿＿＿＿＿＿＿＿＿＿＿＿＿＿＿＿＿＿＿＿＿＿＿＿＿

29. 請你加列任何你覺得可能與你飲食控制成功的相關資訊。其中包括你與家人和朋友間的互動，而這些互動可能會妨礙你遵從低蛋白質飲食之能力。還有額外的家庭或社交史，而你覺得這可能幫助我們瞭解，你會在遵從低蛋白質膳食時碰到的問題。

＿＿＿＿＿＿＿＿＿＿＿＿＿＿＿＿＿＿＿＿＿＿＿＿＿＿＿＿＿＿＿＿

＿＿＿＿＿＿＿＿＿＿＿＿＿＿＿＿＿＿＿＿＿＿＿＿＿＿＿＿＿＿＿＿

＿＿＿＿＿＿＿＿＿＿＿＿＿＿＿＿＿＿＿＿＿＿＿＿＿＿＿＿＿＿＿＿

＿＿＿＿＿＿＿＿＿＿＿＿＿＿＿＿＿＿＿＿＿＿＿＿＿＿＿＿＿＿＿＿

遵從行為工具 7-2
每日含蛋白質食物記錄表（監控設計）

時間	含蛋白質食物	食物量	來源

遵從行為工具 7-3
遵從度之計算（監控設計）

上次面談日期 _____

上次面談編號 _____

開始計算下次面談遵從度於　　　　　　　日期

_____

（早上、下午或睡前劑量）

自從上次面談後已有多少日？ _____

每日指定**藥方藥丸量**_____

    a.自上次面談之後配給的藥丸 _____

    b.這次面談當事人所帶來的藥量 _____

    c.遺留在家或是意外毀壞掉的_____

    d.沒有服用（b＋c）_____

    e.自上次面談之後患者服用次數（a－d）_____

    f.應該服用次數 _____

    g.對所有數量的遵從百分比（a/f×100）_____

    h.錯過服藥的天數（f－e）／藥丸數量 _____

自從上次面談後，您停止服藥的原因是什麼？_____

_____

自從上次面談後，您改變劑量的原因是什麼？_____

_____

遵從行為工具 7-4

遵從度百分率記錄表（監控設計）

使用藥物：_____

劑量：_____

日期	遵從度百分比

遵從行為工具 7-5

蛋白質攝取量之曲線圖（監控設計）

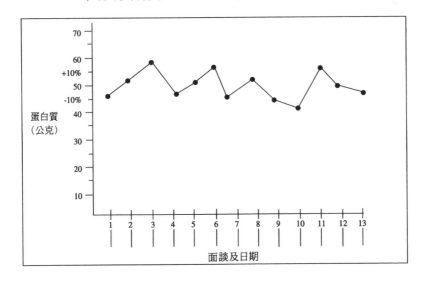

遵從行為工具 7-6

實驗數值（監控設計）

	正常數值						
姓名：＿＿＿＿＿＿＿＿＿＿＿＿＿＿							
醫院號碼：＿＿＿＿＿＿＿＿＿＿							
診斷：＿＿＿＿＿＿＿＿＿＿＿＿							
談話：＿＿＿＿＿＿＿＿							
日期：＿＿＿＿＿＿＿							
血清數值							
蛋白質總量							
白蛋白							
運鐵蛋白							
尿氮表象							
肌酸酐							
鈉							
鉀							
氯							
重碳酸鹽							
鈣							
磷							
鎂							
鐵							
葡萄糖							
白血球							
血紅素							
血球容積							
尿液數值							
蛋白質							
肌酸酐							
磷							
pH							
葡萄糖							

遵從行為工具 7-7

病人基礎飲食及一日菜單（知識性設計）

我的飲食一天應該包括＿＿＿克蛋白質

含有所有必需胺基酸的食物：

肉類	魚類	牛奶
家禽	蛋	乳酪

缺少一種或多種必需胺基酸的食物：

麵包	水果	穀類
蔬菜	動物膠質	乳酪

必需胺基酸為：

組胺酸	酥胺酸
異白胺酸	色胺酸
白胺酸	纈胺酸
離胺酸	

計劃一天含有蛋白質食物的菜單。

早餐	午餐	晚餐	點心餐

遵從行為工具 7-8

您的低脂飲食型態食物代換之練習（知識性設計）

請寫出下表內食物的蛋白質及它的代換量。

食物	蛋白質量	磷量	代換量*
¼杯小麥			
½杯冰淇淋			
8盎司葡萄汁			
1盎司硬糖			
4片脆薄餅乾			
⅛的7"蘋果派			
¾杯蘋果醬			
¼杯洋芋泥			
28公克烤瘦牛肉			
28公克瘦火腿			
56公克法蘭克福香腸			
28公克切達乾酪			
¼杯優酪乳			

＊如果代換量是不必要的，那麼只有蛋白質是重要的。

遵從行為工具 7-9
修正您的低蛋白質飲食食譜（知識性設計）

食譜標題：＿＿＿＿＿＿＿＿＿＿＿＿＿＿＿＿＿＿＿＿

成份	數量	蛋白質克數	磷毫克數	熱量

蛋白質總量 ＿＿＿＿＿＿＿公克

動物性蛋白質 ＿＿＿＿＿＿＿公克

磷總量 ＿＿＿＿＿＿＿毫克

熱量 ＿＿＿＿＿＿＿

代換量 ＿＿＿＿＿＿＿＿＿＿＿＿＿＿＿＿＿＿＿

＿＿＿＿＿＿＿＿＿＿＿＿＿＿＿＿＿＿＿＿＿＿＿＿

＿＿＿＿＿＿＿＿＿＿＿＿＿＿＿＿＿＿＿＿＿＿＿＿

遵從行為工具 7-10

節日飲食（知識性設計）

耶誕節好吃的食物、糖果

可以放心吃的東西	謹慎吃的東西	不可以吃的東西
拐杖糖Candy Canes	生的蔬菜：	酸奶油沾醬
棒棒糖Lollipops	紅蘿蔔條（不超過4條，每條3英吋）	各式巧克力糖
Prim Rose牌Cut Rock	芹菜條（不超過4條，每條3英吋）	棒狀巧克力
Prim Rose牌Mint Filled Straws	青花椰菜（不超過1小束）	肉類與起司開胃冷盤點心
Brachs牌節日薄荷糖	櫻桃番茄（不超過小型1個）	各式核果
Brachs牌耶誕薄荷糖	櫻桃蘿蔔（不超過小型5個）	花生酥
Brachs牌耶誕豆形軟糖	洋菇櫻桃番茄（不超過兩湯匙）	起司抹醬
Brachs牌肉桂聖誕老公公糖		冰淇淋
Brachs牌星光薄荷糖	水果：	酥脆小點心：鹹脆圈、爆米花、烤脆的麵包片、細棍狀脆麵包、洋芋片（超過$^1/_4$杯）、起司捲、玉米脆片
Brachs牌耶誕花環與耶誕樹形軟糖	金橘（不超過普通大小1個）	
Brachs牌緞帶糖	蘋果（不超過大型$^1/_2$個）	
Richardson牌粉筆狀薄荷糖	小紅莓拌柳橙瓣（不超過$^1/_4$杯）	
Brachs牌可嚼水果軟糖	帶皮梨（不超過中型$^1/_2$個）	
救生圈糖串（口笛糖串）[譯者註17]	鳳梨切塊（不超過$^1/_4$杯）	
各種口味的硬水果糖	洋芋片（不超過$^1/_4$杯）	
Sweets and Treats Candy Shop牌水滴狀水果軟糖	美乃滋沾醬（不超過1湯匙）	
Sweets and Treats Candy Shop牌耶誕干貝熊	沙拉沾醬（例如低脂美乃滋）（不超過2湯匙）	
Sweets and Treats Candy Shop牌迷你果汁糖球		
Sweets and Treats Candy Shop牌冰糖		
三一冰淇淋（Baskin Robbins）水果冰棒		
Sealtest牌柳橙冰		
（汽水類）碳酸飲料		
蘋果汁、蘋果西打[譯者註18]		
小紅莓（蔓越莓）汁		
葡萄酒		
威士忌（加水稀釋飲用）		
蜜餞杏乾、櫻桃乾、佛手柑、檸檬、柳橙		

感謝Lisa Brooks與Dru Mueller提供轉載資料。

譯者註17：救生圈糖（Lifesaver，又稱口笛糖）為硬式糖果。糖果的造型仿自救生圈，形狀為扁圓形，中間有一孔，由許多顆糖果串成一長串。有薄荷及其他水果口味，每串有不同口味做各種組合，由二十四種口味糖果組合成十一種糖串。

譯者註18：蘋果西打（Apple Cider）為蘋果汁加入肉桂調味的傳統耶誕節熱飲。

遵從行為工具 7-11
生日卡（知識性設計）

〔在此插入食譜〕	生日快樂 *Linda Barry John Max Larry Amy Joe*

巧克力蛋糕

可供食用人數：12人份

一份食譜所提供份量可製作一個12英吋長、8英吋寬的蛋糕。

1杯人造奶油（margarine）	$1/4$茶匙食鹽
$1/2$杯可可	2 茶匙香草精
2杯砂糖	$3/4$杯碎核桃
4茶匙代用蛋與8湯匙的水混合均勻	1杯小型棉花糖
$1^1/2$杯已加入泡打粉的低筋麵粉	

1. 將乳瑪琳及可可粉放入一個$2^1/2$夸脫的有蓋長方形玻璃烤盤中，用強火微波兩分鐘。
2. 將砂糖拌入融化攪勻。
3. 加入蛋並將它打勻。
4. 拌入麵粉、鹽、香草與核桃。
5. 把打好的蛋糕糊，倒入一個12英吋長、8 英吋寬的長方形玻璃烤盤中。
6. 強火微波10到11分鐘；五分鐘後，將烤盤轉90度方向後繼續加熱。
7. 將蛋糕留在烤盤中，將小型棉花糖抹在仍然微熱的蛋糕上。
8. 將巧克力醬（fudge frosting）抹在蛋糕上裝飾。

巧克力醬

$1/2$杯人造奶油（ margarine）	1磅盒裝粉糖（powdered sugar）
$1/3$杯Rich's 牌的液態咖啡鮮奶油	少許鹽
2湯匙可可粉	1茶匙香草精

（續）遵從行為工具7-11

1. 將乳瑪琳、Rich's牌的液態咖啡鮮奶油及可可粉放入一個2夸脫的有蓋長方形玻璃烤盤中用強火微波兩分鐘。
2. 將糖、鹽及香草攪入。
3. 抹在微熱的蛋糕上。
注意事項：不要冷凍。

蛋白質	3.4公克	份數大小：$^1/_{12}$個蛋糕	
HBV* 蛋白質	0.3公克	份數重量：130 公克	
LBV** 蛋白質	3.1公克		
卡路里	625		
磷	104 毫克		

　*HBV＝高生物價值
**LBV＝低生物價值

遵從行為工具 7-12

配合您飲食控制的低蛋白質食物（知識性設計）

項目描述	廠商

遵從行為工具 7-13

裝藥丸的盒子（提醒物設計）

	星期一	星期二	星期三	星期四	星期五	星期六	星期日
早上 中午							
晚上 睡前							

遵從行為工具 7-14

休假的明信片（提醒物設計）

你的旅行檢核表。你是否做了下列事項？

是	否	
☐	☐	暫時停止訂報。
☐	☐	在信箱上貼上暫停送信的字條。
☐	☐	鎖緊所有門窗。
☐	☐	算好你需要服用的藥片量，並多帶一些，以免臨時增加停留的天數。
☐	☐	如果做海外旅遊的話，向醫師索取一份說明接受治療狀況的信件以備海關手續用。
☐	☐	如果開車的話，先做車子安全檢查並加滿油箱。
☐	☐	將你預定抵達地點的電話留給一位朋友。
☐	☐	確認所有預定的事項已定妥。

遵從行為工具 7-15

日曆（提醒物設計）

一個月

星期日	星期一	星期二	星期三	星期四	星期五	星期六

_____ 年 ____ 月　　　如果有任何疑問，請來電：_____

一週

姓名：_____

注意事項：_____　　謝謝您！

遵從行為工具 7-16

再建立承諾契約 I （行為設計）

　　我同意自一月二日起（一月二日到九日）一週內，將監控我的服藥狀況，減少到兩天一次。在一月中的其他三週內我將每天監控。我將在營養師提供給我的日曆上，確實記錄我每天早餐、午餐及晚餐服用的藥量。如果我成功地在該週確實記錄的話，我將讓我自己看電視、打電話給朋友或閱讀一本書。如果我在該週沒有達成當週目標（一月中的每週；一月二日起的那週除外），我將不能讓我自己從事任何上述這些活動。

　　我瞭解這種服藥監控的中斷是暫時的。只要生活回復到正常（一月二日那週以後），我將從一月十日起回到原有的例行監控。

個案＿＿＿＿＿＿＿＿＿＿＿＿＿＿＿＿＿＿＿＿＿＿＿＿＿

配偶／父母／朋友＿＿＿＿＿＿＿＿＿＿＿＿＿＿＿＿＿＿＿

營養諮商師＿＿＿＿＿＿＿＿＿＿＿＿＿＿＿＿＿＿＿＿＿＿

內科醫師＿＿＿＿＿＿＿＿＿＿＿＿＿＿＿＿＿＿＿＿＿＿＿

遵從行為工具 7-17

再建立承諾契約Ⅱ（行為設計）

　　我同意自二月三日起（二月三日到九日）一週內，遵照我的營養師提供之新膳食計畫與暫時的代換單位清單，限制我的食物攝取（每天每公斤體重攝取0.9公克蛋白質）。我每天成功地遵照這種飲食方式後，我將以閱讀一本書、逛街或去拜訪我的表（堂）哥（姊、弟、妹）。如果我一天未遵照飲食控制，我將不能讓我自己從事任何上述這些活動。

　　我瞭解這種飲食控制的改變是暫時的。從二月十日起，我將回到過渡的膳食改變型態（每天每公斤體重攝取0.85公克蛋白質）。從二月十七日起，我將再回到原來的膳食改變型態（每天每公斤體重攝取0.8公克蛋白質）。

個案 _____

配偶／父母／朋友 _____

營養諮商師 _____

內科醫師 _____

遵從行為工具 7-18
再建立承諾，獨白記錄（監控設計）

時間	所吃食物	想法

第 **8** 章

治療高血壓患者的營養諮商

◆❖◆ 本章目標 ◆❖◆

1. 確認導致鈉控制療法不當飲食行為之因素。
2. 對鈉控制飲食病人評估基礎飲食時確認重要步驟。
3. 確認策略以管理對鈉控制飲食型態不正確的飲食行為。
4. 產生策略以幫助解決因使用控制鈉飲食型態的病人所產生的問題。
5. 對進行控制鈉飲食型態的病人推薦飲食遵守工具。

✿ 營養及高血壓之理論與因素

　　高血壓聯合國委員會第五次報告（The Fifth Report of the Joint National Committee on Detection, Evaluation, and treatment of High Blood Pressure states）指出治療高血壓病人的最主要目標是預防高血壓致病率及致死率，且盡量採用最少的侵入方法來控制血壓。[1] 委員會提出生活方式修正法（lifestyle modification），包括降低體重、增加運動量及降低飲食中鈉及酒精攝取量，是治療高血壓決定性的因素。[2,3] 這些構成生活方式的因素是形成介入策略的基礎，具有預防高血壓的可能性。[4-7] 雖然它們對高血壓持續上升的致病率或致死率是否具有降低的能力尚未有決定性的結論。儘管缺乏決定性證據的事實，畢竟生活方式修正法（life style modification）提供了許多好處，至少這是使用最低成本及冒最少風險的方法。即使生活方式修正法無法適當地控制他們自己的血壓，他們可能會爲了控制狀況而減少抗高血壓藥物的次數或劑量。[8] 研究員發現生活方式修正法幫助了大部分有心血管疾病危險因子的高血壓早期病人，尤其是血脂病人及糖尿病人。[9] 聯合國委員會認爲臨床醫生應該很積極地鼓勵他們的病人接受這些生活方式修正法，聯合國委員會已將血壓值分等級如表8-1所示。

體重控制及高血壓之研究

　　受人注目的身材證實了肥胖症和高血壓之間有關係。[10-13] 許多流行病學研究顯示：在高血壓及正常血壓者中，體重及動脈血壓之間具有相關性。[14-19] 在一個小型研究中，發現小孩及青少年的體重和

表8-1　十八歲以上成人血壓分類表*

分類	收縮壓（mm Hg）	舒張壓（mm Hg）
正常**	< 130	< 85
正常偏高	130－139	85－89
高血壓***		
第1階段（輕度）	140－159	90－99
第2階段（中度）	160－179	100－109
第3階段（重度）	180－209	110－119
第4階段（非常重度）	≧210	≧120

*沒有吃抗血壓藥劑也沒有急性生病。當收縮壓及舒張壓落在不同的類別時，則採用較嚴重的類別來定義該位病人。例如，160/92 mm Hg應該歸類為第2階段，而180/120 mm Hg應該歸類為第4階段。分離收縮型高血壓（isolated systolic hypertension；ISH）是定義為收縮壓（SBP）≧ 140 mm Hg及舒張壓（DBP）< 90 mm Hg，在歸類上大致相同（例如，170/85mm Hg歸類為第2階段分離收縮型高血壓 ISH）。

**有關於心血管疾病危險最理想的收縮壓（SBP）< 120 mm Hg和舒張壓（DBP）< 80 mm Hg。然而，一般較低點讀數可以用以評估臨床上的重要含義。

***經由最初的篩選兩位或更多位就診者，根據兩個或更多讀數平均出來的數據。

注意事項：除根據平均血壓值歸類階段之外，臨床醫生詳細指明是否有標地器官疾病及外加的危險因子。例如，一位病人有糖尿病及血壓142/94 mm Hg加上左心室肥大則應該歸類為「第一階段高血壓＋標地器官疾病左心室肥大＋主要危險因子糖尿病。」這個詳細指明在危險因

資料來源：Reprinted from the National High Blood Pressure Education Program; NationalInstitutes of Health; National Heart, Lung, and Blood Institute, *The Fifth Report of the JointNational Committee on Detection, Evaluation, and Treatment of High Blood Pressure*, 1994.

血壓兩者之間亦呈現相關性。[20,21] 在成人組群中，就相對體重（relative body weight）而言，其體重會隨時間而改變，且皮下脂肪厚度（skin-fold thickness）和血壓值與隨後演變為高血壓的結果有直接關係。[22] 此外，正常血壓者轉成高血壓的風險和肥胖程度有關，許多進一步的研究亦指出體重的增加對後來是否發展成高血壓是很重要的。[23-26]

另外有證據指出軀幹或腹部脂肪沉澱對高血壓影響很大，上腹部過多脂肪與高血壓（hypertension）、異血脂症（dyslipidemia）、糖尿病（diabetes）及冠狀動脈心臟疾病（coronary heart disease）死亡率的升高皆有相關性。[27]

研究者亦提供證據指出限熱量飲食導致體重減少且降低了血壓。飢餓實驗研究顯示：收縮壓由104 mm Hg（毫米汞柱）降至93 mm Hg時，所有實驗者的血壓皆正常化，使用重複餵食之後，血壓會回升到飢餓之前的數值。[28]

研究者對高血壓者的血壓及體重相關性之研究始於1920年代，Rose發現體重減少導致血壓下降[29]，之後許多研究者亦提出報告指出體重減少導致血壓下降的相關性。[30-37]

在芝加哥的冠狀血管疾病預防評估課程中發現，減少可觀的體重和血壓下降、心跳速率以及血膽固醇有關聯性。[38] 之後，以色列的研究證實肥胖高血壓者若能降低他們目前體重過重部分的一半，即使他們仍屬肥胖，卻可將血壓降至正常值。[39] 達到理想體重（Ideal Body Weight, IBW）並不是降低血壓的決定性因素，只要減少體重的狀況維持住，則已降低之血壓亦可維持。在Dusseldorf肥胖研究計畫中的研究者發現，參與此過程的肥胖高血壓者減少體重最多可達12公斤，結果半年內沒有吃降血壓藥亦可將降低的血壓維持住。[40] 在另一個實驗中，降低血壓的實驗者其降低體重與血漿體積縮小和心臟輸出率下降具有相關性，這樣的變化和減慢心臟速率、降低血漿膽固醇（plasma cholesterol）、尿酸（uric acid）及血糖（blood glucose）皆有相關聯性。[41]

　　許多超過理想體重10%的高血壓患者，常因減少體重而降低了血壓。[42]在進行減重課程初期，就可以見到血壓下降的效果，大約減少10磅體重就會見效了。[43]

　　由這些研究可得初步的結論如下：

- 體重和血壓升高有關。
- 體重下降時，血壓亦下降。
- 體重減少時，即使血壓未下降，但是心血管疾病的發病率及致死率亦下降。體重減少而使血壓降低，則當事人的抗血壓藥劑之劑量可減少。

1994年高血壓聯合國委員會對於控制體重及高血壓發佈下列的建議：

- 所有超過他們理想體重的高血壓病人，應該一開始安置於一個具有個人特色且監控體重減少的課程，課程包含了限制飲食熱量及進行規律的身體運動量以提高熱能消耗。
- 第一階段肥胖高血壓病人，在他們使用藥物治療之前，他們應該至少嘗試三～六個月使用生活方式修正法去控制血壓及減少體重。如果藥物治療確定是需要的，病人也應該繼續減輕體重的課程。[44]

限鈉飲食與高血壓之研究

　　控制高血壓第二種非藥物治療法是限制飲食內含鈉量，流行病學觀察及臨床試驗支持了飲食鈉量及高血壓之間的關連性。一個以1萬人為調查母體的研究結果經過線性回歸分析（linear regression analysis）之後發現，一天攝食100毫莫耳（millimole）鈉量者，其鈉量值低於鈉攝取量的平均值，則收縮壓降低了2.2 mm Hg[45]，另外一個有4萬7千名參與者的研究結果發現收縮壓降低了5～10 mm Hg。[46] 再者，另一個25～55歲的研究結果顯示每日食用100毫莫耳鈉能夠降低收縮壓9 mm Hg。[47]

多元性（multiple）治療試驗指出，減少鈉攝取將會降低血壓值。在短期試驗中，對高血壓者的飲食適度限鈉，則可降低收縮壓4.9 mm Hg及降低舒張壓2.6 mm Hg。[48] 另有一群50～59歲實驗者，在持續超過5週的試驗中，每日攝取限鈉飲食50毫莫耳，則高血壓者可降低收縮壓7 mm Hg，而正常血壓者可降低5mm Hg。[49]

人們的血壓隨飲食鈉之改變而起變化[50]，非洲裔美國人的老年人及高血壓病人對飲食鈉改變更敏感。[51,52]

1994年高血壓聯合國家委員會對限鈉飲食及高血壓者提出以下建議：

- 美國平均一天消耗鈉量超過150毫莫耳，故推薦每日適度攝取鈉量低於100毫莫耳（食用鹽少於6公克或是鉀少於2.3公克）。
- 第一階段高血壓病人使用前述限鹽的狀況，則能夠控制血壓。
- 需藥物治療的病人，限制飲食鈉會降低藥物需求。[53]

酒精與高血壓之研究

降低高血壓非藥物治療的第三種方法是減少酒精消耗量。流行病學研究顯示一天酒精消耗量超過60至80克（1¹/₂至2盎司）和高血

壓有明顯相關性。[54-57] 有研究指出，每天消耗至少80g酒精的高血壓
病人（血壓大於140/90 mm Hg）進入醫院後，接受戒酒控制，結果
51.5%的病人收縮壓及舒張壓降低，只有9%維持高血壓。[58] 戒酒維
持一段時間的實驗者可維持正常血壓，而再度喝酒的人亦再度回到
之前較高的血壓值。

這些研究指出了由高血壓之立場來看戒酒是非常重要的，幾乎
所有流行病學證據皆顯示出每天不喝酒者比每天喝1至2盎司乙醇者
更可降低冠狀心臟疾病的致病率及致死率。[59,60]

1994年高血壓聯合國家委員會針對酒精及高血壓發佈下列建議：

- 高血壓者喝含酒精飲料應該要討論限制他們每天飲酒量為1盎
  司乙醇（2盎司100標準酒精度（proof）的威士忌，8盎司的
  水果酒或24盎司的啤酒）。
- 剛放棄過度飲酒的人常會發生明顯的高血壓，但是過幾天之
  後當酒精消耗量降低了，則情形會改善。[61,62]

鉀及高血壓之研究

飲食若攝取高鉀量可以保護對抗高血壓的形成[63]，缺鉀時會升
高血壓以及誘導出心室異位疾病（ventricular ectopy）。[64] 高血壓國
家聯合委員會建議如下：

- 血鉀濃度應維持正常，且由食物供鉀來源較佳。
- 使用利尿劑治療時如果發生低血鉀症則可以使用鉀鹽替代
  物、鉀補充物及省鉀的利尿劑（potassium-sparing diuretic）。
  氯化鉀鹽及省鉀的利尿劑必須小心使用以避免引起病人高血
  鉀症（hyperkalemia）。[65]

鈣及高血壓之研究

在一些流行病學研究中，飲食中的鈣與高血壓呈現負相關。缺乏鈣時會提升高血壓，而且攝取低鈣量會增強高鈉量對高血壓的影響。[66] 鈣量提高可降低一些高血壓病人的血壓值。然而，大體而言，這種影響效果很小，沒有辦法去預言哪位病人會有效。[67] 基於這些證據，並沒有基本理由去推薦為了嘗試降低血壓而攝取超過每日推薦鈣量20至30毫莫耳（800至1200毫克）。[68]

鎂及高血壓之研究

有些證據提示降低飲食鎂攝取和提高血壓有相關連性。然而，高血壓國家聯合委員會並沒有提供令人信服的數據可用以推薦提高鎂攝取量具有降血壓的效果。[69]

研究發現之總結

總括而言，三種飲食治療、體重控制，限鈉以及限酒精是幾種被公認管理高血壓最有效的方法（展示圖表8-1）。沒有足夠證據可以證明其它營養素的推薦量和高血壓之間的關係。有些研究支持推薦低熱量（low-calorie）、低鈉飲食（low-sodium）可以增加前面所提降低血壓項目的效力。下一章節會提供關於改變飲食型態之遵從性的一些研究，例如：不正確飲食行為；評估飲食行為的方法；用以處理缺乏正確知識、疏忽，以及缺乏承諾去使用為了改變高血壓而用的低鈉方式。甚至，有些體重理想但有高血壓的患者會要求只用低鈉飲食去控制使血壓正常化。關於減少體重的建議策略已在第4章討論過了。

展示圖表8-1　修正高血壓及心血管疾病危險性之生活方式

* 體重過重需減重。

* 限制酒精攝取量一天不超過1盎司（24盎司的啤酒，8盎司的水果酒，或是100標準酒精度的威士忌）。經常性的有氧運動。

* 每天鈉攝取量少於100毫莫耳（少於2.3克鈉或是少於6克氯化鉀）。

* 飲食中保持足量的鉀、鈣、鎂的攝取量。

* 禁煙及減少飲食飽和脂肪酸及膽固醇攝取量以維護心血管健康或減少脂肪攝取量亦可降低熱能攝取，這對第II型糖尿病患控制體重是很重要的。

資料來源：National High Blood Presure Education Program; National Institutes of Health; National Heart, Lung, and Blood Institute, *The Fifth Report of the Joint National Committee on Detection, Evaluation, and Treatment of High Blood Presure*, NIH Publication No.93-1088 (Bethesda, Md: March 1994), 14.

✿ 遵守飲食型態以治療高血壓之研究

Steckel及Swain發現偶發事件合約（contingency contracting）對高血壓群的體重下降是有效的。[70] 另外，高血壓飲食介入研究（Dietary Intervention Study of Hypertension）對於高血壓者做了些可行性試驗，發現減少體重介入法及鈉－鉀修正法對高血壓者可以相對獨立的[71]，此意思是若高血壓教育課程可以劃分成這些要素，那麼這些介入條件可以是個別分開的。

Kaplan及Nugent等人認為病人是否已成功降低血鈉的結果可以由監控尿中鈉值來研究。[72,73] 使用隔夜尿液取代24小時蒐集尿液的樣本，並立即用氯滴定試紙（chloride titrator strips）做分析可以簡化尿鈉量評估程序，這是監控技巧實用性上很重要的一個進步。

Hovell及其夥伴強調規律性地監控病人的行為（藥片數）及生理結果（血壓）數據是很重要的，可以避免責備病人發生不適當的治療反應。[74] 的確，如果治療不適當或不完整，當事人可能是一位很優秀的醫囑行為遵從者，卻沒有很明顯的生理改善。Evers及其夥伴認為未有充分的飲食諮商可能是造成病人不遵守飲食的主要原因。[75] Tillotson、Winston及Hall等人提出在一個研究中先讓護理人員接受其主治醫生的訓練後，這批護理人員對489名實驗者做諮商療法，這些實驗者接受了有關高血壓成因及結果的知識而且如何限制烹調及餐桌使用鹽量，同時討論高鈉食物及鈉的替代品。另外控制組有12位實驗者，家庭醫師使用平常方式治療，例如對限鹽使用提出勸告，但是沒有加強飲食諮商及提供另外的支持，引人注意的是，這二組成敗之差異歸因於缺乏營養諮商。[76-78] Evers亦指出諮商課程及家庭支持被發現是遵守飲食療法重要的成功因素。[79]

在芬蘭一個研究亦顯示出醫生和病人的醫病關係良好時會出現令人滿意的醫療結果。[80] 醫生一開始會提供口頭的資訊和寫下有關高血壓的資料，並強調遵守治療的重要性，病人亦會收到血壓持續卡，在卡上可讀到血壓數據及下次何時要記錄，病人若錯失約定則會進行新的預約。

Miller、Weinberger以及Cohen強調病人是否相信高血壓治療之益處勝於反效果是很重要的。[81] 許多病人相信藥物可以使他們感覺好些。事實上高血壓是無症狀的疾病，病人無法由藥物或飲食獲得減輕症狀。

Kerr發現在慢性病健康保健情況（例如高血壓）中，病人和保健人員之間若能夠互相分享將是呈現最理想治療結果的基礎。[82]

Schlundt等及Cohen描述行為修正課程之要素為：(1)自我控制鈉量及熱量攝取；(2)設定營養及行為目標；(3)建立問題解答；(4)技術

訓練。[83,84] 為避免病人故態復萌,應該在說明上下文時用情感的、社會的及環境的威力去衝擊個別行為。在避免故態復萌課程中應包括:(1)將高危險情況的觀念及評估先前的策略介紹於病人;(2)對病人進行技巧訓練及行為演練以增強當事人面對負面情緒人際衝突及社會壓力時,可以複製此技巧;(3)經由強調長時間的限制行為所產生的結果而增強積極性;(4)教育當事人在行為倒退時如何複製認知的及行為的方法;(5)在個人獨處環境中制定低鈉及減重飲食型態的規則;(6)教導減少高危險處境的策略,以及(7)為了使病人有效地遵守抗高血壓飲食型態,應該教導當事人去尋求及增強社會支持。Schlundt及其他人亦強調後續聯繫之重要性,至少在完成最初課程後的三～六個月,推薦個別諮商、小組會議、電話聯絡,以及規律的信件聯絡必須持續,因為這是大多數人最易故態復萌的關鍵時期。[85,86]

✤ 不適當的飲食行為

低鈉飲食對大多數當事人的確是很困難,這是營養諮商師必須處理的事,鹽幾乎是所有食物中最常被添加的調味品,改變這種飲食習慣對大多數當事人而言是一項重大的轉變。

營養諮商師常會聽到這樣的抱怨:「我真的想念家鄉的風味。」或是「所有我吃的食物都像鋸木屑。」對無意識的醃製者(那些用鹽不嚐試者)而言,他們從來沒有真正品嚐過食物原本的風味, 他們可以透過這章的建議逐漸發覺食物的天然美味。

新的食物型態限制了當事人的食物選擇權,因為大部分商品都含高量鈉,由於世界潮流是走向商業餐及其它出售前已包裝的產品,當事人使用低鈉飲食的時候只剩下很少的食物選擇機會,這種限制對舊有飲食習慣是很大的改變，當事人不但必須改變他們吃的東西而且必須習慣於一種新而陌生的食物風味。

食品工業努力去協助這種人，因而發展出不同的低鈉產品。然而，這些食物引起了批評，例如：「你是否期待我吃這個低鈉湯呢？真是可怕！」另一種抱怨是有些鹽替代品會留下苦味，不喜歡商業低鈉產品對營養諮商者構成了另一種新的問題。

✿ 飲食行為評估

對需要遵守低鈉飲食的當事人而言，一個基礎評估方法是很重要的，這種飲食法須改變許多個人經常性且無意識性的消耗食物。必須確認何時、何處、和誰以及多少鈉量被消耗掉，這對於幫助降低攝取鈉量飲食法有很大好處。展示圖表8-2可用以蒐集基本數據。

在蒐集這些資訊時，當事人要能夠自我監控鈉的攝取量。在使用此表格之前，當事人可能被要求簡單地觀察他們自己的一般行為，包括鈉量消耗（例如：品嚐醃製品之前），他們可能會瞭解哪些常用的食物含有高鈉。

在蒐集基礎數據過程中，當事人開始計算食用了多少鈉量，除了蒐集這個表格相關資料外，下列指導方針對蒐集資料亦有幫助：

• 這表格必須是易於攜帶及方便有效記錄的。
• 當事人必須非常熟悉高鈉食物，而能記錄所有發生的目標行為（指鈉攝取）。
• 當事人必須在行為產生時記錄這數據。
• 當事人必須隨時記錄──對蒐集基礎數據而言，記憶法是不能滿足需要的。

展示圖表8-2　攝取鈉資料記錄

食物	使用量		時間	地點	和誰一起
	烹調用	餐桌用			

　　在這個階段，有些行為會自動發生改變，而使營養諮商師的工作變得容易些。不幸的是，並不是所有當事人在這階段都有行為改變之回應，有些當事人在治療階段需要些引導，諮商員應該對當事人強調治療介入是在基礎數據蒐集之後而不是之前。

　　在蒐集資料過程中，當事人會經歷到自己增強了對鈉攝取之覺察力及注意力。例如，在進餐時他們對吃入的醃製品會較有意識，當事人可能由朋友及家庭那裡得到幫助。家中成員有許多方法可以很微妙地、支持地對當事人指出鈉量使用過多了。

　　當事人應該不容許記錄表變成處罰，所以諮商員必須幫忙找出增強正向功能之方法。

　　當事人將會意識到基礎數據對於證明食物類型、份量，及相關因素等的重要性——這些資料會增進他們去遵守飲食型態。基於此一觀點，他們可能會問：「我須保持基礎數據多久？」答案決定於下面的因素：

- 數據蒐集必須持續至少一週，因為鈉量攝取每一天都會發生。
- 如果最初結果和某一天的結果有很大的差別，則最好是蒐集兩週的數據。
- 數據最好是記錄夠久，以便評估每天何時鈉的消耗量最多。
- 如果當事人及諮商師覺得記錄表已呈現出鈉消耗量的真實型態及頻率，則可以停止蒐集數據了。

　　當事人可能會擔心他們何時可以達到穩定基準線（stable baseline），Watson及Tharp提供下列指導方針：

- 未超過一週很難達到穩定基準線，蒐集數據一般須進行至少1個「正常」週，並且可能延長至3～4週。
- 天與天之間若變異性太大，則需要更久時間去獲得穩定基準線。
- 當事人應被要求去確定所蒐集數據在他們典型生活型態中具有代表性。[87]

　　為幫助當事人填寫記錄表格，諮商員應問當事人下列的問題：

- 這些記錄項目是否定義得很具體明確呢？
- 鈉攝取量及相關因素是否要記錄呢？
- 在消耗食物的時候，這個表格是否一直在身邊呢？
- 該表格是否簡單而不費力或不令你害怕？
- 是否可以正向地增強保持做記錄呢？

展示圖表8-2的「鈉攝取記錄表」可以證實健康的資訊和最後的治療有相關性，以此表格為基礎的評估可用於證實高血壓的成因及找出控制血壓的策略。

✿ 各種治療策略

接下來的治療策略圍繞著三個主題——缺乏知識、易忘與缺乏承諾。

處理缺乏知識的各種策略

開始的時候，提供給希望遵照低鈉飲食的個案適當的知識是很重要的。在建議治療的策略之前，諮商師應該找出一個常見的問題來解決。從問題的陳述裡，應該能找出不適當的一般飲食型態。應該要求個案協助，以找出可能的解決方法，而諮商師應該藉由下面描述的各種策略，找出合適的策略以提供其專業協助。

量身訂做（tailoring）與階段式（staging）的策略能夠針對個案特別的需求，規劃其飲食型態。在飲食控制的要求下，不論社交場合或日常生活，飲食型態的選擇都需要行為改變。

大多數的營養諮商師會提供低鈉飲食型態上該吃與不該吃的標準清單。這些提供的清單無法做到個別化的飲食型態，以符合每一個案的需求。諮商師應該依據個案而量身制定其飲食型態。諮商師應該一開始的時候，藉由仔細研究基礎資料以修訂出適合個案的飲食型態。不只是要注意鈉的攝取量，且要注意在鈉的攝取時其他相關的因素。假如個案有一種極愛吃的高鈉（high-sodium）食物，諮商師應該討論如何吃這種食物，以符合2000毫克鈉的攝取限制，且應提醒個案其他含鈉的食物攝取可能必須停止或減少。同樣地,協調喜愛的食物之攝取量的折衷方案也應加以討論。在量身訂做飲食型態的過程中,諮商師應該指出哪些在個案飲食記錄上的食物是符合限制鈉攝取的飲食型態。個案平時常吃與特別喜歡吃的食物應該提出來討論,而諮商師應該充分解釋食物是否合宜的理由,使得個案願意完全接受、減少或完全不吃。所有各種的正向低鈉飲食型態的觀點都應該被強調。

階段式的膳食對長時間維持遵行飲食控制會很重要。對諮商師來說,他們很容易將一份含鈉量很高的食物清單交給個案,然後個案對這份他們絕不可能去遵行的膳食抱怨連連。在開始階段式的膳食過程時,有兩個簡單的規則:(1)開始的時候千萬不能要求進食的量太低;(2)進步的兩階段間絕不可以太接近。如果面談的進展太緩慢,諮商師可以往前談下一階段或是一次談好幾個階段。這種階段改變的方式讓個案覺得改變是容易的,而且他們因此成功的機率會增加。階段式的改變也能做為分析這些情境下的組成因素。

這類的方法之一是階段性地限制膳食中鈉的攝取,讓個案漸漸地去適應所設定之各種限制。一種方式是先從最容易調整為低含鈉量的一類食物開始,這樣的做法可以增強個案攝取這類食物的成功機率。基本資料可經由與個案協商後得到,並可用來做為食物清單的準備資料。

另一個策略是提供好的替代品做為食鹽的替代物——其他可做為調味的材料如辛香料、果汁等等——詳見表8-2。遵從行為工具8-1提供了準備低鈉餐的簡單指引,並留下了空格讓使用者練習應用。所有辛香料中所含的鈉平均值每茶匙均低於1毫克。香料中鈉含量最高的是乾燥巴西里(parsley,洋香菜)碎末,其中每茶匙含有大約6毫克的鈉。相較之下,1公克的食鹽含有393毫克(約400毫克)的鈉。

表8-2　可用來替代食鹽的調味辛香料參考表

辛香料	開胃菜	湯	肉類與蛋	魚和家禽肉	調味醬	蔬菜類	沙拉與沙拉醬	甜點
百味胡椒	雞尾酒肉丸	Pot au Feu	火腿排	燴牡蠣	燒烤醬	克里歐式茄子湯	農舍乳酪醬	蘋果西米露布丁
九層塔	夾起司芹菜		蔬菜燉牛肉	克里歐式蝦湯	義大利麵	燴番茄	蘇聯醬	
月桂葉	醃紅甜菜	蔬菜湯	燴羊肉	燉雞肉	Bordelaise	水煮 新收馬鈴薯	番茄汁醬	
香草芹菜子	淡味起司抹醬		Sauerbraten		燉牛肉醬	切塊高麗菜		巧克力布丁
肉桂	小紅莓果汁	水果湯	豬排	糖醋魚	南瓜奶油沾醬	炸黃心蕃薯球	燴水果沙拉	
辣椒末	魔鬼蛋	牡蠣湯	燒烤牛肉	水煮荷蘭酸辣鮭魚	Bearnaise	煮青菜	鮪魚沙拉	
芹菜鹽與籽	火腿抹醬（芹菜鹽）	奶油芹菜湯（芹菜籽）	肉捲（芹菜籽）	炸雞肉丸（芹菜鹽）	芹菜醬（芹菜籽）	白花椰菜（芹菜鹽）	高麗菜絲沙拉（芹菜籽）	
野苣	魚塊	奶油湯	煎蛋捲	炒雞肉	蔬菜湯	Francaise青豆	凱撒沙拉	
辣椒粉	雞尾酒海鮮醬	青椒湯	辣椒 con carne	Arroz con Pollo	肉汁醬	墨西哥玉米	法式辣味沙拉醬	
丁香	綜合果汁	咖哩肉湯	水煮豬舌		白葡萄酒醬	糖煮黃心蕃薯		燉梨
咖哩粉	咖哩蝦	奶油蘑菇濃湯	咖哩羊肉	咖哩蔬菜雞肉丁	東方或印度醬	奶油蔬菜	咖哩美乃滋	
蒔蘿籽	農舍乳酪	碗豆	燒烤羊排	奶油焗貝	魚或雞肉用蒔蘿沾醬	青豆與胡蘿蔔	酸奶沙拉醬	
大蒜鹽或粉	哈肉	蔬菜湯	烤羊肉	什錦海鮮蔬菜羹	奶油蒜	烘烤蛋與蕃茄馬鈴薯泥	番茄黃瓜沙拉	
薑	燒烤葡萄柚	豆子湯	燉烤牛排	烘烤雞肉	雞尾酒醬	奶油紅甜菜	薑汁梨 加鮮奶油	燉水果乾

(續) 表8-2 可用來替代代食鹽的調味辛香料參考表

辛香料	開胃菜	湯	肉類與蛋	魚和家禽肉	調味醬	蔬菜類	沙拉與沙拉醬	甜點
豆蔻皮	法式 Lorraine	小砂鍋	燉犢牛肉丁	燉魚肉	路易斯安那	鹹豬肉豆子煮玉米	水果沙拉	蛋奶布丁
薄荷香草	綜合果汁杯	洋蔥湯	烘烤羊肉	鮭魚捲	褐色醬	茄子	綜合青菜沙拉	
薄荷 芥末粉	綜合水果杯 火腿抹醬	撒在豌豆龍蝦濃湯上	烤犢牛肉 Virginia火腿	魚肉冷盤 芥末蟹	羊肉 魚肉沾醬	青豆 烤豆子	農舍起司沙拉 雞蛋蛋沙拉	希臘 Ambrosia 薑餅
豆蔻 洋蔥粉、鹽、片、丁	切丁牡蠣 酪梨抹醬（粉）	奶油DuBarry 清燉肉（片）	漢堡牛肉餅 肉捲（丁）	南方式炸雞 炸蝦（粉）	蘑菇醬 番茄醬（粉）	燒紅蘿蔔 番茄（粉）	甜沙拉醬 冷盤魚肉醬汁（丁）	撒在香草水淇淋
奧勒岡	起司抹醬	牛肉湯	瑞士牛排	清燉肉湯	義大利麵	煮洋蔥	海鮮	
紅辣椒	奶油焗海鮮	奶油濃湯	匈牙利燉牛肉	烤雞	紅椒奶油醬	烤馬鈴薯	高麗菜絲沙拉	
乾巴西里片	炸起司球	奶油蘆筍湯	愛爾蘭燉牛肉	水煮鯖魚	Chasseur	薯條	綜合青菜沙拉	
迷迭香	芥末蛋	仿羹（小牛頭）湯	羊肉捲	香辣雞	起司醬	炒蘑菇	冷肉沙拉	
鼠尾草	起司抹醬	清燉肉湯	烤牛肉冷盤	烤禽肉填塞料	沾鴨肉醬	甘藍球芽	法式香料沙拉醬	
香薄荷	肝醬	義大利扁豆湯	炒蛋	雞肉捲	魚	紅甜菜	紅腰豆沙拉	
香艾草	蘑菇冷盤	響豆湯	醃羊肉或牛肉	龍蝦	綠沾醬	奶油青花椰菜	雞肉沙拉	
百里香	朝鮮薊	蛤肉奶油（巧達）濃湯	放少許在燉肉丁裡	烤禽肉填塞料	Bordelaise	放少許在炒蘑菇裡	番茄肉汁沾醬	

資料來源：經美國調味料貿易協會同意翻印自《如何維持低熱量、低鈉鹽攝取飲食》（How To Stay on a Low-Calorie, Low-Sodium Diet），1980年。

　　應該強調仔細閱讀標籤的重要性，因爲有些調味辛香料在製造時就已和食鹽混合製成調味鹽了。任何一位進食低鈉膳食的人應該避免使用混合香料與食鹽的產品。表8-3列出了沒有摻加食鹽的香料產品的鈉含量。遵從行爲工具8-2提供了食物中天然鈉預估的含量。

表 8-3　調味辛香料的鈉含量

調味辛香料	毫克／茶匙	調味辛香料	毫克／茶匙
百味胡椒（金香、多香果）	1.4	豆蔻	0.2
九層塔葉	0.4	洋蔥粉	0.8
月桂葉	0.3	奧勒岡	0.3
葛縷子（香旱芹菜籽）	0.4	（匈牙利）紅椒粉	0.4
小豆蔻籽	0.2	乾巴西里片	5.9
芹菜籽	4.1	黑胡椒	0.2
肉桂	0.2	辣椒	0.2
丁香	4.2	紅胡椒	0.2
芫荽（香菜）籽	0.3	白胡椒	0.2
小茴香籽	2.6	罌粟籽	0.2
咖哩粉	1.0	迷迭香葉	0.5
蒔蘿籽	0.2	鼠尾草	0.1
茴香籽	1.9	香薄荷	0.3
大蒜粉	0.1	芝麻	0.6
薑	0.5	香艾草	1.0
豆蔻皮	1.3	百里香	1.2
牛膝草（牛至）	1.3	薑黃（鬱金根）粉	0.2
芥末粉	0.1		

資料來源：經美國調味料貿易協會同意翻印自《如何維持低熱量、低鈉鹽攝取飲食》（*How To Stay on a Low-Calorie, Low-Sodium Diet*），1980年。

處理易忘的各種策略

　　日曆可用來做為服用降血壓藥物的提醒物。對必須服藥的個案來說，忘記服藥會導致血壓的上升。遵從行為工具7-16提供了一個用日曆做為當個案發現服藥最困難的時候，如何每天檢核或一天中固定時間檢核的方法。這份日曆也可用來當做提醒物的設計來提醒個案服藥。

　　遵從行為工具8-3是一個監控設計，它可在當個案攝取高鈉餐時加以記錄。如果午餐被找出來是最困難的一餐，在午餐時攝取鈉含量高時劃一個X做為記號，讓諮商師與個案知道在哪幾天個案需要特別的協助，以改變其飲食習慣。日曆可用來幫助提醒個案：「我必須注意每週一的午餐」。藉由事先規劃，個案可以避免又回到舊有的高鈉飲食習慣。

缺乏承諾的各種策略

　　這些模式的奉行者常常會回復到舊有的習慣。他們厭倦於總是只能選擇吃低鈉餐，因而決定「少活一點」。在某些案例中，這種缺乏承諾是短暫的，且可能會在一兩天後就結束。事實上，一個能將不注意飲食狀態控制在兩天內的個案，應該是被稱許的。而其他的個案可能對回復到適當的飲食習慣會有問題，這些人需要協助以重新做承諾。

　　在遵行低鈉飲食型態後，一個常見的經驗是高原期。經過數週後，個案有了極佳的進步；然後，突然地，他們停止下來——他們進入到思考期。經由前面所有的步驟向前移動似乎非常地容易，但是現在進入到一個新的步驟——像前面所有的步驟一樣大小——似乎非常困難。催化由思考期進入到行動期的第一步驟是將個案的進步呈現給個案看。「瞧瞧你這份鈉攝取的座標圖。看看你已有了這麼大的進步。」如果有行動的可能性，以小小的步驟逐次做改變，並對個案的改變提供持續的增強。最簡單而又能達成持續的進步是將困難的步驟再分段執行。如果這樣做沒有幫助的話，諮商師應該嘗試提高增強。

許多個案向諮商師透露他們因為欺騙而感到有罪惡感——即使他們沒有達到一個特定的步驟，他們也得到增強物。對這樣的案例，諮商師應該重新設計各階段應達成的目標，如此個案才能在他們能達成的標準上被增強。

有些個案會抱怨說他們正在喪失繼續遵從低鈉飲食的意志力。他們可能會以兩種方式感受到這種經驗：(1)如果他們不能開始做，則可能是諮商師和個案所設定之開始的第一步尚不夠低，以致於個案無法達成（這種情形可以藉由降到較低的步驟來解決）；(2)如果他們已經開始做了，但是卻堅持他們沒有見到進步，設定較小的改變步驟可能是必須的。

在飲食行為的改變上，諮商師必須與個案一起回顧以檢視引發的事件（antecedent）—行為（behavior）—結果（consequence）的順序。諮商師藉由詢問個案思考下述與進食行為的發生有關的問題，以開始去確認引發的事件（造成行為的事件）：

- 所處的是什麼樣的物質環境？（例如，個案四周是否放了許多食物的大型桌子？）
- 是什麼樣的社交情境？
- 其他人的行為如何？
- 你是如何思考或告訴自己的？[84]

應該要求個案去蒐集這些引發事件的資料。

有一種改變飲食行為的技巧是在吃掉想吃的食物前（例如高鈉的起司）延長事件間連結的長度。在進食前藉由暫時停止而使得立即進食得到的滿足因而延緩，行為最終或許根本就不會發生了。這樣做也可能藉由辨識出早期的的關連而打斷了它的連結；在此時中斷或延長暫停的時間，或許可以預防不適當的行為發生。這些事件也可能糾結在一起，因而導致最終的行為從未達成。

社交的場合會帶來特別的問題。個案可以藉由蒐集哪些類的增強物引導他們在社交聚會中進食高鈉食物的資料，去學習在這樣的情境下如何去因應。維持一個不被期待的飲食行為的增強物，也可以用來增強適當的行為。例如：

個案（參加一個宴會）：「天啊！那些鹹酥脆片看來多好吃啊！但是我知道我不可以吃這些食物。哦！在這裡有一些新鮮的蔬菜。它們看起來不錯，也適合我吃。吃完了這些蔬菜後，我覺得非常好。而我也沒有自我欺騙吃不該吃的食物。」

一份正向增強物的清單可以協助個案維持一種低鈉飲食。Watson與Tharp提供了在製作一份正向增強物的清單時，可以詢問個案的一系列問題如下：

1.你喜歡吃哪些類的低鈉食物？
2.你主要的興趣是什麼？
3.你有哪些嗜好？
4.你喜歡和哪些人在一起？
5.你和這些人在一起的時候都喜歡做些什麼？
6.你有哪些休閒娛樂？
7.你如何放鬆自己？

　8.你如何完全遠離它？

　9.什麼使你覺得愉快？

10.你希望收到什麼令你喜愛的禮物？

11.什麼事情對你來說是很重要的？

12.如果你有額外的五塊美金，你會想買什麼東西？十元美金
　　呢？五十元美金呢？

13.哪些是你每天做的事情？

14.除了我們探討的行為外，你還經常做些什麼？

15.你最不希望失去的是什麼？

16.在你每天做的這些事情中，什麼是你最不願意放棄的？[88]

　　諮商師可以自行增加些額外的問題。必須藉由每一位個案才能
找到最適合的增強物。在挑選一樣增強物之前，諮商師應該考慮這
樣結果能達成個案多少的需求與期望。增強物對個案來說必須是容
易處理的，且必須是暫時用來引發期望從事的行為——攝取低鈉食
物。增強物應該強到足夠協助引發行為的改變。

　　另一個協助改變行為的步驟是擬定一份合約（展示圖表8-3），
而這份合約上應該註明飲食行為改變的具體步驟、在每一步驟要獲
得的各種增強物，及自我同意以獲得哪些暫時協助改變進食高鈉食
物飲食習慣的增強物。

　　理想上，一份合約應該是書面的、有簽名，並應該註明具體膳
食改變的每一步驟。這份介入計畫的每一部分都應該非常具體地列
出。一份計畫——一份書面的合約——可以在那些無可避免的脆弱
時刻協助個案。

　　增強物應該是可能做到或容易得到的。它們也應該是強而有力
的。例如，假使個案不愛買衣服的話，買衣服就不會是一種強而有

力的增強物。個案應該被告知使用「直覺」或預估的能力。諮商師在面談中自己蒐集的資料能顯示出所選擇的增強物是否足夠有力。一種期望的飲食行為，應該在個案做出來之後立即給予增強。延遲增強的時間越久，它的效果會越差。

總之，對低鈉飲食型態的治療策略包括量身訂做與階段式改變，並利用日曆做為處理易忘的一種方法。在處理缺乏承諾的部分，很重要的是做出一份自我增強的清單，使用合約及規劃逐步達成目標。

展示圖表8-3　一份低鈉膳食的合約

我同意實行下列的每一步驟，並在每一步驟達成後，提供下面列出的每一個增強物：

步驟	增強物
1.在嚐過食物口味之前不先撒鹽。	讀一本新出版的食譜。
2.慢慢地進食未加鹽的食物，以品嚐 　食物的原味。	買一條新的圍巾。
3.在食物中加一種新的調味辛香 　料，以替代食鹽。	買一雙新鞋子。

簽名：＿＿＿＿＿＿＿＿＿＿＿＿＿＿＿＿＿＿

聯合簽名（營養諮商師）：＿＿＿＿＿＿＿＿＿＿

日期：＿＿＿＿＿＿＿＿＿＿＿＿＿＿＿＿＿＿

◆第八章回顧◆
（答案在附錄H）

1.列出四個當遵從一種修正鈉攝取量的飲食型態時，與不適當的飲食行為相關的因素。

　　a._____

　　b._____

　　c._____

　　d._____

2.找出個案遵從低鈉飲食控制時，評估膳食基準線的三個重要步驟。

　　a._____
　　_____

　　b._____
　　_____

　　c._____
　　_____

3.列出四種用來治療低鈉飲食型態相關問題的策略。

　　a._____
　　_____

　　b._____
　　_____

　　c._____
　　_____

　　d._____
　　_____

4.B太太四十歲，剛被要求攝取低鈉膳食。她已蒐集了基本資料。她說她在這以前曾經試著遵從低鈉膳食，但是失敗了。她熱愛吃加了起司烹調的食物，或直接將起司切片吃。還有其他哪些有利的因素應該瞭解？依據這些事實的假設性答案，你會建議哪些策略以解決她在低鈉飲食型態的問題？解釋爲何你會使用這些策略？

_____

_____

_____

_____

_____

_____

_____

_____

_____

_____

註釋

1. National High Blood Pressure Education Program; National Institutes of Health; National Heart, Lung, and Blood Institute, *The Fifth Report of the Joint National Committee on Detection, Evaluation, and Treatment of High Blood Pressure*, NIH Publication No. 93-1088 (Bethesda, MD: March 1994), 11.

2. Treatment of Mild Hypertension Research Group, "The Treatment of Mild Hypertension Study: A Randomized, Placebo-Controlled Trial of a Nutritional-Hygenic Regimen along with Various Drug Monotherapies," *Archives of Internal Medicine* 151 (1991): 1413–1423.

3. S. Wassertheil-Smoller et al., "The Trial of Antihypertensive Interventions and Management (TAIM) Study: Adequate Weight Loss, Alone and Combined with Drug Therapy in the Treatment of Mild Hypertension," *Archives of Internal Medicine* 152 (1992): 131–136.

4. Trials of Hypertension Prevention Collaborative Research Group, "The Effects of Nonpharmacologic Interventions on Blood Pressure of Persons with High Normal Levels: Results of the Trials of Hypertension Prevention, Phase I," *Journal of the American Medical Association* 267 (1992): 1213–1220.

5. Hypertension Prevention Trial Research Group, "The Hypertension Prevention Trial: Three-Year Effects of Dietary Changes on Blood Pressure," *Archives of Internal Medicine* 150 (1990): 153–162.

6. Subcommittee on Nonpharmacologic Therapy of the 1984 Joint National Committee on Detection, Evaluation, and Treatment of High Blood Pressure, "Nonpharmacological Approaches to the Control of High Blood Pressure," *Hypertension* 8 (1986): 444–467.

7. R. Stamler et al., "Nutritional Therapy for High Blood Pressure: Final Report of a Four-Year Randomized Controlled Trial—The Hypertension Control Program," *Journal of the American Medical Association* 257 (1987): 1484–1491.

8. P. Little et al., "A Controlled Trial of a Low Sodium, Low Fat, High Fibre Diet in Treated Hypertensive Patients: Effect on Antihypertensive Drug Requirement in Clinical Practice," *Journal of Human Hypertension* 5 (1991): 175–181.

9. Working Group on Management of Patients with Hypertension and High Blood Cholesterol, "National Education Programs Working Group Report on the Management of Patients with Hypertension and High Blood Cholesterol," *Annals of Internal Medicine* 114 (1991): 224–237.

10. "Health Implications of Obesity: National Institutes of Health Consensus Development," *Annals of Internal Medicine* 103 (1985): 977–1077.

11. E.D. Frohlich et al., "The Problems of Obesity and Hypertension," *Hypertension* 5 (1983): Suppl. III-71–III-78.

12. L.B. Page et al., "Antecedents of Cardiovascular Disease of Six Solomon Island Societies," *Circulation* 49 (1974): 1132–1146.

13. B.N. Chiang et al., "Overweight and Hypertension," *Circulation* 39 (1969): 403–421.

14. I.A.M. Prior et al., "Sodium Intake and Blood Pressure in Two Polynesian Populations," *New England Journal of Medicine* 279 (1968): 515–520.

15. H.M. Whyte, "Body Build and Blood Pressure of Men in Australia and New Guinea," *Australian Journal of Experimental Biology and Medical Science* 41 (1963): 395–404.

16. G.V. Mann et al., "Cardiovascular Disease in the Masai," *Journal of Atherosclerosis Research* 4 (1964): 289–312.

17. C.R. Lowe, "Arterial Pressure, Physique and Occupation," *British Journal of Preventive and Social Medicine* 18 (1964): 115–124.

18. H.F. Epstein et al., "Prevalence of Chronic Disease and Distribution of Selected Physiological Variables in a Total Community, Tecumseh, Michigan," *American Journal of Epidemiology* 81 (1965): 307–323.

19. S. Padmavati and S. Gupta, "Blood Pressure Studies in Rural and Urban Groups in Delhi," *Circulation* 19 (1959): 395–405.

20. A.W. Voors et al., "Body Height and Body Mass as Determinants of Basal Blood Pressure in Children: The Bogalusa Heart Study," *American Journal of Epidemiology* 106 (1977): 101–108.

21. J.A. Morrison et al., "Studies of Blood Pressure in School Children (Ages 6–19) and Their Parents in an Integrated Suburban School District," *American Journal of Epidemiology* 111 (1980): 156–165.

22. W.B. Kannel et al., "Relation of Adiposity to Blood Pressure and Development of Hypertension: The Framingham Study," *Annals of Internal Medicine* 67 (1967): 48–59.

23. R.S. Paffenbarger et al., "Chronic Disease in Former College Students: VII. Characteristics in Youth Predisposing to Hypertension in Later Years," *American Journal of Epidemiology* 88 (1968): 25–32.

24. A. Oberman et al., "Trends in Systolic Blood Pressure in the Thousand Aviator Cohort over a Twenty-Four-Year Period," *Circulation* 36 (1967): 812–822.

25. A.L. Johnson et al., "Influence of Race, Sex and Weight on Blood Pressure Behavior in Young Adults," *American Journal of Cardiology* 35 (1975): 523–530.

26. S. Heyden et al., "Elevated Blood Pressure Levels in Adolescents, Evans County, GA: Seven-Year Follow-Up of 30 Patients and 30 Controls," *Journal of the American Medical Association* 209 (1969): 1683–1689.

27. J.P. Despres et al., "Regional Distribution of Body Fat, Plasma Lipoproteins, and Cardiovascular Disease," *Arteriosclerosis* 10 (1990): 497–511.

28. J. Bronzek et al., "Drastic Food Restriction," *Journal of the American Medical Association*, 137 (1948): 1569–1574.

29. R.H. Rose, "Weight Reduction and Its Remarkable Effect on High Blood Pressure," *New York Medical Journal* 115 (1922): 752–759.

30. M.F. Hovel, "The Experimental Evidence for Weight Loss Treatment of Essential Hypertension: A Critical Review," *American Journal of Public Health* 72 (1982): 359–368.

31. E. Reisin et al., "Effect of Weight Loss without Salt Restriction on the Reduction of Blood Pressure in Overweight Hypertensive Patients," *New England Journal of Medicine* 298 (1981): 1–10.

32. B. Fagerberg et al., "Blood Pressure Control during Weight Reduction in Obese Hypertensive Men: Separate Effects of Sodium and Energy Restriction," *British Medical Journal* 288 (1984): 11–14.

33. M.H. Maxwell et al., "Blood Pressure Changes in Obese Hypertensive Subjects during Rapid Weight Loss: Comparison of Restricted versus Unchanged Salt Intake," *Archives of Internal Medicine* 144 (1984): 1581–1584.

34. M.L. Tuck et al., "Reduction in Plasma Catecholamines and Blood Pressure during Weight Loss in Obese Subjects," *Acta Endocrinologica (Copenhagen)* 102 (1983): 252–257.

35. K.H. Stokholm et al., "Correlation between Initial Blood Pressure and Blood Pressure Decrease after Weight Loss," *International Journal of Obesity* 6 (1982): 307–312.

36. J. Stamler et al., "Prevention and Control of Hypertension by Nutritional-Hygienic Means," *Journal of the American Medical Association* 243 (1980): 1819–1823.

37. H.E. Eliaho et al., "Body Weight Reduction Necessary to Attain Normotension in the Overweight Hypertensive Patient," *International Journal of Obesity* (Supplement 1) (1981): 157–163.

38. J. Stamler et al., "Prevention and Control of Hypertension by Nutritional-Hygenic Means, *Journal of the American Medical Association* 243 (1980): 1819–1823.

39. Eliaho et al., "Body Weight Reduction Necessary To Attain Normotension in the Overweight Hypertensive Patient."

40. V. Jorgens et al., "Long-Term Effects of Weight Changes on Cardiovascular Risk Factors over 4.7 Years in 247 Obese Patients" (Abstract), Presented at the 4th International Congress of Obesity, New York, 1983, 68a.

41. E. Reison et al., "Cardiovascular Changes after Weight Reduction in Obesity Hypertension," *Annals of Internal Medicine* 98 (1983): 315–319.

42. H.G. Langford et al., "Effect of Drug and Diet Treatment of Mild Hypertension on Diastolic Blood Pressure," *Hypertension* 17 (1991): 210–217.

43. D.E. Schotte and A.J. Stunkard, "The Effects of Weight Reduction on Blood Pressure in 301 Obese Patients," *Archives of Internal Medicine* 150 (1990): 1701–1704.

44. National High Blood Pressure Education Program; National Institutes of Health; National Heart, Lung, and Blood Institute, *The Fifth Report of the Joint National Committee on Detection, Evaluation, and Treatment of High Blood Pressure*, 12.

45. Intersalt Cooperative Research Group, "Intersalt: An International Study of Electrolyte Excretion and Blood Pressure. Results for 24 Hour Urinary Sodium and Potassium Excretion," *British Medical Journal* 297 (1988): 319–328.

46. M.R. Law et al., "By How Much Does Dietary Salt Reduction Lower Blood Pressure? I—Analysis of Observational Data among Populations," *British Medical Journal* 302 (1991): 811–815.

47. Intersalt Cooperative Research Group, "Sodium, Potassium, Body Mass, Alcohol and Blood Pressure: The Intersalt Study," *Journal of Hypertension* 6, Supplement 4 (1988): S584–S586.

48. J.A. Cutler et al., "An Overview of Randomized Trials of Sodium Reduction and Blood Pressure," *Hypertension* 17, Supplement I (1991): I-27–I-33.

49. M.R. Law et al., "By How Much Does Dietary Salt Reduction Lower Blood Pressure? III—Analysis of Data from Trials of Salt Reduction," *British Medical Journal* 302 (1991): 819–824.

50. J. Sullivan, "Salt Sensitivity: Definition, Conception, Methodology, and Long-Term Issues," *Hypertension* 17, Supplement I (1991): I-61–I-68.

51. J.M. Flack et al., "Racial and Ethnic Modifiers of the Salt-Blood Pressure Response," *Hypertension* 17, Supplement I (1991): I-115–I-121.

52. D.E. Grobbee, "Methodology of Sodium Sensitivity Assessment: The Example of Age and Sex," *Hypertension* 17, Supplement I (1991): I-109–I-114.

53. National High Blood Pressure Education Program; National Institutes of Health; National Heart, Lung, and Blood Institute, *The Fifth Report of the Joint National Committee on Detection, Evaluation, and Treatment of High Blood Pressure*, 13.

54. World Hypertension League, "Alcohol and Hypertension—Implications for Management: A Consensus Statement by the World Hypertension League," *Journal of Human Hypertension* 5 (1991):1854–1856.

55. C.H. Hennekens, "Alcohol," in *Prevention of Coronary Heart Disease*, ed. N.N. Kaplan and J. Stamler (Philadelphia: W.B. Saunders, 1983), 130–138.

56. S.W. MacMahon et al., "Obesity, Alcohol Consumption and Blood Pressure in Australian Men and Women: The National Heart Foundation of Australia Risk Factor Prevalence Study," *Journal of Hypertension* 2 (1984): 85–91.

57. G.D. Friedman et al., "Alcohol, Tobacco and Hypertension," *Hypertension* 4, Supplement III (1982): III-43–III-150.

58. J.B. Saunders et al., "Alcohol-Induced Hypertension," *Lancet* 2 (1981): 653–656.

59. M.G. Marmot, "Alcohol and Coronary Heart Disease," *International Journal of Epidemiology* 13 (1984): 160–167.

60. T. Gordon and W.B. Kannel, "Drinking and Mortality: The Framingham Study," *American Journal of Epidemiology* 120 (1984): 97–107.

61. R. Maheswaran et al., "High Blood Pressure Due to Alcohol: A Rapidly Reversible Effect," *Hypertension* 17 (1991): 787–792.

62. National High Blood Pressure Education Program; National Institutes of Health; National Heart, Lung, and Blood Institute, *The Fifth Report of the Joint National Committee on Detection, Evaluation, and Treatment of High Blood Pressure*, 12.

63. Intersalt Cooperative Research Group, "Intersalt: An International Study of Electrolyte Excretion and Blood Pressure. Results for 24-Hour Urinary Sodium and Potassium Excretion," 319–328.

64. S.L. Linas, "The Role of Potassium in the Pathogenesis and Treatment of Hypertension," *Kidney International* 39 (1991): 771–786.

65. National High Blood Pressure Education Program; National Institutes of Health; National Heart, Lung, and Blood Institute, *The Fifth Report of the Joint National Committee on Detection, Evaluation, and Treatment of High Blood Pressure*, 13.

66. P. Hamet et al., "Interactions among Calcium, Sodium, and Alcohol Intake as Determinants of Blood Pressure," *Hypertension* 17, Supplement I (1991): I-150–I-154.

67. J.A. Cutler and E. Brittain, "Calcium and Blood Pressure: An Epidemiologic Perspective," *American Journal of Hypertension* 3 (1990): 137S–146S.

68. National High Blood Pressure Education Program; National Institutes of Health; National Heart, Lung, and Blood Institute, *The Fifth Report of the Joint National Committee on Detection, Evaluation, and Treatment of High Blood Pressure*, 14.

69. National High Blood Pressure Education Program; National Institutes of Health; National Heart, Lung, and Blood Institute, *The Fifth Report of the Joint National Committee on Detection, Evaluation, and Treatment of High Blood Pressure*, 14.

70. S.B. Steckel and M.A. Swain, "Contracting with Patients to Improve Compliance," *Hospitals* 51 (December 1977): 81–83.

71. R.R. Wing et al., "Dietary Approaches to the Reduction of Blood Pressure: Independence of Weight and Sodium/Potassium Interventions," *Preventive Medicine* 13 (1984): 233–244.

72. N.M. Kaplan et al., "Two Techniques to Improve Adherence to Dietary Sodium Restriction in the Treatment of Hypertension," *Archives of Internal Medicine* 142 (1982): 1638–1641.

73. C.A. Nugent et al., "Salt Restriction in Hypertensive Patients: Comparison of Advice, Education and Group Management," *Archives of Internal Medicine* 144 (1984): 1415–1417.

74. M.F. Hovel et al., "Experimental Analysis of Adherence Counseling Implications for Hypertension Management," 14 (1985): 648–654.

75. S.E. Evers et al., "Lack of Impact of Salt Restriction Advice on Hypertensive Patients," *Preventive Medicine* 16 (1987): 213–220.

76. J.L. Tillotson, M.C. Winston, and Y. Hall, "Critical Behaviors in the Dietary Management of Hypertension," *Journal of the American Dietetic Association* (1984): 290–293.

77. U.S. Department of Health and Human Services, "Report of the Working Group Critical Patient Behaviors in the Dietary Management of High Blood Pressure," NIH Publication No. 81-2269 (1981).

78. K. Glanz, "Compliance with Dietary Regimens: Its Magnitude, Measurement and Determinants," *Preventive Medicine* 9 (1980): 787–804.

79. Evers et al., "Lack of Impact of Salt Restriction Advice on Hypertensive Patients."

80. J. Takala, A. Leminen, and T. Telaranta, "Strategies for Improving Compliance in Hypertensive Patients," *Scandinavian Journal of Primary Health Care* 3 (1985): 233–238.

81. J.Z. Miller, M.H. Weinberger, and S.J. Cohen, "Advances in Non-Pharmacologic Treatment of Hypertension: A New Approach to the Problem of Effective Dietary Sodium Restriction, 1. Sodium in the Diet: Patient Compliance," *Indiana Medicine* (October 1985): 893–895.

82. J.A.C. Kerr, "Multidimensional Health Locus of Control Adherence and Lowered Diastolic Blood Pressure," *Heart and Lung* 15 (1986): 87–93.

83. D.G. Schlundt, E.C. McDonel, and H.G. Langford, "Compliance in Dietary Management of Hypertension," *Comprehensive Therapy* 11 (1985): 18–21.

84. S.J. Cohen, "Improving Patients' Compliance with Antihypertensive Regimens," *Comprehensive Therapy* 11 (1985): 18–21.

85. Schlundt, McDonel and Langford, "Compliance in Dietary Management."

86. M.G. Perri et al., "Maintaining Strategies for the Treatment of Obesity: An Evaluation of Relapse Prevention Training and Post-Treatment Contact by Mail and Telephone," *Journal of Consulting and Clinical Psychology* 52 (1984): 404–413.

87. D.L. Watson and R.G. Tharp, *Self-Directed Behavior: Self-Modification for Personal Adjustment* (Monterey, CA: Brooks/Cole Publishing, 1972), 85–89.

88. D.L. Watson and R.G. Tharp, *Self-Directed Behavior: Self-Modification for Personal Adjustment,* 108.

遵從行為工具 8-1

低鈉飲食用辛香料（知識性設計）

肉類用辛香料：

雞或魚的調味醬汁：蒔蘿

魚羹：大蒜粉

烤雞：薑

烤雞：豆蔻皮

鮭魚捲：牛膝草（牛至）

烤犢牛肉或羊肉：薄荷

魚肉的奶油沾醬：芥末

美國南方炸雞：豆蔻

瑞士牛排：奧勒岡

辣雞翅：迷迭香

雞捲：香薄荷

醃牛肉：香艾草

蛤肉奶油（巧達）濃湯：百里香

蔬菜用辛香料：

茄子creole湯：百味胡椒（金香、多香果）

燉煮番茄：九層塔

水煮新收馬鈴薯：月桂葉

煮捲心菜塊：葛縷子（香旱芹菜籽）

甘薯：肉桂

花椰菜：芹菜籽

墨西哥式玉米：墨西哥辣椒粉

糖煮甘薯：丁香

奶油蔬菜：咖哩

紅蘿蔔豌豆：蒔蘿籽

燉煮番茄：大蒜

甜菜：薑

鹹肉豆煮玉米：豆蔻皮

青豆：薄荷

糖蜜烤豆子：芥末粉

燒紅蘿蔔：豆蔻

奶油炒香菇：迷迭香

甘藍菜心：鼠尾草

甜菜：香薄荷

青花椰菜：香艾草

奶油炒香菇：少許百里香

　　設計三餐的菜單。這份菜單必須是低鈉且使用上面所列建議使用的辛香料。選擇使用你認為你和你的家人會喜歡的辛香料。

早餐	午餐	晚餐

遵從行為工具 8-2

評估食物中天然的鈉含量（知識性設計）

下面是一份有關食物中天然的鈉含量粗略之指引，這些食物在生長過程、生產過程與製造過程中沒有添加鈉。

8盎司牛奶	＝	120毫克的鈉
1盎司肉類	＝	25毫克的鈉
1顆蛋	＝	70毫克的鈉
1/2杯蔬菜	＝	9毫克的鈉
1/2杯水果	＝	2毫克的鈉
1片麵包	＝	5毫克的鈉
1茶匙脂肪	＝	0毫克的鈉

資料來源：Reprinted with permission from H.S. Mitchell et al., *Nutrition in Health and Disease*, p. 430, © 1976; Lippincott-Raven.

遵從行為工具 8-3

強調鈉的攝取量之每日攝取食物記錄（監控設計）

時間	攝取的食物	數量	鈉量（低）*	鈉量（中）*	鈉量（高）*

*在適當空格中劃X，以標明食物中高、中或低的鈉含量。

第 9 章

癌症高危險群的
預防營養諮商

◈❖◈ 本章目標 ◈❖◈

1. 確認一般對控制脂肪飲食型態中常見的不當
   飲食行為。
2. 確認如何去評估在遵守控制脂肪飲食療法中
   的不當飲食行為所產生的問題。
3. 列出策略以克服因使用限脂肪飲食型態的不
   當飲食行為。

　　在西方社會中癌症是第二大死因，因為癌症是老年人常見的疾病之一，且在這年齡層中癌症人口死亡率不斷上升。許多癌症領域上的研究在癌症發病率上升時直接朝向癌症的處理及治療，這是一個非常不成功的方向。各種癌症的預後是很令人沮喪的，例如肺癌（lung cancer）、乳癌（breast cancer）、大腸癌（large bowel cancer）、胃癌（stomach cancer）、前列腺癌（prostate cancer）、胰腺癌（pancreas cancer）等。然而有些其他的疾病是可以有效預防的，例如：天花（smallpox）、狂犬病（rabies）、瘟疫（plague）、霍亂（cholera）、百日咳（whooping cough）、白喉（diphtheria）。[1]

　　造成人類癌症原因中有40%是由飲食因素所引起的。[2,3] 對於和癌症有相關性的特定飲食因素或是預防癌症所需的有效性飲食改變，目前所知有限，但是飲食與癌症有關的證據不斷被累積中。[4-7]

　　許多飲食因素已確知和癌症有關聯，這一章的焦點放在脂肪攝取量與癌症的密切性以及其他相關連的因素上，包括提高水果、蔬菜攝取量以便獲得最大量纖維質。

✿ 營養與癌症之理論及因素

飲食脂肪對癌症的角色

　　有關飲食脂肪（dietary fat）與癌症之因果關係的數據並不一致，動物實驗研究顯示出飲食中的脂肪是個致癌物質，扮演癌症推手的角色。國際流行病學研究建議攝取不同種類的飲食脂肪量在預防癌症上扮演了關鍵性的角色。

　　被飼以高脂肪飲食的動物一般較被飼以低脂肪飲食的動物有較

高的致癌因素，比較易被誘導發生乳癌、結腸癌及胰腺癌。[8] 動物實驗研究證據顯示出脂肪攝取量與癌症之間有正相關性。[9] 高脂肪與低膳食纖維（dietary fiber）混合使用時與提高癌症發生率的上升有密切關聯性。[10]

人類流行病學正反兩方爭論的數據在1990年研討會的題目做了總結。[11-15] 研究人口遷移現象者發現，人們搬移至一個比他們祖國有高乳癌發生率的新國家，則會適應新居住地國家飲食習慣，因改變飲食中的脂肪量而致癌。[16,17] 流行病學研究結果顯示乳癌和脂肪總消耗量有正反兩種不同的關係性。[18-22] 至於會出現負相關的研究結論可能是研究方法的差異而模糊了真實危險性[23-25]，這些研究強調解釋結論時必須小心謹慎，並附加了飲食與乳癌危險之研究。[26]

流行病學及動物證據支持了飲食脂肪對乳癌[27] 與結腸癌[28] 影響之關係，比較不同的族群之後，證實了乳癌（breast cancer）、結腸癌（colon cancer）及前列腺癌（prostate cancer）的死亡率與評估的飲食脂肪攝取量成比例。[29,30] 其他和脂肪攝取量有關的癌症發生部位有直腸（rectum）[31]、卵巢（ovaries）[32] 及子宮內膜（endometrium）。[33] 剩下值得考慮具有不確定性的是解決這些因素的相關性。例如不同種類飲食脂肪的影響（飽和及不飽和脂肪，動物及植物脂肪來源），在大多數的人類研究中這些因素並沒有個別地被分析。在有些人類研究中，低脂肪及低多元不飽和脂肪酸（low polyunsaturated fatty acid：PUFA；Ω-6酸）飲食被發覺可增強試管中腫瘤細胞內的自然殺手的細胞毒害性，這個影響特別被提出來；然而，這個結果尚未十分明確。低脂飲食（佔總熱量25%或30%）並沒有這種結果產生；若是改變多元不飽和脂肪（poly-unsaturated fatty）與飽和脂肪（saturated fatty）的比例（P/S比例）則沒有效果。[34,35] 因此，目前來看，多元不飽和脂肪酸的角色並不明朗，一些報告建議這些數據要摻雜混合。[36,37] 研究者也曾研究Ω-3魚油在動物模式的角色而認為許多效果的產生是經由前列腺素（prostaglandin）代謝作用所致。由於不同種類的Ω-3脂肪酸及Ω-6脂肪酸經過不同作用而代謝成前列腺素，因而它們的影響會非常不相同。Ω-3脂肪酸和Ω-6脂肪酸相比較，前者會提升前列腺素，而降低了生物活性，所影響的不只是自然殺手的細胞活動力，也影響到其他的的介體（mediators），例如淋巴激活素（1ymphokines）、白血球激素（leukotriene）及抗血小板凝集誘發劑（thromboxanes）。[38] 雖然機制還不是很清楚，但是免疫部分已被認為應該包括進去。[39] 對人類的研究到目前算是較完整的。

表9-1總括了幾種可行性的研究，測試了一些關於在西方不同國家的女性使用低脂肪飲食可行性之研究的假說。婦女健康行動（The Women's Health Initiative）是由國家健康研究機構基金會執行的研究，故意將爭論議題設計於臨床實驗，它是個正在進行的研究，目前尚未有結論數據報告出來。[40]

總而言之，大部分的研究數據強而有力地顯示出飲食脂肪在有些癌症病原學中的角色，這一章的焦點放在脂肪攝取總量（total fat intake）是改變癌症發生率的可行方法。

✿ 預防癌症危險性遵守飲食型態之研究

儘管國家癌症研究機構（National Cancer Institute）已贊助癌症高危險群和一般民眾做實驗，但是關於營養教育在降低癌症危險性上所扮演之角色的研究尚未有完整及有系統的報告。婦女健康行動是一個長期性的實驗，用以瞭解食用大量水果蔬菜及五穀之後對於防止飲食脂肪所造成致癌效果的影響。婦女營養介入研究實驗（The Women's Intervention Nutrition Study, WINS）是一個設計以研究降低飲食脂肪量（脂肪佔總熱量15%）且使用不同種類脂肪來源，另外增加小麥纖維量，看它對腫瘤病患再發性之影響，不論此病患是否有進行化學療法或抗動情激素（antiestrogen）療法，每一個這類型的臨床實驗皆可以提供有關飲食與癌症相關性之報告。關於息肉預防實驗（The Polyps Prevention Trial）亦設計測定低脂高纖維飲食對產生息肉之影響。

降低癌症危險性之營養教育課程計畫具有許多爭論，關於單獨改變飲食與降低癌症發病率之間一直存有許多爭議。另外，關於飲食中特定營養素影響癌症之明確性尚未有定論。所以進行大眾健康教育中面對癌症病人時沒有必要去增加病人對前面兩項的恐懼或期望。健康專家們對於癌症的危險性設計營養教育時，必須權衡計畫中使用的策略及信息中所含有的暗示。[41] Patterson及她的夥伴提供了由「婦女健康行動」計畫中對年紀較大的婦女實施低脂飲食的數據[42]，這些實例可以做為設計營養課程時有價值的資料。這份食物問卷調查研究結果顯示出7,419位50至75歲婦女中有69%的人很難得或從不吃雞皮，76%的人很少或沒吃肉類脂肪，36%的人平常都喝脫脂牛奶，52%的人平常吃低脂或無脂肪蛋黃醬，59%的人吃低脂洋芋片點心，以及42%的人吃脫脂乳酪。報告中指出非洲裔的美國人及西班牙婦女中社經地位較低者很明顯地比白人女性或社經地位較高婦女者較少實行低脂肪飲食。[43]

Glanz強調家庭及健康照護提供者對病人的支持是很重要的。[44] Carson的研究中的設計是對癌症病人提供一組營養人員，這組營養師幫助病人解決種種與飲食相關的問題及提供資訊，或是必要時介紹認識其他組別成員。營養師亦提供了正確的知識及回答非正統飲

表9-1 降低飲食脂肪可行性之研究的特性

特性	NAS[1-4]	WHT[5-7] 介入組	WHT[5-7] 控制組	瑞典乳癌研究[8] 介入組	瑞典乳癌研究[8] 控制組	AHF研究[9] 癌症	AHF研究[9] 囊腫疾病
組別大小			220				
治療組	17			121 隨機，63 完整（52%）		19 乳癌	
控制組	11				119 隨機，106 完整（89%）		16 纖維囊腫性疾病
飲食評估方法	4DDR 為基線，3個月	SQFF、24小時回憶法和4DDR比較，脂肪積分用來計量遵守性		飲食史（全部）	食物記錄法（只有治療組）	4DDR	
研究時間，月數	3	12		24		3	
熱量							
基線	1840 (419)	7258 KJ (122)	7148 (168) KJ	7.7 MJ	8.2 MJ	1504	1743
3個月後續行動減少（%）	1365 (291) 25%					1347（3個月）-10.4%	1344（3個月）22.8%
12個月後續行動減少（%）		5460 (112) -24%	6619 (158) -7%				
24個月後續行動							
比基線減少（%）		5691 -22%	6675 -5%	6.8 -11.6%	7.6 -7.3%		
比12個月減少（%）		+2%	+2%				
脂肪，% 熱量							
基線	38% (4.3)	39%	39%	36.9%	37.2%	33.5%	35.6%
? 月後續活動減少（%）	23% (7.8) 56%	22%					

減輕體重,公克/每天

12個月後續行動			
減少(%)	22%		37%
減少(%)	-17%		-2%
24個月後續行動	23%		37%
減少(%)	+1%		0%
實際量	31公克	40公克(3個月)	53公克(3個月)
	24.0	(3個月)20.7	34.1
	22.6公克	15.5公克/每天	21.4
減少	-12.9%	-12.8%	-3.1%
	-14.2%		
藉由不足熱量報告做預測	65公克	20.4公克	51.9公克
	66.33	59.3	
	64.29	57.9	

沒有詳細報導,但是介入組
減少得很少(常是第一年)
然後就提昇但是沒到基線;
而控制組提昇

如果兩組的錯誤相等,
則應該兩組減少幾乎相同

注意事項:NAS = 營養輔助研究(Nutrition Adjuvant Study) DDR = 每日飲食日記(Dietary Diary Record) MJ = 毫焦耳(Millijoules) WHT = 婦女健康試驗(Women's Health Trial) SQFF = 半數的食物頻率(Semiquantified Food Frequency) AHF = 美國健康基金會(American Health Foundation) KJ = 千焦耳(Kilojoules)

1. R.T. Chlebowski et al., "Breast Cancer Nutrition Adjuvant Study (NAS): Protocol Design and Initial Patient Adherence," *Breast Cancer Research Treatment* 10 (1987): 21.
2. I.M. Buzzard et al., "Diet Intervention Methods To Reduce Fat Intake: Nutrient and Food Group Composition of Self-Selected Low Fat Diets," *Journal of the American Dietetic Association* 90 (1990): 42.
3. R.T. Chlebowski et al., "Adjuvant Dietary Fat Intake Reduction in Postmenopausal Breast Cancer Patient Management," *Breast Cancer Research and Treatment* 20 (1991): 73-84.
4. R.T. Chlebowski et al., "The Nutrition Adjuvant Study Experience and Commentary," *Controlled Clinical Trials* 10 (1989): 368.
5. R.L. Prentice et al., "Aspects of the Rationale for the Women's Health Trial," *Journal of the National Cancer Institute* 80 (1988): 802.
6. R.L. Prentice and L. Sheppard, "Validity of International, Time Trend, and Migrant Studies of Dietary Factors and Disease Risk," *Preventive Medicine* 18 (1989):167.
7. W. Insull et al., "Results of a Randomized Feasibility Study of a Low Fat Diet," *Archives of Internal Medicine* 150 (1990)::421.
8. E. Nordevang et al., "Dietary Intervention in Breast Cancer Patients: Effects on Dietary Habits and Nutrient Intake," *European Journal of Clinical Nutrition* 44 (1990):681.
9. A.P. Boyar et al., "Recommendations for the Prevention of Chronic Disease: The Application for Breast Disease," *American Journal of Clinical Nutrition* 48 (1988):896.

資料來源:Johanna Dwyer, Director, Frances Stern Nutrition Center, Box 783, New England Medical Center Hospital, 750 Washington Street, Boston, MA 02111.

食實行法之問題。Carson的文章內以實例說明了這些活動。[45]
Campbell等人親自到22位體重不足癌症病患者的家中教他們一套放
鬆技巧以努力增加他們的體重，其中只有55%的病患很規律性地去
練習這些放鬆技巧，而且這些實行病人的營養狀態及癌症表徵狀態
皆有所改善。[46] 這些初步研究可對積極性的病人提出建議，使用放
鬆技巧可以幫助飲食、疼痛控制及降低焦慮。

營養教育對癌症病人而言必須是全面性治療課程中的一部分，
且應考慮到個別需求及偏好。那樣將可以事先獲得更多的注意力於
不斷增加各種癌症的存活率。[47]

下面的討論是要獻給對於推薦飲食可行性之研究及一項正在進
行臨床實驗的國家癌症研究機構——婦女健康試驗*（The Women's
Health Trial）及婦女健康行動**。如何將諮商技巧應用於預防癌症的
特定低脂飲食中將在下一節舉例來討論。

---

*感謝以下人士及機構對於婦女健康試驗機構提供飲食介入要素：Laura
Coleman. VIS. RD; Joanne Csaplar. MS, RD; Johanna Dwyer, DSc, RD; Carole
Palmer. MEd, RD; and Molly Holland. MPH. RD. Many of the concepts
discussed in this chapter were originally printed in materials designed by this
group at Frances Stern Medical Center and New England Medical Center
Hospitals with funding from the Nutrition Coordinating Unit. Tufts University
School of Medicine, or the National Institutes of Health.

**感謝以下人士及機構對於婦女健康行動機構提供飲食介入要素：Beth
Barrows, MS, RD; Carolyn Ehret, MS, RD; and Lesley Tinker, Ph.D., RD.
Many of the concepts discussed in this chapter were originally printed in
materials designed by this group at Fred Hutchinson Cancer Research Center
Clinical Coordinating Center, 1124 Columbia Street, MP1002, Seattle,
Washington98104 with funding from the National Institutes of Health. 所有的
遵守工具素材是由婦女健康行動機構修飾之後以適用於這本營養諮商教科
書。

✾ 不適當的飲食行為

有些病人對簡單的數學皆覺得有困難，那麼要他將一日消耗總脂肪量相加起來是非常困難的。有些人連找時間去推算數值的計算都可能是個問題，低脂飲食和傳統上吃的高脂飲食型態是非常不同的。例如病人可能會陳述：「我很想吃油炸的肉類、炸薯條、濃肉汁醬及拌奶油的水煮蔬菜。我不知如何能夠不吃這些熱愛的食物。」

✾ 飲食行為評估

評估脂肪攝取量需要使用數次三日飲食日記（three-day dietdiaries）法及飲食次數量化。最初，病人飲食調查表（Client Eating Questionnaire）對病人遵守膽固醇及脂肪控制飲食型態是會有幫助的（遵從行為工具4-1）。

✾ 各種治療策略

治療的策略可以分為三類：那些用來處理缺乏知識、易忘與缺乏承諾。

處理缺乏知識的各種策略

三天的飲食日記可以用來找出有問題的部分。當諮商師與個案共同找出一個有問題的部分時，諮商師可以準確地判定可能缺乏哪個部分的知識。下列是問題部分的範例：

- 使用數學運算的技巧。
- 懂得在食品標籤上找尋需要的資料。
- 以低脂肪的烹調方式取代高脂肪與傳統家鄉菜之烹調方式。
- 在外面餐廳吃飯。

使用數學運算的技巧

對使用數學技巧有困難的個案來說，諮商師可以確實找出個案的問題在何處發生（例如，是否在某頓特定的餐食如早餐會較容易計算，而其他各餐因為食物的種類繁多而可能較難計算。）。諮商師應該讚賞個案在一頓飯上所使用的數學技巧，並由此為基礎去處理更困難的餐食。

個案：「我對計算晚餐的肉類脂肪公克數特別有問題。」

諮商師：「你在早餐的部分做得非常的好。我很高興你能提出晚餐的這個問題，這樣我們才能試著去解決它。」

個案：「我數學不好，無法處理這個問題。」

諮商師：「你已證明了你在較為例行的早餐上能使用數學的技巧。你已說了，肉類是你主要的問題；讓我們試著來計算它吧！」

閱讀食品標籤

第二個有關缺乏知識的問題是如何學會在食品標籤上找尋需要的資料。有時候提供的例子不是很清楚，或是在營養諮商面談中諮商師太快速地涵蓋了個案在各種情境下該如何去應用的相關知識，以致個案無法獲得適當的瞭解。在接下來的面談中，要靠諮商師去評估在某一方面的問題。接著讓個案有足夠的演練，以便將學得的一般知識，合適地轉換到個別的特殊情境上。

個案：「我就是不知道如何去看食品的標示。這令人覺得很挫折。」

諮商師：「你能否就你曾經遇過的經驗，舉一個例子說明你在閱讀食品標示時碰到的困難？」

個案：「有的，在這種義大利通心粉（macaroni）的成份標示上寫的是不含脂肪。但是我把人造奶油（margarine）加到乾燥的材料裡面去了，所以我知道裡面含有脂肪了。」

諮商師：「成份標示不包括那些後來被加進產品裡去的其他東西，只有標示出當你買來時，盒子裡面原有的各項東西。很重要的是你要計算加進去的脂肪量，因為它會增加你一天的脂肪攝取總量。」

以低脂肪的方式烹調高脂肪、傳統的家鄉菜

有些個案認為將低脂肪飲食方式融入他們過去習慣的高脂肪、傳統家鄉的飲食型態中會有問題。

個案：「不吃油炸食物我會有困難。它們已成為我日常飲食習慣中很重要的一個部分了。」

諮商師：「Martha，哪種食物是你特別想吃的？」

個案：「我最想吃炸薯條。」

諮商師：「讓我們試著用PAM牌防止沾鍋的罐裝噴霧式食用油脂在平底鍋裡噴上非常少的油脂來煎你的馬鈴薯。你願意試試看嗎？」

個案：「我從來沒有想過這樣的方法。這是一個好主意。」

在外面餐廳吃飯

在外面餐廳吃飯會迫使個案去做許多決定。一開始的時候，選擇餐廳就會是一個問題。控制食物吃的量、在餐桌上要換菜、與要求低脂肪的烹調法等都是在外面吃飯很重要的事項（詳見遵從行為工具9-1）。

應用其他處理缺乏知識的策略

在開始採行低脂肪飲食以後，進食時有關如何選取低脂肪替代食物的知識會是非常有價值的（詳見遵從行為工具9-2至遵從行為工具9-5）。

個案具備相關的營養知識幾乎不足以增加動機或遵從行為，但是錯誤的知識絕對會在無形中減低了成功的機會。如果一位個案已被鼓舞而願意改變，但是卻不瞭解正確的步驟時，只要單單給予適當的知識，就能產生很大的不同。很重要的是要提供有關做些什麼、如何去做、以及為何應該做的知識。下面的一些提示是用來確定個案對知識是否有足夠瞭解的一些方法：

- 瞭解新飲食型態的理論依據，能幫助個案記憶諮商師所提供的知識。
- 要求個案覆誦提供的資訊，能協助知識的記憶力。
- 除了個案已經知道的部分外，增加有關低脂肪飲食的新知識，能幫助記憶力。
- 使用個案能瞭解的語言是很重要的。
- 再三強調新低脂肪飲食的好處能協助個案澄清其有關食物療法的錯誤觀念，且能增加個案主動改變的程度。

- 經過一段時間逐步地提供個案知識，能消除其一次接受太多知識的過度負荷。
- 在實際或模擬的情境中練習使用獲得的知識，能協助個案知識的記憶。
- 在口頭說明資料的同時，提供重要的書面資料大綱，可幫助個案記憶知識。

處理易忘的各種策略

　　幫助提醒個案保持低脂肪飲食的提醒物是蠻重要的。有一些提醒個案的重要場合是：休假、應酬宴會、節日的餐飲與生日。

個案：「我忘記要求女服務生將給我的沙拉醬放在沙拉盤的邊上。我知道我吃了太多的沙拉。」

諮商師：「你過去大概怎麼做以避免吃太多沙拉醬？」

個案：「有時候我需要別人的提醒。」

諮商師：「誰會幫忙提醒你？」

個案：「我的先生可能會提醒我。」

諮商師：「這是個很棒的主意。有時候配偶的提醒方式會變成嘮叨。你有沒有發生上述的情形？」

個案：「是的，我也發生過這種情形。我怎樣才能避免這種情形發生？」

諮商師：「一種方法是提供你先生一些具體的事物，讓他能藉此提醒你。將沙拉醬放在盤子的一邊，可能是三或四種的提醒方法之一種。這樣可以消除不斷的嘮叨。」

　　宴會應酬、節日的餐飲與生日聚會若能事先規劃可能會較容易

面對。例如，藉由宴會前先打電話給宴會的女主人，個案可以先知
道宴會菜單的所有菜色。藉由事先的規劃，個案可以挑選那些含脂
肪最低的菜來吃，而且可以減輕在特別節日場合的餐會時忽視飲食
控制的誘惑。

輔助記憶的提示設計也可以用來指出個案的成就，這些達成的
部分常常會被遺忘。一個女人將她在一天中必須達成的事項寫成一
份清單（詳見遵從行為工具9-6）。當每一事項完成時，就將它記錄
下來，可以讓個案覺得自己已完成了某件事情。

一份在冰箱門上記錄一週中每天的脂肪份數記錄表（一天中的
脂肪攝食總量計分表）可做為激勵個案達成脂肪攝取份數目標的提
醒物。

處理缺乏承諾的各種策略

三種因素會造成缺乏遵從低脂肪飲食的承諾：長期挫敗的記
錄、負面的態度及自我懷疑。

挫敗的歷史

一個過去在遵從其他類型飲食控制記錄很差的個案，可能在遵
從低脂肪飲食上也會發生困難。許多個案開始一種新的飲食型態
時，就認定終究會失敗。這種人需要許多的支持與鼓勵。諮商師應
該鼓勵個案改變態度，認定成功「是」可能的，即使以前可能從來
沒有成功過。他們可以從打破舊有的習慣有一搭沒一搭地控制飲食
開始，強調這是整個生活型態的改變。個案應該瞭解行為復發
（lapses）將會發生。從過去的問題中建立新的技巧是很重要的。

負面的態度

　　一些目睹家人因為癌症而去世的個案，可能也會非常害怕發生同樣的結果。他們可能覺得沒有任何方法可以真正幫助他們。遵從一種可以降低罹病機率的飲食型態，至少是減輕他們內心困擾的一種方法。諮商師可以和這一類的個案討論新飲食型態的目的，並強調這種飲食計畫是很健康的吃法。

自我懷疑

　　對某些個案來說，自我懷疑可能會開始漸漸進入其想法中。諮商師可以協助個案專注在他們的成功經驗上。

個案：「生活不再是那麼自在了。我必須經常在吃東西的時候思考我吃了些什麼。我不太確定這種新的飲食計畫是否值得如此大費周章。」

諮商師：「看看你已經做得很不錯的部分。你是否在過去曾經有做過任何令你自豪或成功的事情？你那時候的感覺是什麼？是否隨著時間的過去而變得更容易一些了？讓我們接續過去成功的努力往下做，讓這次食物的控制同樣也能很成功。」

　　上述的例子是一個又回復到思考前期的個案。諮商師並沒有給予建議，而是試著讓個案回顧其過去的成功經驗。

　　諮商師應該協助個案將阻礙其遵從行為的障礙除去，例如，藉由協助個案發展他們能輕易達成的短期目標。這種技術可以同時併用正向自我獎賞的方式。諮商師藉由這種方式修正個案的行為，可以協助個案發展出一個更正向的前景。諮商師也可以藉由指導個案練習正向的自我對話，以協助個案找出負面的獨白，並將它們改變為正向的想法。正向的自我對話可以引領個案在飲食型態上做正向的改變（詳見附錄F與附錄G）。

自我肯定訓練（assertiveness training）可能對一些個案有所幫助。個案在餐廳裡吃飯，感覺有足夠的自信能主動去詢問所點的菜中的成份，這樣能夠讓個案更成功地遵從低脂肪飲食。

個案所認定的事實能幫助或阻礙成功。下面是一些例子。有些個案對低脂肪飲食有錯誤的認知：

個案：「我曾經讀到飲食中如果脂肪太少會對身體有害。」

諮商師：「你的資料從哪裡獲得的？」（解釋錯誤觀念）

有一些個案對低脂肪飲食（low-fat diet）有不切實際的想法：

個案：「我已經開始吃低脂肪飲食了。這很容易做。」

諮商師：「你的膳食日記顯示，你現在的飲食型態確實可察見脂肪攝取得很少，但是不可察見脂肪卻很高。讓我指給你看我說的意思。」

個案：「喔！我的飲食中脂肪含量真的很高。我最好開始減少攝取量。」

有一些個案可能開始的時候會有一些不必要的恐懼。

個案：「生活將不再是一樣的了。我再也不能像以前一樣隨心所欲地吃了。」

諮商師：「如果你覺得想要忘記新的飲食計畫，那麼放你自己一天假，不要控制自己的飲食。我的意思是增加你的脂肪攝取量，但是以一種控制的方式。例如，將一週中的一餐設定為高脂肪飲食。」

　　許多個案發現高脂肪食物並沒有那麼可口，事實上，他們已不再想吃那些食物了。

　　一些幫助增加承諾的行為策略是：

　　1.修訂行為。
　　2.自我監控。
　　3.簽訂合約。
　　4.自我獎勵。
　　5.團體的支持網絡。

　　修正行為需要漸進、逐步改變的過程，如此才能促成每個階段的成功；這樣也才能提升進一步的成功。

個案：「我知道脫脂牛奶的脂肪含量最低，但是在我生長的農莊脫
　　　脂牛奶是拿來餵牲畜的。我永遠沒有辦法不喝全脂牛奶。」
諮商師：「你是否願意嘗試以一種漸進的方式去喝脫脂牛奶？」
個案：「我想我可以試試看。」
諮商師：「你先從喝百分之二脂肪的牛奶開始。開始的時候你可以
　　　　將百分之二脂肪的牛奶和全脂牛奶混合著喝，然後漸漸地到只
　　　　喝百分之二脂肪的牛奶，然後你可以將百分之二脂肪的牛奶和
　　　　百分之一脂肪的牛奶混合著喝。到最後只喝百分之一脂肪的牛
　　　　奶。同樣地，將百分之一脂肪的牛奶和脫脂牛奶混合著喝，而
　　　　最終只喝脫脂牛奶。」

　　自我監控（另一個重要的策略，鼓勵自力更生（self-reliance）、提供立即的反饋），顯示出行為的模式是暗中被破壞或是導致成功，並提供了預先考慮未來問題的意義，以將這些問題盡量減少。有關自我監控的工具，包括遵從行為工具9-7（記錄一天中脂肪的攝取公

克數）及遵從行為工具9-8（提供一週的預算，或在一天中多吃一點脂肪而在接下來的一天少吃一點脂肪）。遵從行為工具9-9提供了一份利用勾選的方式，來獲知是否攝取低脂肪飲食行為的清單，以確認是否成功遵守。遵從行為工具9-10是一份記錄在一週中是否完成改變飲食攝取低脂肪食物的記錄表格。遵從行為工具9-11是一份飲食計畫圖。

個案：「我飲食問題發生的時間，大多在獨處或是先生出門在外不在家過夜的時候。」

諮商師：「有哪些人是你先生不在家而你能夠和他們一起吃飯以幫助消除你的無聊的。」

個案：「有了，我有一個很要好的朋友或許可以和我一起去看電影。」

當其他方法對個案來說都無效時，訂定合約似乎可以協助個案，達成一天攝取一個固定數量的脂肪之目的。在合約中個案和諮商師以一個非常具體的方式，並加入獎勵的辦法，寫下預計達成的目標。在規劃一份合約時，包括如下一些特別需要注意的事項：

- 確定合約中包含自動的自我獎賞，如閱讀一本書、縫紉、或任何現成可使用的方法，如此的話才不需要花費過度的購物或太多時間以獲得獎勵。
- 確定個案參與計畫的訂定以承擔結果的責任。
- 確定個案在合約上簽名以示正式的承諾。
- 確定當目標達成時，獎勵是個案可以自己執行的。

當個案訂定計畫與執行合約時，諮商師提供支持與鼓勵。個案必須參與做主要的決定，並在合約的執行上努力以赴。遵從行為工具9-11使個案在膳食計畫上扮演主動的角色。合約中或許會明確地將它視爲一份任務而非飲食。

雖然營養諮商師可以提供許多的增強，教導個案自行提供自我獎賞，也會很有幫助。下面是一個口頭自我讚許的方式：「你今天確實遵照醫師要求，吃了正好的脂肪量沒有超過。棒極了！」對某些個案來說，口頭的獎勵可能不如實際的獎賞，如單獨和一個好友共度一個週末、買衣服、做頭髮、看電影或是閱讀一本書等來得有意義。

以正向的思考做爲事先演練的一個部分，也會有所幫助。例如，假使在宴會聚餐上遵從新的飲食模式做爲目標，個案可以想像正站在一張放滿各種食物、無限制提供隨你自由取用的餐桌前，只挑選低脂肪的食物。想像做完這種行爲後會產生一種增強的結果，如感覺很健康或是很愉快地散步兩英哩。

團體的支持也能幫助增加接受新的低脂肪飲食型態的承諾。支持可以從那些正在進行飲食控制的人、同事、朋友或家人而來。可以由三或四個人組成一個團體，或是結盟的夥伴，對類似的問題給予同理（empathy）、提供有效解決問題的意見、當目標達成時給予正向的增強（positive reinforcement）、做爲角色模範（role models）及協助減輕壓力（stress）。

當目標無法達成時，重新建立易於達成的目標是很重要的。當一個長期的目標設定可能是要降低總攝取熱量的百分之二十時，並沒有明確告知個案具體的步驟以達成此目標。

個案：「我熱愛吃肉。既然我主要的問題是吃肉造成的，我可能應該設定目標盡量減少攝取肉類。我真的很擔心自己是否能遵照指示控制我的飲食。」

諮商師：「只因為你認為吃肉是你遵照新的飲食型態主要的障礙，
　　　　並不表示你必須先處理它。你還吃了哪些高脂肪的食物呢？」

個　案：「我還在喝全脂牛奶，但是我沒有喝很多，要改喝脫脂牛奶
　　　　對我來説並不困難。」

諮商師：「讓我們先從這個部分開始。聽來你好像充滿了信心，這
　　　　方面的改變對你來説不會覺得太有負擔。」

　　缺乏配偶、家人、室友或朋友們的支持，常常是造成飲食控制
承諾逐漸消退的開始。一個支持的配偶面對競爭的對手——低脂肪
飲食時，可能會變成不支持。配偶可能變得易忌妒、感到受威脅，
或因為新的飲食方式的各種要求而覺得受到傷害。

個　案：「我的先生對我一點也不支持。這是他對我新的飲食方式的
　　　　感覺：『這全是你自己一個人該照著吃的飲食方式。我不會和
　　　　你一起吃這種兔子吃的食物！』。」

諮商師：「你是否曾經問過他對於低脂肪飲食模式的感受？」

個　案：「沒有，但是我想當我將所有心力都投注在這種新飲食型態
　　　　上而對他不再付出全心時，他感到受傷害。」

諮商師：「你過去是如何處理這一類的問題呢？」

個　案：「我們總是將問題談清楚。」

諮商師：「你現在可能會説如何説？或許坦承地分享你的感覺會有
　　　　所幫助。例如説：『當你嘲笑我的飲食習慣時，會讓我覺得憤
　　　　怒與受傷。你不需要吃我的「兔子的食物」，但是我會很感激你
　　　　能對我的新飲食習慣表示支持。』。」

　　有時候家裡有孩子會造成改變飲食型態的困難。孩子可能也會
有不同的感受：忌妒、被忽視以及剝奪了他們最喜愛的食物。

個案：「我的孩子們有很負面的表現。他們會說些像是『為何我們
　　　必須吃這種可怕、低脂的東西？我們每天要打籃球，需要一些
　　　好的食物。』。」

諮商師：「你認為有哪些是你的孩子能夠妥協而接受的食物？」

個案：「他們可能會喜歡我在家自己做的低脂肪點心。」

諮商師：「這是個好主意。你可能也可以告訴他們在學校的時候去
　　　吃他們喜愛的高脂肪飲食或點心。」

　　有些孩子可能不會很慎重而努力地遵守吃低脂肪飲食，他們會
說：「這只是另一種瘋狂的飲食。」這個家庭必須瞭解這種新的低
脂肪飲食可以有效地預防一種疾病，而家人的支持是很重要的。個
案應該讓孩子們參與飲食的規畫、計算脂肪的份數並幫忙避免受到
誘惑。

　　這裡是一些增加家人支持的方法：

- 公開討論對新的低脂肪飲食型態的感受是很重要的。如果個
  案告訴家人避免吃高脂肪點心的重要性，他們會較為順從。
- 最好要有耐心。一個家庭需要時間去面對改變。
- 不論是多麼小的支持，當個案獲得支持時，必須試著去對給
  予提供支持者增強。

　　假日、壓力事件及出外吃飯都會是遵從低脂肪飲食的挑戰。遵
從行為工具9-12提供了一個對特殊事件預先規劃的方法。完全遵守
新的低脂肪飲食而不違反是一個不太實際的期望，應該避免將之列
為書面的目標。遵從行為工具9-13列出了一些在休假及國定假日時
減少困難的飲食情境的策略。下面是一些對於在這些時候發生困難
的飲食改變者之建議：

- 不要害怕在一個特別的節日之前向朋友或親戚請求協助。如果個案有所要求須及早提出，女主人會很樂意於準備一些對個案有益的低脂肪餐點。
- 將飲食控制視為一系列的矯正活動，而非一條不可以歪斜的直線。
- 在假日期間有心理準備，預期會發生退步的情形。
- 練習說「不」。

面臨壓力的時候，會使得嚴格遵守的飲食控制發生改變。遵從行為工具9-14提供了一些有助於節省時間的策略，個案因此可以降低準備膳食的壓力。在感覺壓力的期間，很重要的是找出造成改變的原因，及伴隨產生的情緒。

個案：「當我沮喪、疲倦或在工作上有很大的壓力時，我會以吃我喜愛的高脂肪食物來讓自己舒服些。」

諮商師：「當吃成為你安慰自己的一種方式的時候，你可以將那些讓你覺得舒服或提供正增強的事物列成一份清單，列出這些不包含進食的事物。你現在是否能想出一些這類的事物？」

個案：「我喜歡慢跑。有時候只是去和一位朋友聊天也能提振我的精神。」

當個案需要安慰時，其他的一些可能活動如洗個泡泡澡、聽音樂或是打電話給朋友也可以給予個案增強。

緊張或焦慮也可能造成遵從行為的退步。像是散步或游泳等運動可以釋放壓力。將需要做的事情列成一份清單，然後努力將這份清單列的事情優先完成，將有助於壓力管理。

當因為無聊而造成問題的時候，保持忙碌或許會是不錯的解決方式。個案可以寫下一份預計要完成的事項，例如到機構去當義工、學習一種手工藝，或是盡情地參與其他任何的活動。

當其他人做主決定吃什麼時，外食常常會是一個問題。例如，一份德國式家庭餐可能會導致飲食超量。在特別場合時，個案點的餐可能會吃下大量的脂肪而造成個案飲食失當。這種情形在很多場合裡常常自然就發生了，如打完保齡球或公司開完會後喝啤酒、吃比薩。

在社交場合裡，有許多合適的選擇可以提供協助：

- 個案事先打電話到餐廳去詢問菜單的內容，可以減少發生令人驚訝的餐點。
- 個案可以將所喜愛餐廳的菜單帶來，和諮商師在安全的環境下，進行如何從菜單上挑選餐點的角色扮演。
- 在一天中完全不吃含脂肪的食物，而只留到去特定的餐廳吃一頓飯；在那裡個案不需要去擔心他們是否遵守低脂肪飲食計畫進食。
- 有時候做一些妥協可以幫助個案渡過一段困難的時刻。例如，「我要點一份起司蛋糕（cheese cake），但是我只吃三分之一。」
- 緩慢進食可以吃得更少，並防止其他人再給你第二份。

在遵照一份新的、低脂肪的飲食型態時，出現倒退的行為不應該感到罪惡感或憤怒。偏離新的飲食型態是一種矯正的方法；過去的行動不值得再追憶。個案可以從更適合的飲食行為重新開始，將退步視為暫時或短期存在的（糟糕的一天），而不是宣告「永遠不能」變得更好。

當努力的承諾開始減弱時，一項協助因應「遵從─挑戰」的情境之特別行動計畫可以幫助個案克服障礙達成目標。下列是兩個幫助消除遵從行為障礙之計畫的例子：

個案：「我發現當我和我先生去參加宴會時無法自我控制。」

諮商師：「有哪些事先規劃的步驟可能對你有所幫助呢？」

個案：「我想我可以在之前的幾天少吃油脂，留著到雞尾酒會上再吃。這樣做的意思是我其他的幾餐是完全不吃油脂的。」

諮商師：「有什麼可以讓你減少在宴會上感覺飢餓的方法？」

個案：「我可以在家裡先吃一些低脂肪的點心。這樣或許可以防止在宴會上想吃東西的慾望。」

諮商師：「非常好！我會給你的一個建議是不要在宴會上喝酒。喝酒後會讓你鬆懈而不再小心飲食，且會降低你對所吃東西的警覺心。」

另一個克服困難以成功遵守新飲食型態的例子是：

個案：「我常常在有壓力的時候吃得更多。」

諮商師：「能否請你仔細描述一下什麼時候會有壓力，而又是什麼產生的壓力？」

個案：「常常是大熱天，當我在上班的時候，而某個人又去度假時，讓我感覺有壓力。」

諮商師：「你可以預先做些什麼以避免這些情形發生？」

個案：「我可以在知道可能最有壓力的那幾天，自行帶便當去上班。」

諮商師：「非常好的主意！」

為了能有效執行，一個策略應該包括下列的部分：

- 一份如何執行A策略的說明，再加上如果A策略行不通時替代的B策略之說明。
- 藉由角色扮演或心理練習的方式預演具體的策略。
- 將這些策略應用在具體的、可預測的壓力情境。

生活壓力事件包括家人的死亡或生病、離婚、結婚或退休等都會造成承諾的重大改變。在這些時刻，最好是順其改變而不要去做其他修正的努力。即使在這個時候飲食控制上出現退步的行為，也應被視為是暫時的（一星期），並規劃下一週重新要做的努力及維持良好的遵從行為。

有些個案可能會偶爾覺得失去信心。諮商師可以提醒個案有關他們過去的進步情形，將焦點放在這些正向的改變上（如依約前來面談），並讓個案知道其他人經歷這種情境時也同樣會覺得缺乏信心。

有時候，個案對承諾搖擺不定時，可以藉由要求他們表現在吃以外的領域裡的一些才能。例如，個案可以帶一份自己最喜歡的食譜來和大家分享，或是一位有藝術天分的個案，可以協助設計提供給病人相關知識的宣傳單。

低脂肪飲食型態的諮商包括對食物所含脂肪成份的知識，以及如何運用這方面的知識，去設計個別化的飲食模式。知識能提供協助，讓社交場合的進食變得更愉快。避免吃高脂肪食物的提醒物，對維持好的飲食習慣會很有幫助。當承諾逐漸消退的時候，諮商師處理目標設定（goal setting）、正向自我對話（positive self-talk）、自我肯定訓練（assertiveness training）、修正行為（shaping）、自我監控（self-monitoring）、合約（contracts）、自我獎賞（self-rewards）與團體支持（group support）的能力會是非常重要的。

◆第九章回顧◆

（答案在附錄H）

1.列出兩個當遵從一種脂肪攝取控制的飲食型態時，與不適當的飲
食行為相關的問題。

    a.＿＿＿＿＿＿＿＿＿＿＿＿＿＿＿＿＿＿＿＿＿

    b.＿＿＿＿＿＿＿＿＿＿＿＿＿＿＿＿＿＿＿＿＿

2.列出兩種飲食的成份做評估，以修正預防可能罹患癌症之膳食。

    a.＿＿＿＿＿＿＿＿＿＿＿＿＿＿＿＿＿＿＿＿＿

    b.＿＿＿＿＿＿＿＿＿＿＿＿＿＿＿＿＿＿＿＿＿

3.列出三種可用來協助個案遵從脂肪攝取控制的飲食型態的策略。

    a.＿＿＿＿＿＿＿＿＿＿＿＿＿＿＿＿＿＿＿＿＿

    b.＿＿＿＿＿＿＿＿＿＿＿＿＿＿＿＿＿＿＿＿＿

    c.＿＿＿＿＿＿＿＿＿＿＿＿＿＿＿＿＿＿＿＿＿

4.下面的例子描述一位個案被教導脂肪攝取控制的飲食型態，以降
低罹患乳癌的危險所面臨的問題情境。

    B太太四十歲，正開始遵照低脂肪餐進食。在一份評估她目前飲食習慣的
評量上清楚地顯示，絕大部分的難題發生在晚餐的時候，她的晚餐是傳統
的高脂肪食物（加上肉汁醬的馬鈴薯泥、富含高脂肪的肉類、拌上奶油調
味的蔬菜，以及高脂肪的甜點）。B太太的家人都熱愛吃這些高脂肪食物。
(a)對個案目前的飲食習慣上，你可能還會想詢問哪些額外的資訊？(b)你
會用哪些策略以幫助緩和這個問題？(c)你為何選擇這些策略？

    a.＿＿＿＿＿＿＿＿＿＿＿＿＿＿＿＿＿＿＿＿＿

    b.＿＿＿＿＿＿＿＿＿＿＿＿＿＿＿＿＿＿＿＿＿

    c.＿＿＿＿＿＿＿＿＿＿＿＿＿＿＿＿＿＿＿＿＿

註釋

1. M.J. Hill, "Diet and Human Cancer: A New Era for Research," in *Diet and Human Carcinogenesis*, ed. J.V. Joossens et al. (New York: Elsevier Science Publishers, 1985), 3–12.

2. R. Doll and R. Peto, "Avoidable Risks of Cancer in the United States Today," *Journal of the National Cancer Institute* 66 (1981): 1226–1238.

3. E.L. Wynder and G.B. Gori, "Contribution of the Environment to Cancer Incidence: An Epidemiologic Exercise," *Journal of the National Cancer Institute* 58 (1977): 825–831.

4. G.M. Williams, "Food: Its Role in the Etiology of Cancer," in *Food and Cancer Prevention: Chemical and Biological Aspects*, eds. K.W. Waldron (Cambridge, U.K.: The Royal Society of Chemistry, 1993), 3.

5. A.B. Miller, "Diet in the Aetiology of Cancer: A Review," *European Journal of Cancer* 30 (1994): 207.

6. J.H. Weisburger and G.M. Williams, "Causes of Cancer," in *American Cancer Society Textbook of Clinical Oncology*, eds. G.P. Murph et al. (Atlanta, GA: American Cancer Society, 1995), 10.

7. G.M. Williams and E.L. Wynder, "Diet and Cancer: A Synopsis of Causes and Prevention Strategies," in *Nutrition and Cancer Prevention*, ed. R.R. Watson and S.I. Mufti (Boca Raton, FL: CRC Press, 1996), 1–2.

8. J.T. Dwyer, "Dietary Fat and Breast Cancer: Testing Interventions To Reduce Risk," *Advances in Experimental Medical Biology* 322 (1992): 155–183.

9. K.K. Carroll and H.R. Khor, "Dietary Fat in Relation to Tumorigenesis," *Progress in Biochemical Pharmacology* 10 (1975): 308–353.

10. J.W. Weisburger and E.L. Wynder, "Dietary Fat Intake and Cancer," *Hematology/Oncology Clinics of North America* 5 (1991): 7.

11. L.A. Cohen et al., "Modulation of N-Nitrosomethylurea Induced Mammary Tumor Promotion by Dietary Fiber and Fat," *Journal of the National Cancer Institute* 83 (1991): 496.

12. R.L. Prentice and L. Sheppard, "Dietary Fat and Cancer: Consistency of the Epidemiologic Data and Disease Prevention That May Follow from a Practical Reduction in Fat Consumption," *Cancer Causes and Control* 1 (1990): 81.

13. R.L. Prentice and L. Sheppard, "Dietary Fat and Cancer: Rejoinder and Discussion of Research Strategies," *Cancer Causes and Control* 2 (1990): 53.

14. W.C. Willett and M. Stampfer, "Dietary Fat and Cancer: Another View," *Cancer Causes and Control* 1 (1990): 103.

15. G.R. Howe, "Dietary Fat and Cancer," *Cancer Causes and Control* 1 (1990): 99.

16. J.E. Hiller and A.J. McMichael, "Dietary Fat and Cancer: A Comeback for Etiological Studies?" *Cancer Causes and Control* 1 (1990): 101.

17. L.N. Kolonel et al., "Association of Diet and Place of Birth with Stomach Cancer Incidence in Hawaii, Japanese and Caucasians," *American Journal of Clinical Nutrition* 34 (1981): 2478–2485.

18. G.B. Gori, "Dietary and Nutritional Implications in the Multifactorial Etiology of Certain Prevalent Human Cancer," *Cancer* 43 (1979): S2151–S2161.

19. A.B. Miller, "A Study of Diet and Breast Cancer," *American Journal of Epidemiology* 107 (1978): 499–509.

20. J.H. Lubin et al., "Role of Fat, Animal Protein, and Dietary Fiber in Breast Cancer Etiology: A Case-Control Study," *Journal of the National Cancer Institute* 77 (1986): 605–611.

21. S. Graham, "Diet in the Epidemiology of Breast Cancer," *American Journal of Epidemiology* 116 (1982): 68–75.

22. W.C. Willett, "Implications of Total Energy Intake for Epidemiologic Studies of Breast and Large-Bowel Cancer," *American Journal of Clinical Nutrition* 45 (1987): 354–360.

23. W.C. Willett et al., "Dietary Fat and the Risk of Breast Cancer," *New England Journal of Medicine* 316 (1987): 22–28.

24. Willett, "Implications of Total Energy Intake for Epidemiologic Studies of Breast and Large-Bowel Cancer."

25. J.R. Hebert and E.L. Wynder, "Letter to the Editor," *New England Journal of Medicine* 317 (1987): 165–166.

26. E.L. Wynder, et al., "Dietary Fat and Breast Cancer: Where Do We Stand on the Evidence?" *Journal of Clinical Epidemiology* 47 (1994): 217–222.

27. S. Self et al., "Statistical Design of the Women's Health Trial," *Controlled Clinical Trials* 9 (1988): 1–18.

28. F. Kakar and M. Henderson, "Diet and Breast Cancer," *Clinical Nutrition* 4 (1985): 119–130.

29. L.N. Kolonel and L. Le Marchand, "The Epidemiology of Colon Cancer and Dietary Fat," in *Dietary Fat and Cancer*, ed. C. Ip et al. (New York: Liss, 1986), 69–91.

30. E.L. Wynder et al., "Nutrition and Metabolic Epidemiology of Cancers of the Oral Cavity, Esophagus, Colon, Breast, Prostate and Stomach," in *Nutrition and Cancer: Etiology and Treatment*, ed. G.R. Newell and N.M. Ellison (New York: Raven Press, 1981), 11–48.

31. D.P. Rose, "The Biochemical Epidemiology of Prostatic Carcinoma," in *Dietary Fat and Cancer*, ed. C. Ip et al. (New York: Liss, 1986), 43–68.

32. B. Armstrong and R. Doll, "Environmental Factors and Cancer Incidence and Mortality in Different Countries, with Special Reference to Dietary Practices," *International Journal of Cancer* 15 (1975): 617–631.

33. D.P. Rose et al., "International Comparisons of Mortality Rates for Cancer of the Breast, Ovary, Prostate, and Colon, and Per Capita Food Consumption," *Cancer* 58 (1986): 2363–2371.

34. E. Mahboubi et al., "Epidemiology of Cancer of the Endometrium," *Clinical Obstetrics and Gynecology* 25 (1982): 5–17.

35. J.R. Hebert et al., "Natural Killer Cell Activity in a Longitudinal Dietary Fat Intervention Trial," *Clinical Immunology and Immunopathology* 54 (1989): 103.

36. J. Barone et al., "Dietary Fat and Natural Killer Cell Activity," *American Journal of Clinical Nutrition* 50 (1989): 861.

37. Subcommittee on Nutritional Surveillance, Committee on Medical Aspects of Food Policy, "The Diet of British School Children," *Reports on Health and Social Subjects* 36 (1989): 1–293.

38. H.P. Lee et al., "Dietary Effects on Breast Cancer Risk in Singapore," *Lancet* 337 (1991): 1197.

39. L.D. Byham, "Dietary Fat and Natural Killer Cell Function," *Nutrition Today* 31 (1991): 31–36.

40. Women's Health Initiative, *Protocol for Clinical Trial and Observation Components*. Seattle, Washington: WHI Clinical Coordinating Center, 1994. NIH Publication No 1-WH-2-2110.

41. K. Glanz, "Nutrition Education for Risk Factor Reduction and Patient Education: A Review," *Preventive Medicine* 14 (1985): 721–752.

42. R.E. Patterson et al., "Low-Fat Diet Practices of Older Women: Prevalence and Implications for Dietary Assessment," *Journal of the American Dietetic Association* 96 (1996): 670–676, 679.

43. Ibid.

44. Glanz, "Nutrition Education."

45. J.S. Carson, "Nutrition in a Team Approach to the Rehabilitation of the Patient with Cancer," *Journal of the American Diabetic Association* 72 (1978): 407–409.

46. D.F. Campbell et al., "Relaxation: Its Effect on the Nutrition Status and Performance Status of Clients with Cancer," *Journal of the American Dietetic Association* 84 (1984): 201–204.

47. Glanz, "Nutrition Education."

遵從行為工具 9-1

出外用餐（知識性設計）

您在哪裡用餐？

- 選擇有低脂食物的餐廳。
- 遠離一票吃到飽的地方。
- 不要去只提供油炸食物的餐廳。

您吃多少東西？

- 訂購小份量。
- 由開胃食物菜單中做選擇，而不要由主菜單中做選擇。
- 將一餐分幾次食用。

您可以做什麼改變？

- 減少肉類脂肪。
- 將雞皮剝掉。
- 將您的叉子浸泡於生菜調味汁後再吃您的萵苣。

您可以做什麼請求？

- 另外要求一些生菜調味汁。
- 要求用烤、水煮或是清蒸來取代油炸。
- 要求將乳酪移走。
- 要求所有的食物不要再加脂肪（例如，蔬菜及肉類加高脂調味醬，漢堡牛肉餅加上美乃滋）。

遵從行為工具 9-2

製作您的餐後低脂甜點（知識性設計）

- 將新鮮水果加入您的主菜及餐後甜點。
- 選擇冰牛奶、果汁牛奶凍、冰果子露、水果冰、脫脂優酪乳及無脂布丁。
- 選擇天使蛋糕、薑餅、無花果條、蘋果及草莓條、香草薄酥餅及動物性餅乾。
- 選擇硬糖、歐亞甘草、軟新豆粒糖及橡皮軟糖。

遵從行為工具 9-3

選擇低脂肪的奶類製品（知識性設計）

- 逐步地將您的牛奶由全脂轉變為脫脂。
- 將您的脫脂牛奶用冰塊冷卻。
- 在烹調及烘烤時使用蒸發脫脂奶。
- 試試低脂義大利白乾酪及低脂或是脫脂乾酪。
- 食用較小份量的冰淇淋。
- 選擇冰牛奶、果汁牛奶凍，或是新的脫脂冷凍餐後甜點。
- 使用脫脂酸奶油。
- 使用脫脂乳酪。
- 使用低脂或是脫脂的冷凍攪打蛋奶油。

遵從行為工具 9-4

減少脂肪的方法（知識性設計）

- 塗薄薄的乳瑪淋。
- 使用蜂蜜或是果醬，不要用乳瑪淋或是奶油。
- 不要將乳瑪淋或是奶油放在桌子上。
- 用蕃茄調味醬當作滷肉醬。
- 選擇清淡的美乃滋。
- 用湯汁、調味用的醋或是酒來炒菜。

遵從行為工具 9-5

加香料於低脂食物（知識性設計）

- 試試烤肉醬、塔巴斯哥辣醬（Tabasco）、番茄醬，或是烏斯特俊（Worcestershire）等調味醬用於雞肉、火雞及瘦肉調味用。
- 試試東方調味醬，例如：蠔油，或是糖醋調味炒蔬菜。
- 試試法國芥茉糊及其它熱芥茉以增加滷汁及調味醬風味。
- 試試以米醋當做調味料。
- 試試調味用的醋，例如：覆盆子、香脂的或是草本植物。
- 用草本植物或是香料做實驗。

遵從行為工具 9-6
壓力管理圖表（知識性及提醒物設計）

當您覺得快要承受不了，列出一張「必須做」的表格呈現出所有您必須做的事情。

日期　　　　　　　要做的項目
_____
_____
_____

當您完成這張表格後，用下面的問題問您自己：

1. 我能不能由這張表裡刪除任何一項多餘的項目嗎？
2. 哪一項我可以委託給親屬或朋友呢？
3. 我能不能付費由別人代勞某些項目呢？
4. 哪一項是最重要的工作？就由這一項開始做吧。

Courtesy of Laura Coleman, Joanne Csaplar, Johanna Dwyer, Carole Palmer, and Molly Holland.

遵從行為工具 9-7
一日脂肪獲得公克數（監控設計）

餐食或是點心	脂肪公克數
早餐	總計_____
點心	總計_____
午餐	總計_____
點心	總計_____
晚餐	總計_____
點心	總計_____
	總計_____

遵從行為工具 9-8
二日期間脂肪預算（監控設計）

日期	脂肪克數
1 _____	_____
_____	_____
_____	_____
_____	_____
_____	總計_____
2 _____	
_____	
_____	
_____	
_____	總計_____

遵從行為工具 9-9
一日低脂肪行動表（監控設計）

請您列出希望完成的特殊飲食型態，包括低脂飲食。
核對是否完成

1. （　）
2. （　）
3. （　）
4. （　）
5. （　）

舉例：1.離開高脂燻肉香腸而吃低脂火雞肉。
　　　2.用脫脂牛奶取代1%牛奶。
　　　3.用水果蜜餞取代高脂脆皮水果派爲餐後點心。

Courtesy of Laura Coleman, Csaplar, Johanna Dwyer, Palmer, and Molly Holland.

遵從行為工具 9-10
低脂肪飲食完成表（監控及提醒物設計）

星期日	星期一	星期二	星期三	星期四	星期五	星期六

Courtest of Laura Coleman, Joanne Csaplar, Johanna Dwyer, Carole Palmer, and Molly Holland.

遵從行為工具 9-11
個案計畫圖表（知識性設計）

飲食計畫可以幫助您降低總脂肪攝取量。在下一次面談之前，計劃三日避免高脂肪的食物。

餐食	第一日	第二日	第三日
早餐			
點心			
午餐			
點心			
晚餐			
點心			

遵從行為工具 9-12
特殊事件或場合之計畫（知識性設計）

- 我會逗留於什麼地方？
- 我會從事什麼活動？
- 誰會幫助或阻礙我去遵守我的飲食？
- 我對這個場合有什麼感覺，而這種感覺會如何影響我要吃的食物？
- 什麼食物是可食用的，而且什麼特殊食物是我想要吃的？
- 我要在這種處境多久，而且在這之前及之後我要怎麼少吃些脂肪？

遵從行為工具 9-13
降低休假日及節日時飲食困難處境之策略（知識性設計）

- 在過去喜歡的食物中找出新烹調法或是較低脂的食物。
- 在節日之前及之後的日子裡計劃吃低脂食物。
- 計劃一些有趣的活動，但是不包括吃食物。
- 在出門之前吃些食物，這樣您才不會感到非常飢餓。
- 準備一些低脂或是脫脂食物帶去您將要前往的場合。
- 將您的盤子裝滿低脂食物或是沙拉。
- 計劃將您的時間大部分用於談話而不是吃食物。
- 只吃您最喜歡的高脂肪食物。

遵從行為工具 9-14

如何節省時間（知識性設計）

- 提前計劃餐食。
- 在您的食品儲藏室及冰箱中存放低脂及脫脂食物。
- 持有低脂食物採購單。
- 使用省時的鍋具做菜（壓力鍋、微波爐、電器平底煎鍋等等）。
- 使用剩餘菜餚。
- 將快速又簡單的食譜做成檔案。
- 使用省時材料（規格化的蔬菜、去骨無皮的雞肉、塊狀的火雞、規格化的水果等等）。
- 使用便利食品（冷凍、罐頭、速食等等）。
- 製做兩份食物量，一份冷凍以備下餐使用。
- 使用快速烹調法（微波爐煮、炒、水煮、烤等等）。

第三篇

諮商結案終結面談

這個部分描述了在每一次面談時評估的技術，並提供對個案追蹤輔導的建議。

第 10 章

評量與追蹤輔導

◈◈ **本章目標** ◈◈

1. 找出評量個案與諮商師必須的要素。
2. 找出在終止增強後，確保飲食遵從行為的策略。
3. 規劃出一份介入或治療的計畫。
4. 找出終止諮商過程的要素。

✤ 評估諮商師的進步

評量諮商師個人的進步是構成個案成功很重要的一部分。諮商師有許多會造成其無法有效催化個案成功的理由。下面列舉出的問題是一種開啓找出潛在問題的方法。

1.諮商面談時是否討論了個案主要的問題？
2.在修正個案飲食型態之前的評估是否恰當，並能藉以設計出符合個案生活方式的食物療法？
3.個案的目標是否已經達成？
4.改變飲食行為的策略是否有效地執行？
5.諮商師是否使用合適的口語及非口語溝通技巧？哪些地方已做了改變？
6.諮商師是否使用了適當的諮商技巧？哪些地方已做了改變？
7.下次諮商面談類似個案時，諮商師大致上可以做哪些改變？

每一份問題的清單必須更具體地針對情境的要求而且可以調整，並依據面談時給予的答案而定。

✤ 評估個案的進步

評估個案的進步情形對維持一個修正的飲食模式是很重要的。經過仔細的評估後，可以採取協助個案解決問題的推進式面談（booster sessions）。

　　在每次面談結束前，諮商師可以讚賞個案的進步。下面一些問題是個案可能會詢問，以確定行為是否已成功的改變了：

　　1.是否我的飲食型態雖然不同，但是仍能適合我的生活方式？

　　2.我對食物及所含成份的錯誤觀念，是否已轉換成正確的知識了？

　　3.我現在面對社交場合的問題，是否比我最初開始時少多了？

　　4.我的家庭是否提供了我需要的正向支持？

　　這些非常一般性的問題，提供了對飲食遵從行為上潛在問題的瞭解。評估個案的進步情形是一個持續的過程，且應該是每一次的諮商面談中的一部分。個案應該感覺到一種改變不適當飲食行為的控制感。問題飲食行為的自我管理（self-management）對最終膳食目標的維持是很重要的。

✿ 維持膳食遵從行為的策略

　　追蹤諮商面談在營養相關的諮商上是極為重要的。再度回來面談的次數依努力遵守飲食控制的成功程度而定。在達到某個點的時候，諮商師與個案必須終結諮商面談。在這個階段，諮商師必須確定個案能夠遵守飲食控制，而不需要外力持續的協助。這個時刻，諮商的目的被檢測：個案能否適當地在真實世界運作？

　　諮商師必須確定他們在面談中給予個案足夠的機會，去練習飲食的行為，而且這些新習得的行為必須在真實的環境中得到增強。這個部分可以藉由要求個案記錄食物的攝取、進食的時間、進餐或吃點心時有幾個人在場及情境的類型（地點及宴會的型態）。這些記錄必須很完整地和個案討論過，而問題的範圍及他們的解決方法必須加以註明。

為了協助個案在真實情境裡得到增強，要求個案列表記錄下當他們進食的時候得到支持的時間與地點。然後，諮商師協助他們做出在真實情境下增強新的飲食型態之計畫。如果新的行為真的是調整了，個案應該能找到自然產生的支持與增強物。

在終結諮商的初期階段，諮商師應該協助個案辨識造成行為的各項事件間之連鎖關係。一個成功地減掉十磅的女人，發現她的同事們對她非常溫暖的回應。她較以前更常被邀請外出，且花更多的時間與同事討論。她消除了以買衣服為自我增強的方式，而代之以在她的冰箱門上貼著標語：「飲食控制讓電話鈴響不停！」

當一種飲食行為相較於過去的情境已有了穩定的維持時，個案可以藉由提供增強物，逐漸增加情境的範圍，讓行為更頻繁地出現。他們可以檢視增強物是否能普遍地用在許多情境中。經由記錄在所有情境下發生的飲食行為是否適當，營養師可以在諮商終結之前，處理有問題的各種情境。

在結案前要討論的一項重要議題是如何能使行為持續而不消失。確保適當飲食行為能持續不變的最好方法是發展出一種間歇增強的時間預定表。一份治療計畫絕對不可以突然終止。

當一個可被接受的較高層次行為已經建立之後，做為增強上述行為的獎勵比例可以減少。個案在吃了適當的一餐後，除了每次都用為自己買禮物（例如服飾）的方式當做自我獎勵以外，分散的購物也可以做為增強的方式（例如在行為發生後不每次都給予增強，百分之七十五的時候加以自我獎勵、然後百分之五十、接著百分之二十五……等等）。

在逐漸減少正增強的時候，諮商師與個案應該一起計算適當行為出現的頻率。這些行為可能會有下降的危險。如果自然的支持者漸漸減少出現時，選擇使用不定強度的增強物（在百分之零到一百之間），可以使適當行為出現的頻率保持在一個很高的水準。

諮商師應該確保在介入或治療期間，在增強物的使用上有適當練習。一般來說，可接受的行為較可能會出現在依照增強預定表且經過一定次數的嘗試練習之後發生。練習在此是很重要的。

這個部分需要實際加以練習；正確的應用方式是諮商師不可以在個案一達成目標之後就立刻將計畫終止。較為明智的做法是繼續這個計畫一到二週，或許更長的時間，完全視練習機會的頻率而定。練習的次數依介入計畫中的許多因素而定。例如，一個較複雜的飲食控制可能需要將練習劃分為較小的部分來練習，每一個部分專注在一種食物成份轉換的類型或單一營養成份的計算系統。

無論如何，減少增強的實驗是一個用來試驗當結案後飲食行為維持程度的極佳測試方法。如果目標行為出現的頻率在減少增強物的同時下降的話，表示需要更多的練習。在上述情形發生時，必須再重新開始規劃百分之百增強的預定表，並做更多的練習。因為這個原因，在停止增強物後，一種飲食行為出現的頻率必須加以記錄直到此出現比率穩定為止。

✤ 介入或治療的再設立

如果逐漸減少增強似乎是造成適當飲食行為下降的原因時，營養諮商師可能會發現介入計畫必須重新再開始。在這個時刻，諮商師必須仔細地調整以符合個案的需求。

因為個案必須面對許多生活上的壓力，他們對逐漸減少增強的介入策略之注意力可能會起而轉變，最終導致完全地缺乏支持。藉由與個案的重要他人一起來做，諮商師可能會建議這些重要他人注意當不再進行營養諮商面談時，增強好的飲食行為之重要性。第三章提供了許多有關如何從思考前期進入到行動期，以及將焦點放在目標設定之重要性的概念上。

✤ 結案的過程

圖10-1的流程圖上，顯示出了如何終結營養諮商的逐步過程。結案應該總是漸進地達成。這個流程圖指出了四種可能的情境：

1. 有些個案開始產生負面的想法。這份流程圖上建議列出這些想法，並一一處理。
2. 有些個案可能拒絕討論他們的想法，對這些人應該要求他們記錄下他們的負面與正向的獨白以做為以後的討論之用。
3. 另一些個案可能會承認，在他們的生活方式上有很急劇的改變。在這種情形下，要重新開始介入計畫並逐步減少增強物。
4. 有些個案的情形是他們可能正處在生活方式改變的中期。如果是在這種狀況下，諮商師應該等待，直到個案看來已準備好了，再重新開始介入的計畫。在等待的同時與個案保持密切的聯繫，如此飲食的控制才不會被完全遺忘。

諮商終結對每一位個案都是很困難的。諮商師應該預先準備好一個重新再開始的策略，在經過很長一段時間後，能利用此策略幫助維持飲食的控制。諮商師可以定期打電話或寫信給個案，以檢核

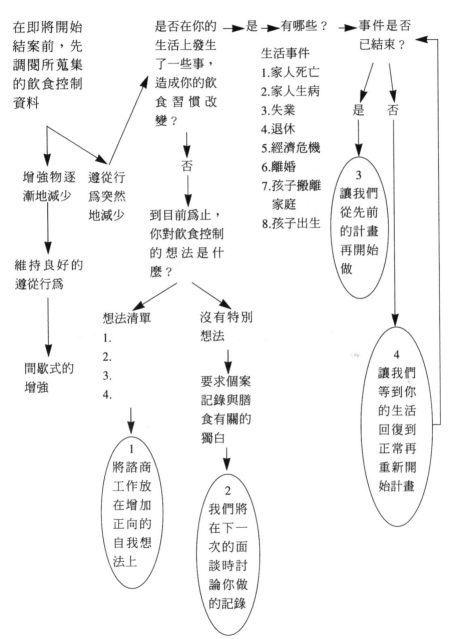

圖10-1 營養諮商終結之流程圖

　　他們的進步情形。在諮商終結後，如此的關心個案之需求，表現出一種對個案的關懷，而且可以幫助維持個案的動機。

　　避免突然說「再見」，採取逐步結束的諮商終結過程是很重要的。如果個案準備靠自己的力量成功的話，他們必須證明有成功的可能性。營養諮商師可以協助個案找到靠他們自己成功的方法。一個漸進的諮商終結能預防問題飲食行為的再出現。

◆第十章回顧◆

（答案在附錄H）

1.列出你可能會用來評量諮商師進步的問題。

　　a. _____

　　b. _____

　　c. _____

　　d. _____

　　e. _____

　　f. _____

　　g. _____

　　h. _____

　　i. _____

2.列出你可能會用來評量個案進步的問題。

　　a. _____

　　b. _____

　　c. _____

　　d. _____

3.列出五種當個案不再來諮商面談後,而他又必須在眞實生活中遵
　守飲食控制時,身爲諮商師的你,可能會用來催化個案繼續適當
　的飲食行爲的方法。

　　a._____

　　b._____

　　c._____

　　d._____

　　e._____

4.Y先生過去諮商期間良好地維持低鈉(low-sodium)飲食控制行
　爲,在最近這段時間卻出現退步的現象。你將會如何詢問個案以
　確定瞭解在增強預定表上到底發生了什麼事情?

　　_____

　　_____

　　_____

5.你會建議哪種介入計畫以協助個案維持飲食行爲的遵從性。

　　_____

　　_____

　　_____

附錄A

營養諮商師自我影像檢核表

勾選出最能描述你的項目。

能力評估

_____ 1.對於我自己的建設性負面反饋，不會讓我覺得沒能力或對自己沒自信。

_____ 2.我常常會看輕自己。

_____ 3.我對自己身爲一個助人工作者覺得相當有自信。

_____ 4.我常常先入爲主地認爲自己不會成爲適任的營養諮商師。

_____ 5.當我面臨衝突的時候，我不會用自己的方法脫身，而只是忽視或不去碰觸它。

_____ 6.當我得到對自己的正面反饋時，我常常不相信它是眞的。

_____ 7.身爲一個助人工作者，我設定自己能力可及的實際可行之目標。

_____ 8.我相信一個面質的、含有敵意的個案會讓我覺得不自在或無能。

資料來源：From _Interviewing Strategies for Helpers: Fundamental Skills and Cognitive Behavioral Interventions_ by W.H. Cormier and L.S. Cormier. Copyright © 1991, 1985, and 1975 Brooks/Cole Publishing Company, Pacific Grove, California 93950, a division of International Thomson Publishing Inc. By permission of the publisher.

—— 9.我發現自己常常為自己或自己的行為辯解。

—— 10.我相當有自信自己會是或將能成為一名成功的諮商師。

—— 11.身為一名諮商師，我會很擔心自己沒能把問題處理好。

—— 12.我會對將我理想化的個案覺得有些害怕。

—— 13.很多時候我會為自己設定很難達成的標準或目標。

—— 14.我傾向盡我所能地避免負面的反饋。

—— 15.為了表現很好或做得成功都不會讓我覺得焦慮。

權力評估

—— 1.如果我真的據實以告的話，我認為我的諮商方法是比其他的人較好一些。

—— 2.很多時候我試著要人們照著我想要的方式去做。如果個案對我所希望他做的方式不同意，或是面談時沒有照著我的方向談時，我可能會非常防衛或憤怒。

—— 3.我相信在諮商面談中，我與個案間的參與程度有（或將有）一種平衡出現。

—— 4.當我對一位抗拒或頑固的個案諮商時，我可能會感到生氣。

—— 5.我可以感覺得到，我會試圖將自己的一些觀念加諸在個案身上。

—— 6.身為一位諮商師，「講道」對我來說不會是一個問題。

—— 7.有時候當個案以一種與我不同的方式看這個世界時，我會覺得沒有耐性。

—— 8.我知道有些時候我會對於將個案轉介給其他的人有些遲疑，尤其是當其他諮商師和我的風格不同時。

_____ 9.有時候，我會覺得排斥或不能容忍與我的價值觀及生活方式非常不同的個案。

_____ 10.對一些個案，我很難避免陷入一種權力的掙扎。

親密關係評估

_____ 1.有時候，我會表現出比我實際的感覺更嚴肅的樣子。

_____ 2.向個案表達正向的感覺，對我來說很困難。

_____ 3.我會真心地希望有些個案是我的朋友，而非我的個案。

_____ 4.如果個案不喜歡我，會讓我很氣憤。

_____ 5.如果我覺察到個案對我有一些負面的感覺時，我會試著去將它說出來，而不是避免碰觸它。

_____ 6.許多時候，我會偏離我自己的方式以免激怒個案。

_____ 7.在我和個案之間保持專業上的距離，讓我覺得更自在些。

_____ 8.與人親近並不會令我覺得不舒服。

_____ 9.保持一些距離讓我覺得更自在些。

_____ 10.我對於個案對我的感覺非常敏感，尤其如果是負面感覺。

11.我能很自在地接受個案給我的正向反饋。

_____ 12.面質個案對我來說很困難。

行動反應的學習：在你諮商面談中的應用

_____ 1.對於上述三個評估範圍，檢視你在每一個部分的反應，並決定你覺得沒有問題的部分，以及你可能認為有問題或有些需要注意的評估項目。你可能發現在某一個範圍內的問題比其他範圍更多。

_____ 2.是否你的「問題點」幾乎也會發生在每一個人身上，或是只在某些類型的人身上？發生在所有情境下或只發生在某些狀況下？

_____ 3.比較你現在與你四年前之狀況，或你現在與你四年以後可能的情形。

_____ 4.找出在任何一個範圍中，你覺得你可能會從同事、督導或其他諮商師處尋求一些協助。

附錄B

營養諮商師非口語行為檢核表

說明：確認是否諮商師表現出下表中左邊欄位裡列出的非口語行為。依據你的
　　　判斷，勾選「是」與「否」於右邊欄位。

	表現出的行為	
期望的行為	是	否
眼神的接觸──保持持續的眼神接觸但不是盯著看或瞪著對方。		
1.眼睛	____	____
臉部表情──偶爾以點頭反饋以連接互動之用。		
2.點頭	____	____
嘴──偶爾以微笑反饋以連接互動之用。		
3.微笑	____	____
身體的方向與姿勢──面向對方、稍微前傾（腰部以上）、放鬆的身體。		
4.面對個案	____	____
5.身體前傾	____	____
6.放鬆的身體	____	____

資料來源：From *Interviewing Strategies for Helpers: Fundamental Skills and Cognitive Behavioral Interventions* by W.H. Cormier and L.S. Cormier. Copyright © 1991, 1985, and 1975 Brooks/Cole Publishing Company, Pacific Grove, California 93950, a division of International Thomson Publishing Inc. By permission of the publisher.

期望的行為	表現出的行為	
	是	否

次語言學——使用完整的句子表達而沒有不確定或遲疑，一次問一個問題而不是漫談、不著邊際。

7.完整的句子		

8.流暢的陳述——無語法錯誤		

距離——諮商師與個案座位之間相距一公尺到一公尺半遠。

9.距離		

附錄 C

營養狀態之測定

人體測量學

　　肘寬、上臂圍以及三個皮下脂肪厚度——三頭肌、二頭肌、肩胛骨——將敘述於下。測量肘寬的目的是要根據標準體重表內的肘寬適當值將實驗者的骨架尺寸歸類。皮下脂肪厚度及上臂圍的測量適用於決定身體脂肪量及上臂肌肉範圍。這些重複的測量法用以評估體脂肪及肌肉質量。

準備

　　皮下脂肪測徑器對不同的皮下脂肪的厚度必須測量得很準確。使用測徑器測量之前，必須先利用校正障礙去檢查測徑器的校正。毫米的常數錯誤是可以被接受的，一般會將此常數加減入實際數據中。若有更大錯誤的數值則測徑器需要修理或更新。

測量法

肘寬

　　個案右臂向前伸長，與身體呈垂直於肘部位成90度角且手指朝上，腕關節的背部朝向測量者。將滑動的測徑器沿著上臂軸橫跨肘關節最大寬度（在肱骨髁中間及側面）。將測徑器接近手臂施力固定著以毫米單位讀出寬度。

讓個案重複手臂的操作及測量。並重複讀出記錄值。如果兩次測量值相差1毫米，使用第二次的數據當做體重表內的肘寬。如果第二次測量的數據與第一次不同，而且相差1毫米以上，那麼重複測量直到兩次測量相差1毫米以內。使用最後一次測量的數據當做肘寬。表C-1是由身高及肘寬判斷骨架尺寸。

上臂圍

個案右手臂於肘彎曲呈90度角。用金屬捲尺測量肩膀至肱部的長度。在手臂側面中心點用筆在皮膚上做一個記號。將捲尺較低邊緣依著記號測量臂圍。這個捲尺必須緊貼手臂而不能壓迫到組織。用毫米讀出數值解記錄下來。重複練習直到測量值差異性在5毫米之內才算是成功的測量。記錄最後一次測量值當做中臂圍的數值。

皮下脂肪

用左手的拇指及食指捏起皮膚及皮下組織，將此摺疊部分舉起時要確定和下方肌肉層分開。手指之間的摺疊部分在整個測量過程中必須保持住。將測徑器置於指尖下一公分處以確定摺疊點承受的壓力僅來自於測徑器表面，而不是來自手指。用右手拇指控制測徑器的扳機控制桿來測量皮下脂肪值。

當一個人注視錶盤上的指針時會發現，有的時候測徑器上的讀數會下降。這時候您就必須用左手捏得更牢固以停止這個現象；如果下降現象不止，那麼在彈簧施壓之後必須馬上讀出數據。

所有測量值的差值必須在1毫米內。每一個部位取得兩個讀數。

表C-1　由身高及肘寬判斷骨架尺寸[1]

男人
肘寬

身高* （公分）	小骨架 （毫米）	中骨架 （毫米）	大骨架 （毫米）
150-154	< 62	62-71	> 71
155-158	< 64	64-72	> 72
159-168	< 67	67-74	> 74
169-178	< 69	69-76	> 76
179-188	< 71	71-78	> 78
189-190	< 74	74-81	> 81
191-194	< 76	76-82	> 82
195-199	< 78	78-83	> 83
200-204	< 79	79-85	> 85
205-209	< 80	80-88	> 89

女人
肘寬

身高* （公分）	小骨架 （毫米）	中骨架 （毫米）	大骨架 （毫米）
145-148	< 56	56-64	> 64
149-158	< 58	58-65	> 65
159-168	< 59	59-66	> 66
169-178	< 61	61-68	> 68
179-180	< 62	62-69	> 69
181-184	< 63	63-70	> 70
185-189	< 64	64-71	> 71
190-194	< 65	65-72	> 72
195-199	< 66	66-73	> 73

*不包括鞋重。

[1] 男人中骨架肘寬是 < 155公分或是 ≥ 191公分，女人則是 ≥ 181公分，上述數據是由半對數曲線圖推算出來的。

資料來源：大都會人壽保險公司統計資料公佈，1983年，紐約。

如果這兩個數據相差值在5%之內，記錄後一個數值當做皮下脂肪厚度。如果數據相差超過5%，重複練習直到數據差值在5%之內方可使用。大部分的皮下脂肪是由垂直面測量的，除了當Linn線（natural skinfold lines，自然的皮下脂肪線）導致皮下脂肪扭曲，於此種狀況下，則皮下脂肪沿著這條線而產生。

　　三頭肌皮下脂肪。個案必須站立，右手臂很自然地放鬆下垂。以個案測量臂圍時所做的皮膚記號為測量點。用您左手的拇指及食指捏起皮膚及皮下組織（不包括肌肉）。由皮膚記號捏起部分應該只有1公分且和手臂縱軸呈平行方向，再用測徑器在記號處呈垂直角取摺疊厚度。

　　二頭肌皮下脂肪。個案必須站立，右手臂很自然地放鬆下垂。直接捏起右臂前方的前臂骨窩的中心點，再使用前面測量三頭肌的方式做測量。

　　肩胛骨皮下脂肪。個案很輕鬆地站著。用您左手的拇指及食指捏起右肩胛下方角度的皮膚及皮下組織。使用Linn線條可以決定皮下脂肪的角度。

計算體脂肪百分率

　　可使用三頭肌、二頭肌及肩胛骨皮下脂肪之身體密度數值經由迴歸方程式(1)而推算出身體脂肪百分率。且由方程式(2)可瞭解身體密度及身體脂肪比例之相關性。[1]

　　1.身體密度（Y）計算如下：

$$Y＝C－M（皮下脂肪總量之對數）$$

　　係數C及M 由表C-2適當的年齡及性別獲得。

2. 身體脂肪百分率（%Fat）計算如下：

$$\%Fat = (\frac{4.95}{Y} - 4.5)(100)$$

3. 舉例：一位45歲女性個案，三個皮下脂肪總值是50毫米。

$$Y = 1.1303 - 0.0635(\log 50)$$

$$= 1.0224$$

$$\%Fat = (\frac{4.95}{1.0224} - 4.5)(100)$$

$$= 34.1$$

表C-2　由皮下脂肪厚度之對數（三頭肌＋二頭肌＋肩胛骨）所獲得線性回歸係數用於評估身體密度×10^3（kg/m³）

年齡（歲）	男人		女人	
年齡群	C	M	C	M
17-19	1.1643	0.0727	1.1509	0.0715
20-29	1.1593	0.0694	1.1605	0.0777
30-39	1.1213	0.0487	1.1385	0.0654
40-49	1.1530	0.0730	1.1303	0.0635
50+	1.1569	0.0780	1.1372	0.0710
整體				
17-72	1.1689	0.0793	1.1543	0.0756

資料來源：Reprinted from "Body Fat Assessment from Total Body Density and Its Estimation from Skinfold Thickness: Measurements on 481 Men and Women Aged from 16 to 72 Years," by J. Durnin and J. Wormersley, in *British Journal of Nutrition*, Vol. 32, p. 77, with permission of Cambridge University Press, © 1974.

臂肌肉面積

臂肌肉面積（arm muscle area, AMA）可以用兩種測量法來計算：(1)三頭肌皮下脂肪（Triceps skinfold, TSF），使用毫米單位及(2)上臂圍（midarm circumference, MAC），使用毫米單位。[2] 下列公式用以計算臂肌肉面積：

$$\text{AMA} = \frac{(\text{MAC} - \text{II} \times \text{TSF})^2}{4\text{II}}$$

正確的AMA_c（「有效性」臂肌肉面積）依男女性分開計算如下：

男人 $\text{AMA}_c = \text{AMA} - 19$

女人 $\text{AMA}_c = \text{AMA} - 15.5$

評價

臂肌肉面積數值持續性地減少時是早期營養不良的癥兆。體重減少至低於標準體重（身高及體重如表C-3所示）75%時，營養師必須查看臂肌肉面積的改變。對體重流失的個案而言，體脂肪減少對照至肌肉面積是合理的。

註釋

1. J.V.G.A. Durnin and J. Wormersley, "Body Fat Assessment from Total Body Density and Its Estimation from Skinfold Thickness: Measurements on 481 Men and Women," *British Journal of Nutrition* 32 (1974): 77–97.

2. Steven B. Heymsfield et al., "Anthropometric Measurements of Muscle Mass: Revised Equations for Calculating Bone-Free Arm Muscle Area," *American Journal of Clinical Nutrition* 36 (1982): 680–690.

表C-3　體重與身高對照表*

男人 體重（公斤）

身高¹（公分）	小骨架²	中骨架²	大骨架²
153	59.0	61.2	64.7
154	59.3	61.5	65.2
155	59.7	61.9	65.6
156	60.0	62.2	66.0
157	60.4	62.6	66.5
158	60.7	62.9	66.9
159	61.1	63.3	67.4
160	61.4	63.7	67.8
161	61.8	64.1	68.4
162	62.2	64.6	68.9
163	62.5	65.0	69.4
164	62.9	65.5	70.0
165	63.2	66.0	70.6
166	63.7	66.6	71.2
167	64.1	67.1	71.8
168	64.6	67.6	72.4
169	65.0	68.1	73.0
170	65.5	68.7	73.7
171	65.9	69.2	74.3
172	66.3	69.7	74.9
173	66.8	70.3	75.5
174	67.3	70.8	76.2
175	67.7	71.3	76.8
176	68.1	71.9	77.4
177	68.6	72.4	78.1
178	69.1	73.0	78.7

女人 體重（公斤）

身高¹（公分）	小骨架²	中骨架²	大骨架²
145	48.5	52.4	56.8
146	48.8	52.8	57.2
147	49.0	53.1	57.7
148	49.3	53.6	58.1
149	49.6	54.1	58.6
150	50.0	54.5	59.0
151	50.4	55.0	59.6
152	50.9	55.4	60.2
153	51.3	55.9	60.7
154	51.7	56.4	61.2
155	52.3	57.0	61.9
156	52.8	57.5	62.5
157	53.3	58.1	63.1
158	53.8	58.6	63.7
159	54.4	59.1	64.3
160	54.9	59.6	64.9
161	55.5	60.2	65.5
162	56.0	60.7	66.1
163	56.6	61.3	66.8
164	57.1	61.9	67.5
165	57.6	62.4	68.1
166	58.2	62.9	68.7
167	58.7	63.4	69.3
168	59.2	63.9	69.9
169	59.7	64.5	70.5
170	60.3	65.0	71.2

(續) 表C-3 體重與身高對照表*

男人				女人			
身高¹ (公分)	體重 (公斤)			身高¹ (公分)	體重 (公斤)		
	小骨架²	中骨架²	大骨架²		小骨架²	中骨架²	大骨架²
179	69.6	73.6	79.3	171	60.8	65.5	71.7
180	70.2	74.3	80.0	172	61.3	66.0	72.2
181	70.8	74.9	80.7	173	61.9	66.6	72.6
182	71.4	75.5	81.4	174	62.5	67.2	73.3
183	72.0	76.2	82.1	175	63.0	67.7	73.8
184	72.7	76.9	82.9	176	63.5	68.3	74.4
185	73.3	77.6	83.7	177	64.0	68.9	74.9
186	73.9	78.2	84.5	178	64.6	69.3	75.5
187	74.5	78.8	85.3	179	65.1	69.8	76.0
188	75.3	79.6	86.2	180	65.6	70.3	76.5
189	76.0	80.4	87.1	181	66.1	70.8	77.0
190	76.7	81.2	88.0	182	66.6	71.3	77.5
191	77.3	81.8	88.9	183	67.1	71.8	78.0
192	78.1	82.6	89.9	184	67.6	72.3	78.5
193	78.9	83.5	91.0	185	68.0	72.8	79.0
194	79.7	84.3	92.0	186	68.6	73.3	79.5
195	80.5	85.1	93.0	187	69.1	73.9	80.0
196	81.1	85.7	94.0	188	69.6	74.4	80.5
197	81.9	86.6	95.2	189	70.1	75.0	81.0
198	82.8	87.5	96.4	190	70.6	75.5	81.5
199	83.7	88.4	97.6				
200	84.6	89.3	98.8				

*男人身高低於155公分及超過190公分與女性身高超過180公分的體重值是推估出來的。
1.身高尺寸不包括鞋重。
2.骨架尺寸源自表C-1。
資料來源：Reprinted with permission from Metropolitan Life Foundation. "Height and Weight Tables," Statistal Bulletin (January June 1983).

附錄D

行爲曲線圖

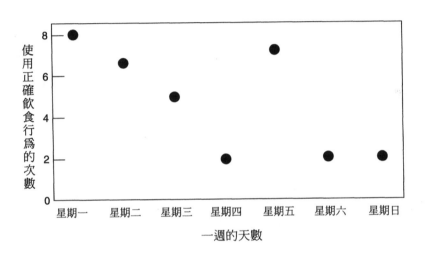

附錄E
行為日誌

日期	時間	地點、情境	事件	實際的反應	期望的反應

附錄F
食物相關想法日誌

思考基準線日誌

時間	想法
7:30	「我很想吃一個甜甜圈，但是我不會這樣做而破壞了我一天的計畫。」
8:15	「真不公平，我這麼認真控制體重，卻連半公斤都沒減掉。」
9:10	「我希望能吃個甜甜圈或其他什麼東西。我很餓。」
10:00	「這不公平，現在是點心時間而我只能喝水。」
11:30	「自從我知道沒甜點可吃的時候，所有東西嚐起來都沒什麼滋味了。」
12:10	「看看他們！他們大吃甜食而且還是保持苗條的身材。」
1:15	「或許我放學後可以吃兩塊餅乾。這是我應得的。」
2:30	「看！他們衝去吃下午茶的甜點了。真是不公平。」
3:15	「我不在乎我是否很肥。反正我的體重也絕不會減輕。不值得這麼做。」
4:30	「我或許也會去享用甜點。反正我的體重也不會減輕。這麼做不值得。」
5:45	「你這好吃的豬。現在你覺得吃得很撐，你今天毀了。」
7:30	「我真失敗。我沒資格變苗條。」
9:00	「我從來沒辦法記取教訓，不是嗎？我真沒用。」
10:30	「我覺得無助。我做過每一種嘗試，而我總是把它搞砸了。」

資料來源：From Permanent Weight Control: A Total Solution to the Dieter's Dilemma by Michael J. Mahoney, PhD. and Kathryn Mahoney, MSW, MS. Copyright © 1976 by W.W. Norton & Company, Inc. Reprinted by permission of W.W. Norton & Company, Inc.

想法替換日誌

問題類型	負面的自我對話	適當的自我對話
減掉的磅數	「我的體重減得太慢了。」 「我讓自己餓肚子，而一點體重也沒減下來。」 「我比瑪莉還持續地控制體重，但她卻減得比我快。真不公平。」	「幾磅不算什麼。如果我繼續我現在的飲食習慣，我的體重會減下來。」 「要有耐心 —— 減掉這些體重需要時間。只要它們能永久消失，我願意盡力安排做任何努力。」 「脂肪的分解及其分解過程產生的大量水分之吸收，需要一段時間。我不會擔心體重為何還沒減少。」
能力	「我就是沒足夠的意志力。」 「我天生就是個胖子。」 「為何這會有效？其他事情都沒奏效過。」 「管它的！我寧願肥也不要生活悲慘。除此之外，我也沒那麼胖。」 「如果不是因為我的工作和孩子，我的體重就能減輕了。」	「世上沒有所謂缺乏意志力，只是計畫做得很糟罷了。」 「如果我在各個部分都有一點進步，而且事情一天找一個時間做一些，我就會很成功了。」 「能夠永遠的減掉這一身的贅肉，會是多麼美好的一件事。我已經開始覺得好多了。」

問題類型	負面的自我對話	適當的自我對話
藉口	「事實上，照著像我這樣的計畫時間表去吃是不可能的。」 「我就是一直都很焦慮——我必須吃東西以滿足我的心理需求。」 「或許下一次……」	「我的計畫時間表不會比任何其他人的差。我需要做的是更有些創造力以改善我的飲食。」 「吃不能解決心理上的問題——它只會創造問題。」 「不論是工作、孩子或是其他任何事物，我才是操控一切的人。」
目標	「喔，這就是我的飲食。那個咖啡蛋糕可能會讓我多兩磅，而我對自己承諾——不再吃甜食。」 「我總是在週末把它搞砸了。」 「好吧！我今天放假一天，就先吃個甜甜圈吧！我今天或許能自己好好享受一下。」	「這是什麼？奧林匹克運動會嗎？我不需要完美的習慣，只要能改進這些飲食習慣即可。」 「為何一份甜食或多吃一點就會把我的一切都搞砸了？我會從其他部分減少攝取量。」 「那些超高的標準根本不切實際。」 「太神奇了，我吃了一小片蛋糕，但它不會毀了我的一天。」
對食物的想法	「我一直不停地想著甜食。」 「我一個下午都在想著各種蛋糕和派餅。」這一定表示我體內缺糖。」 「當我們在餐廳裡點菜時，我	「不論什麼時候，當我發現我在想著食物時，我會很快地就轉動念頭，想著一些我經驗過的其他有趣的事情。」

（續）想法替換日誌

問題類型	負面的自我對話	適當的自我對話
	在菜送來之前都一直想著我點的菜。」	「如果我閱讀一篇雜誌上或其他販賣食品的廣告，而我開始想著那種食物時，我藉著做其他的事情改變我的注意力（打電話給朋友、去信箱拿信等等）。」

附錄G

認知重建日記

日期：_____		記錄者：_____	
情境描述	使用之因應想法	使用之正向自我陳述	日期與時間

附錄H

每章回顧的問題解答

　　每個問題應該要深入討論。這裡所提供的解答，只是要做為協助開始討論的一般性建議。

◆第四章回顧的問題解答◆

1.a.「我現在停止了那個沒用的飲食控制」症狀。

　b.「我是一個沒用的人，這樣做有什麼用」症狀。

2.a.辨識一般的問題。

　b.蒐集資料。

　c.辨識不適當的飲食型態與可能的改進方法。

3.a.與食物無關的替代行為。

　b.插入時間。

　c.消除提醒物。

　d.配偶、家庭與朋友的參與。

　e.正向的思考。

　f.參與體能活動。

4.對有很負面自我概念的個案，使用正向思考的策略。以正向的思考替代負面的想法，自我概念可以變得更正向些。

◆第五章回顧的問題解答◆

1.a.對脂肪攝取修正的飲食型態之個案，任何植物油都可以使用。

　b.「只有一種食物可以降低我的膽固醇，所以我不需要去擔心吃其他的食物。」

c.「我的家人造成我吃高脂肪的餅乾。」

d.「我不能只靠六盎司的肉過活。那太不健康了。」

e.「那種低脂肪的起司吃起來味道糟透了。」

f.「我只食用植物油,因為我知道它能降低我的膽固醇值。」

2.a.膽固醇。

b.飽和性脂肪。

c.多元不飽和脂肪。

d.單元不飽和脂肪。

3.a.將過去的飲食習慣列入考慮以調整飲食型態。

b.將飲食型態指引階段化。

c.澄清有關脂肪與膽固醇的錯誤觀念。

	膽固醇	全部脂肪	飽和脂肪	多元 不飽和脂肪	單元 不飽和脂肪
0個蛋／每週	0	0	0	0	0
5盎司肉／每天 (中等肥瘦的牛肉)	129	21.10	9.15	0.74	10.95
不含乳製品	0	0	0	0	0
4茶匙Fleischmann's 牌的一般條狀 人造奶油／每天	0	12.00	2.00	5.34	3.34
3茶匙Mazola牌 食物油／每天	0	11.20	1.90	3.90	5.20
總計	181	44.30	13.05	9.98	19.49
		P/S＝0.83			
(全部2400卡 之百分比)		(17%)	(5%)	(4%)	(7%)

策略:Jim可以告訴他的朋友,吃低膽固醇與脂肪的食物對他的健康多麼重要。他也可以要求他的家人,以正增強協助他在社交應酬的場合控制飲食的努力。Jim也將需要補充鈣質。

◆第六章回顧的問題解答◆

1.a.社交的壓力。

  b.放棄舊有的飲食習慣。

  c.避免味道不佳的市售食物代用品（substitutes）。

2.a.多醣（complex carbohydrates）。

  b.單醣（simple carbohydrates）。

3.a.針對個人修正其飲食型態。

  b.階段化飲食指導。

  c.針對社交場合改變飲食行為。

  d.家庭的參與。

4.a.藉由詢問問題以找出其面對困難之思考模式。

  b.鼓勵使用食物代用品及正向思考。

  c.使用這些策略的目標是(1)補充提供有關飲食的知識；(2)當能夠避免進食非計畫內或不建議的飲食時，協助個案開始正向思考的課程。

◆第七章回顧的問題解答◆

1.a.一次太多的改變。

  b.社交的壓力。

  c.放棄舊有的飲食習慣。

  d.味道不佳的市售食物代用品。

2.a.蛋白質。　b.磷。　c.鉀。　d.鈉。　e.液體。

3.a.量身訂做。

  b.階段式。

  c.針對社交場合改變飲食行為。

d.家庭的參與。

4.a.在這一題裡有許多正確的答案。在面談中一個基本的策略是開始引發配偶的參與。如果妻子得到一種參與飲食改變過程的歸屬感時,她可能對她的先生有更多的正向影響。飲食的改變可以透過一小步一小步地執行次目標以達成,如此一來,新的飲食型態似乎較不會覺得難以實現。

b.使用這些策略的目標是:(1)焦點集中在增加配偶的參與;(2)藉由設定次目標,讓飲食的改變變得更能掌握。

◆第八章回顧的問題解答◆

1.a.失去熟悉的風味。

b.限制食物種類的選擇。

c.改變舊有的習慣。

d.味道不佳的市售食物代用品。

2.a.蒐集基礎膳食中所含鈉的成份資料。

b.辨識一般的問題。

c.辨識不適當的飲食型態與可能的改進方法。

3.a.量身訂做。

b.階段式。

c.口味不錯的市售食物代用品。

d.經由家庭的參與改變飲食方式。

4.a.這是許多評估家庭參與的方法中的一種。如果家庭成員對鈉攝取之限制的態度是負面的,增加他們的參與是可能的第一步。藉由檢視基礎資料,可能可以鈉含量低的食物代用品取代起司與其他冷盤食物。個案與諮商師可以建立一套自我獎勵的系統,以獎勵個案攝取低鈉食物並避免吃高鈉食物。

b.使用這些策略的目標是：(1)提供必需的飲食相關知識；(2)設計一套協助維持良好飲食遵從行為的自我獎勵系統。

◆第九章回顧的問題解答◆

1.a.缺乏數學的技巧。

　b.熟悉高脂肪飲食型態。

2.a.脂肪。

　b.卡路里「對理想體重的人來說，在新的飲食型態中需要由以食物代用品做為攝取不含脂肪的卡路里來源」。

3.a.漸漸地提供相關知識。

　b.將一天中脂肪的來源貼在冰箱門上。

　c.記錄正向的獨白。

4.a.由詢問的問題中找出目前改變攝取這種高脂肪飲食的成功經驗。

　b.安排一次面談以告訴B先生的家人，他們對個案的成功多麼重要，並提供如何支持的一些技巧。要求B先生列出清單，將一星期內每天固定的一餐中個案改變食物攝取並成功攝取低脂肪之飲食記錄下來。

　c.使用這些策略的目的在於：(1)將焦點集中在增加家人的參與；(2)藉由記錄修正飲食以減少總脂肪量攝取的成功實例，將焦點集中在正向地看待個案行為與問題。

◆第十章回顧的問題解答◆

1.a.諮商面談中是否談到個案的主要問題？

　b.在設計一個修正的飲食模式前是否已有了足夠的評估，使飲食控制符合個案的生活方式？

　c.是否顯示出個案的目標曾經達成過？

d.是否改變飲食行為的策略有效率地執行？

e.我是否使用了適當的面談口語及非口語技巧？

f.改變曾經在哪些地方達成？

g.我是否使用了適當的諮商技巧？

h.改變曾經在哪些地方達成？

i.在下一個類似的個案上，我的諮商面談可能達成哪些一般性的改變呢？

2.a.我的飲食型態是否已改變，且已符合我生活方式的保持。

b.我本身有關食物與其所含成份的錯誤觀念是否已改變為正確的知識。

c.與我剛開始控制飲食相比，是否我在社交場合的飲食上比較沒有問題。

d.是否我的家人提供了需要的正向增強？

3.a.在新的環境裡增強與練習。

b.提升在其他許多情境下類化使用的能力。

c.建立行為消失的抵抗能力。

d.有效地練習新行為。

e.提高其他相關人士的支持。

4.a.在你目前的生活中，是否有一些事情可能造成這類事件的發生？

b.如果答案是肯定的，是哪些事情？

c.是否介入的事件已過去了？

5.與個案一同仔細地檢核，在過去維持其食物遵從行為的策略中，哪一個是最有幫助的。重建此計畫並監控個案的行為。

國家圖書館出版品預行編目資料

疾病營養諮商技巧／Linda G. Snetselaar著；
馬長齡, 陳文麗譯. -- 初版. -- 臺北市：
揚智文化, 2001【民90】
　　面： 公分. --（心理學叢書；35）
譯自：Nutrition counseling skills for
medical nutrition therapy
ISBN 957-818-300-3（平裝）
1. 食物治療 2. 營養

418.91　　　　　　　　　　　　　90009800

疾病營養諮商技巧

心理學叢書35

著　　者／Linda G. Snetselaar
譯　　者／馬長齡・陳文麗
出 版 者／揚智文化事業股份有限公司
發 行 人／葉忠賢
特約編輯／張明玲
登 記 證／局版北市業字第1117號
地　　址／台北市新生南路三段88號5樓之6
電　　話／(02)2366-0309 2366-0313
傳　　眞／(02)2366-0310
E - m a i l／tn605541@ms6.tisnet.net.tw
網　　址／http://www.ycrc.com.tw
郵撥帳號／14534976
戶　　名／揚智文化事業股份有限公司
印　　刷／鼎易印刷事業股份有限公司
法律顧問／北辰著作權事務所　蕭雄淋律師
初版一刷／2001年6月
定　　價／新台幣550元
Ｉ Ｓ Ｂ Ｎ／957-818-300-3
原著書名／Nutrition Counseling Skills for Medical Nutrition Therapy
Copyright © 1997 by Aspen Publishers, Inc.
This volume is a Chinese translation of, Nutrition Counseling Skills for Medical
Nutrition Therapy, Third Edition, by Linda G. Snetselaar, published and sold by Yang-
Chih Book Co., Ltd., by permission of Aspen Publishers, Inc., Gaithersburg, Maryland,
U.S.A., the owner of all rights to publish and sell the same.
Chinese Copyright © 2001 by Yang-Chih Book Co., Ltd.